방사선 치료를 위한 저요오드 식사법

갑상선암 완치를 위한 2주 밥상

방사선 치료를 위한 저요오드 식사법
갑상선암 완치를 위한 2주 밥상

초판 1쇄 발행 · 2013년 3월 28일
초판 5쇄 발행 · 2023년 9월 15일

지은이 · 강남세브란스병원 갑상선암센터
　　　　강남세브란스병원 메디칼쿠킹클래스
펴낸이 · 이종문(李從聞)
펴낸곳 · 국일미디어

등　록 · 제406-2005-000025호
주　소 · 경기도 파주시 광인사길 121 파주출판문화정보산업단지(문발동)
영업부 · Tel 031)955-6050 | Fax 031)955-6051
편집부 · Tel 031)955-6070 | Fax 031)955-6071

평생전화번호 · 0502-237-9101~3

홈페이지 · www.ekugil.com
블 로 그 · blog.naver.com/kugilmedia
페이스북 · www.facebook.com/kugilmedia
E - mail · kugil@ekugil.com

· 값은 표지 뒷면에 표기되어 있습니다.
· 잘못된 책은 구입하신 서점에서 바꿔드립니다.

ISBN 978-89-7425-596-1 (13590)

방사선 치료를 위한 저요오드 식사법

갑상선암 완치를 위한 2주 밥상

강남세브란스병원 갑상선암센터 & 강남세브란스병원 메디칼쿠킹클래스 지음

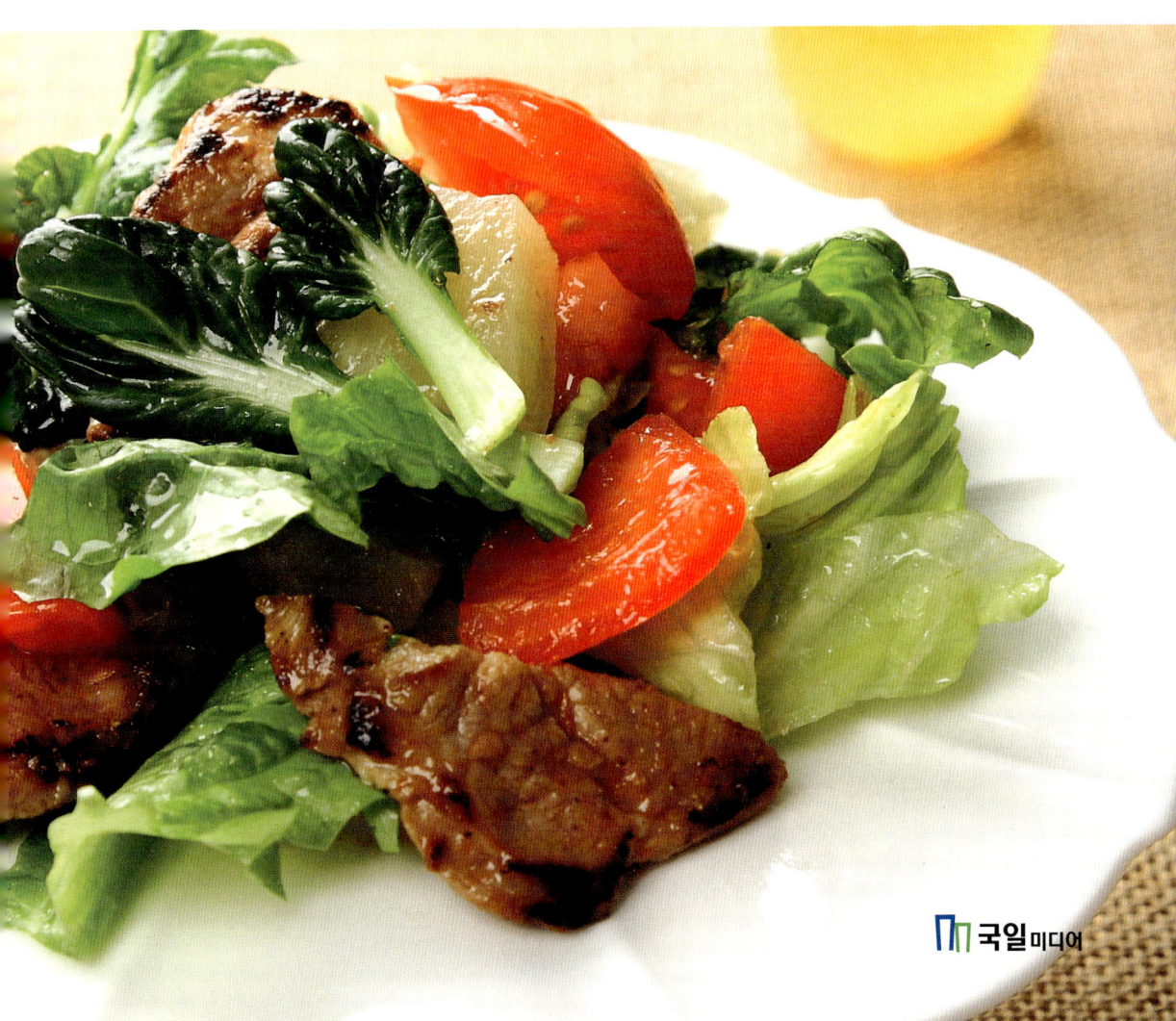

국일미디어

✚ 머리말

　　최근 10년간 우리나라에서 가장 높은 발병률을 보인 암은 갑상선암이었다. 여느 암환자들이 그렇듯이 갑상선암환자들에게 가장 큰 고민은 치료와 함께 무엇을 먹어야 도움이 되는 지이다. 더욱이 수술을 마친 많은 갑상선암환자들에게 필수적인 방사성 요오드치료 과정에서는 항암치료 효과를 극대화하기 위한 엄격한 저요오드 식이 제한이 필요하다.

　　그러나 환자와 보호자는 물론 관련 의료진에게 갑상선암환자만을 위한 검증된 식단 가이드 정보가 없어 저요오드식을 표방한 검증되지 않은 고가의 기능성 식품의 섭취로 치료효과를 저하시키거나 치료과정 자체에 장애를 초래하는 경우도 빈번히 발생하고 있다.

　　이에 암환자를 위한 올바른 식단 가이드와 영양정보를 제공하기 위해 지난 2010년 국내 병원으로는 처음으로 조리실습 교육프로그램인 '메디칼쿠킹클래스'를 운영하고 있는 강남세브란스병원은 그동안의 국내 최다의 갑상선암 진료경험과 영양교육프로그램을 바탕으로 갑상선암환자만을 위한 식단 지침서를 새롭게 발간하게 되었다.

　　《갑상선암 완치를 위한 2주 밥상》은 갑상선암환자들의 눈높이에서 실질적으로 도움이 되는 저요오드식에 관한 모든 내용을 담고자 했다. 모쪼록 이 지침서가 모든 갑상선암환자와 보호자는 물론 전문 의료진과 임상영양사들이 항상 곁에 두고 활용할 수 있게 되기를 기대한다.

　　본 지침서 발간에 노력해주신 모든 강남세브란스 갑상선암센터 의료진과 영양팀 및 출판사 관계자분께 감사의 말씀을 드린다.

2013년 3월
강남세브란스병원장 **이 병 석**

    우리나라 여성의 평생 암 종별 발병 확률에서 갑상선암은 1위에 위치하고 있다. 지난 10년 사이 갑상선암환자 수는 10배 이상 급증하여 사회적으로 큰 이슈가 되었으며, 여성암이라는 일반적인 생각과 달리 남성에게서도 갑상선암은 모든 암 중에서도 가장 높은 증가세를 보이고 있다.

    그러한 만큼 많은 갑상선암환자에게서 자신에게 맞는 치료식과 영양정보는 매우 절실한 상태이나 이제까지 국내에는 일반인을 위한 올바른 갑상선암 식단 지침서가 없었다. 국내 병원 중 최초로 암환자를 위한 조리실습 교육프로그램을 병원 내에서 운영하고 있는 강남세브란스 암병원에서는 갑상선암환자와 보호자 및 관련 의료진과 영양사들이 참고할 수 있는 식단 지침서를 금번에 발간하게 되었다.

    국내 최고의 갑상선암 수술 및 영양교육 실적을 갖고 있는 강남세브란스 갑상선암센터 의료진들의 노하우를 담은《갑상선암 완치를 위한 2주 밥상》은 수술 전후 갑상선암환자의 빠른 회복과 재발을 막기 위한 건강식단법을 한 권에 담고자 노력했다.

    특히 갑상선암환자들이 가장 고민스러워하는 저요오드 치료식을 위한 상세한 식사지침과 요리법을 담아 환자와 보호자들이 방사성 요오드 치료과정에서 매우 유용하게 활용할 수 있도록 했다.

    이번에 출간한 본 지침서를 모든 갑상선암환자와 보호자는 물론 갑상선암 치료를 담당하는 의료진도 참고한다면 힘든 암 치료과정도 수월하게 극복하고 다시금 활기찬 일상생활로 복귀할 수 있을 것으로 믿는다. 모쪼록 강남세브란스 갑상선암 식단지침서가 갑상선암 완치라는 정상을 오르는 소중한 가이드북으로 널리 활용되어지기를 기대한다.

2013년 3월

강남세브란스 암병원장 이 동 기

✚ 추천사

존경하는 박정수 교수님의 갑상선암환자를 위한 식단에 관한 책 출판을 크게 축하드린다.

흔히 세상은 공평하다고 한다. 많은 경우에 투자한 만큼 결과가 돌아오기 때문이다. 사람의 일생도 마찬가지이다. 한 분야의 대가가 되기 위해서는 그만큼 오랜 시간 동안 열정을 가지고 노력해야 한다. 평생을 일관해서 한 가지 일에 몰두할 때 비로소 일가를 이룰 수 있기 때문이기도 하다.

의료 분야에서도 마찬가지이다. 병에 걸리면 대부분 그 병의 대가를 찾아가 직접 치료받기를 원한다. 자신의 건강과 생명에 관한 일이니 환자에게는 가장 절실한 소망이다. 그러기 위해서는 먼저 누가 진짜 명의인지를 판단해야 한다. 언론에 많이 나오거나 대형 병원에 있다고 해서 명의는 아니다. 또 환자가 많다고 해서도 아니고 환자에게 친절하고 잘 해준다고 해서도 아니다.

명의란 어느 한 가지 분야의 질병을 평생 성심껏 진료하고 연구한 사람이 진정한 명의라고 생각한다. 이런 의사는 자연스럽게 병의 본질을 깨닫고 이를 바탕으로 기존 진료의 과학적 배경과 역사를 이해해 새로운 진료법을 찾아낸다.

박정수 교수님은 이런 의미에서 진정한 갑상선암의 명의이다. 30여 년을 연세대학교 세브란스병원에서 오로지 갑상선암만을 진료하고 수술하셨다. 정년퇴임 후에도 강남세브란스병원으로 자리를 옮겨 같은 일을 계속하고 계신다. 인생의 최후를 수술장에서 맞고 싶다고 할 정도이다. 갑상선암 수술에는 이미 도를 깨치셨고 관련된 내과, 핵의학과, 병리과적 소견에도 일가견이 있어 갑상선암환자를 위한 안내 책자도 발간하셨다.

이번에 강남세브란스병원 영양팀과 박 교수님을 중심으로 출간한 《갑상선암 완치를 위한 2주 밥상》은 갑상선암환자를 위해 방사성 요오드치료 전에 반드시 지켜야 하는

저요오드 식이에 초점을 맞추었다. 또한 내과와 핵의학과의 전문의도 참여하여 갑상선암의 생리 병리학적 기초지식에 근거한 임상치료 방법을 설명하여 식단 레시피를 쉽게 이해하도록 했다.

　우리나라에서는 여전히 저요오드식에 대해서 음식으로 정한 규정이 없다. 이 책에는 환자가 2주 동안 따라할 수 있는 한국식 식단을 기본적으로 소개하고 있으며 외출이나 야외활동을 대비한 '저요오드 도시락' 레시피까지 갖추고 있다. 또한 환자가 맛있게 즐길 수 있는 일품요리와 후식까지 제시되어 있어서 환자와 가족은 물론 이 병을 다루는 의료진과 학생들에게도 큰 도움이 될 것으로 기대된다.

서울대학교병원 핵의학과, 갑상선암센터 교수, 대한갑상선학회 회장

정 준 기

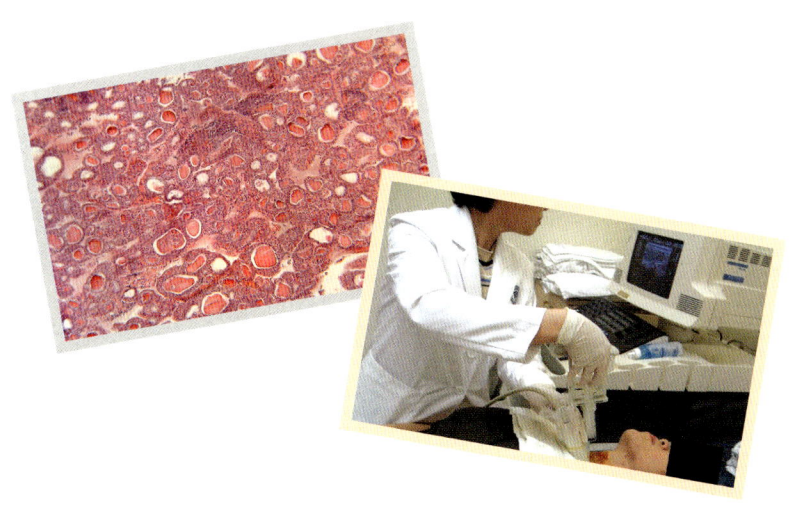

갑상선암 수술 후 환자의 재발을 막는 중요한 치료의 하나가 바로 방사성 요오드치료이다. 실제 수술만으로 모든 환자가 완치될 수 있다면 좋겠지만 눈에 보이지 않는 작은 암세포가 남아 있다가 오랜 시간이 흐른 후에 재발을 하게 되는 경우가 있다.

방사성 요오드치료는 수술로 완전히 제거하지 못한 작은 암세포를 파괴하여 재발을 막아주는 효과가 있어 어느 정도 진행된 갑상선암환자에서는 수술 후 꼭 필요한 과정이다. 그러나 방사성 요오드치료는 환자의 입장에서는 상당한 부담이 될 수 있다.

특히 환자들이 가장 힘들어 하는 부분은 치료 전 상당 기간 음식을 통한 요오드 섭취를 제한하는 것이다. 우리나라 사람들이 많이 먹는 음식에는 요오드 함량이 많다. 삼면이 바다로 둘러싸여 있는 지형적 특징으로 해산물의 섭취가 용이하고 또 천일염을 사용하여 음식을 염장 보관하였다가 먹는 습관 때문에 요오드 섭취가 많을 수밖에 없다. 그래서 이를 갑자기 제한하면 식단을 짜기가 아주 어렵고 결국 잘 먹지를 못해 고생을 많이 한다.

그동안 우리나라 현실에 맞는 저요오드 식사의 레시피도 별로 없었고 어떤 음식들을 먹지 말라고 금지하기만 했지 어떻게 하면 요오드 제한을 하면서도 음식의 맛과 영양소를 잘 갖춘 채 제대로 섭취할 수 있는지에 대한 안내는 거의 없었다.

2주간이라는 짧은 기간이지만 방사성 요오드치료를 시작하기 전 환자들이 많은 고통을 받았던 것을 생각하면 이 작은 책자가 그러한 고통을 덜어주는데 크게 도움이 될 것으로 기대된다.

방사성 요오드치료에 따르는 불편이 조금이라도 덜어지는데 큰 도움을 주신 강남세브란스병원 갑상선암센터와 영양팀 여러분들께 깊은 감사를 드린다.

서울아산병원 내분비내과 교수, 전 대한갑상선학회 이사장

송 영 기

최근 여성암 1위를 차지하고 있는 갑상선암은 국외뿐 아니라 국내에서도 특히 문제가 되고 있는 종양질환이다.

우리나라는 삼면이 바다로 둘러싸여 있는 지리적 특성으로 인해 평상시에도 김, 미역, 다시마와 같이 요오드를 많이 함유하고 있는 식품을 자주 섭취하는 편이다. 그래서 갑상선암환자들이 실천해야 하는 2주 동안의 저요오드 식사는 환자들에게 더욱 고역이 아닐 수 없다.

매일 인터넷 등에서 수시로 쏟아지는 갑상선암에 대한 온갖 정보의 홍수는 방사성요오드치료를 앞둔 갑상선암환자에게 오히려 혼란만 가중시키는 장애물로 작용하기도 한다. 또한 환자들에게 식사 요법의 원칙만을 제공했을 때 어떻게 만들어 먹어야할지 몰라 아예 먹는 것을 포기해 버리는 경우가 종종 발생하여 안타까움을 금할 수 없었다.

이러한 때에 강남세브란스병원 갑상선암센터와 메디칼쿠킹클래스에서 마련한 《갑상선암 완치를 위한 2주 밥상》의 출간은 시의적절하고 고마운 소식이 아닐 수 없다. 특히 저요오드 식사요법을 실천할 수 있도록 2주간의 식단표 제시하고 매일의 식사를 구성하는 메뉴를 만드는 방법, 외출 시 도시락은 어떻게 준비할 수 있는지 등을 소개한 이 책은 구체적인 실천 방법을 자세히 알려주고 있어 환자와 보호자들에게 치료 안내서로서 중요한 역할을 할 것으로 기대된다.

아무쪼록 날로 늘어나는 갑상선암환자들이 이 책을 통해 방사성 요오드치료를 성공적으로 받을 수 있을 뿐 아니라 양호한 영양상태를 유지하여 질병으로부터 빠른 회복을 할 수 있기를 바란다.

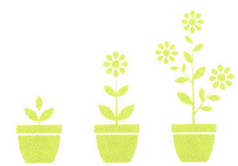

대한영양사협회장
김 경 주

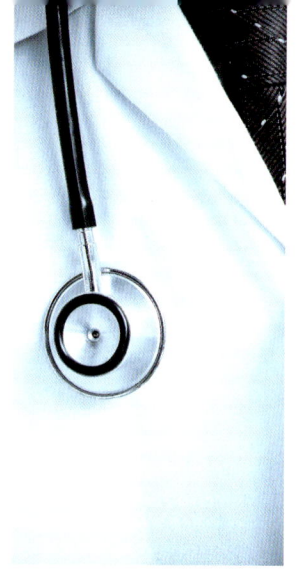
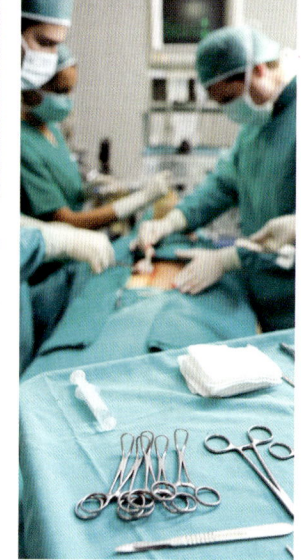
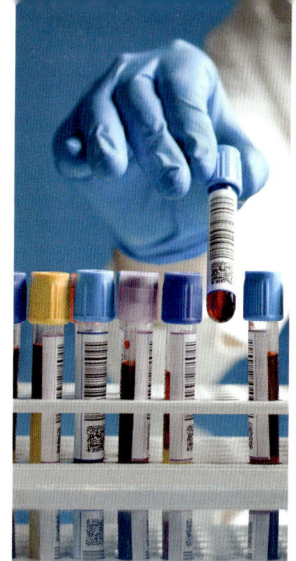

Contents

4 머리말
6 추천사

발병률 1위, 갑상선암 제대로 알기

18 갑상선암이란?
20 한국에서 가장 많은 암은 갑상선암이다
23 갑상선암에는 어떤 증상이 있을까?
25 갑상선암, 어떻게 진단하나?
30 치료는 어떻게 하나?
34 갑상선암 수술에 대한 오해와 진실

44 갑상선암에 대한 궁금증

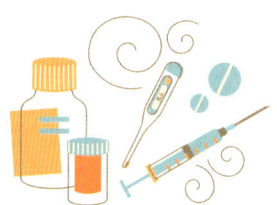

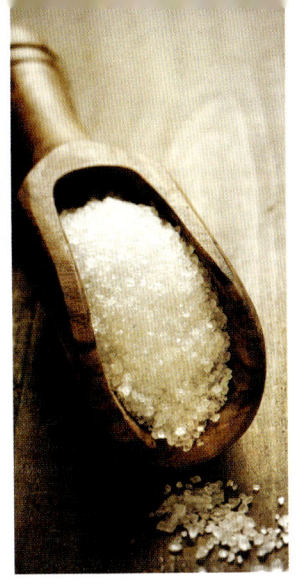
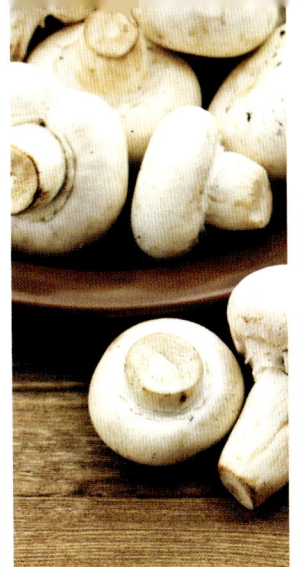
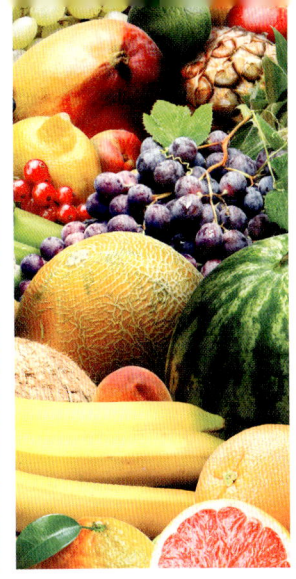
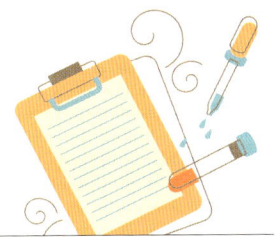

갑상선암 수술 후 방사성 요오드치료를 하다

56 방사성 요오드치료란?
60 왜 방사성 요오드치료를 해야 하나?
65 방사성 요오드치료, 어떻게 준비하나?
68 방사성 요오드치료 후 발생하는 부작용
71 방사성 요오드치료 후 방사선 피폭 예방법

77 방사성 요오드치료에 대한 궁금증

방사선 치료 효과를 높이는 저요오드 식사법

86 저요오드 식사를 하는 이유
87 저요오드 식사의 목표
89 저요오드식 실천은 어렵다?

93 저요오드 식사법에 대한 궁금증

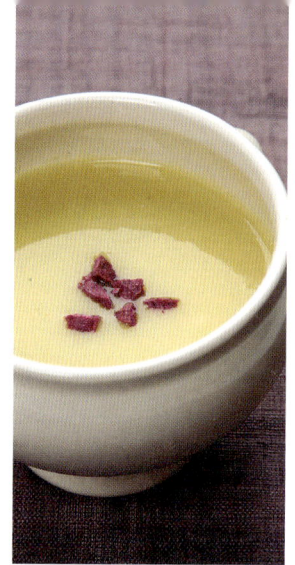
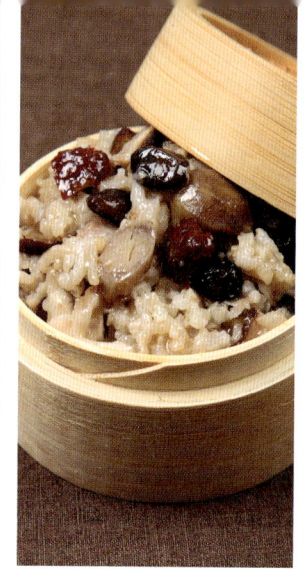
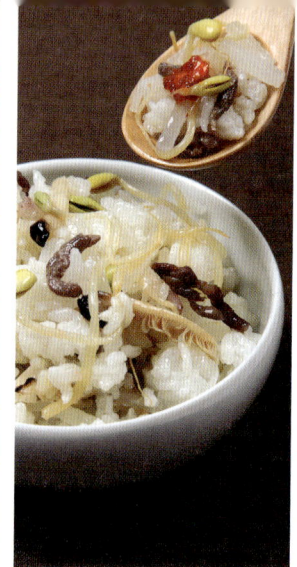

Contents

맛있는 저요오드식 요리를 만들다

- 100 손쉬운 맛내기 5가지 저요오드 소스
- 103 알기 쉬운 계량법
- 107 건강한 식재료 고르기
- 110 저요오드 식사 맛있게 하자

죽&스프
- 117 잣땅콩죽
- 119 고구마스프
- 121 토마토파프리카스프

밥
- 123 두부콩나물밥
- 125 찹쌀영양밥
- 127 매콤소스콩나물무밥
- 129 우엉밥

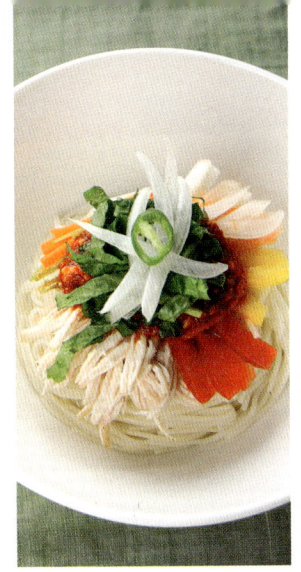
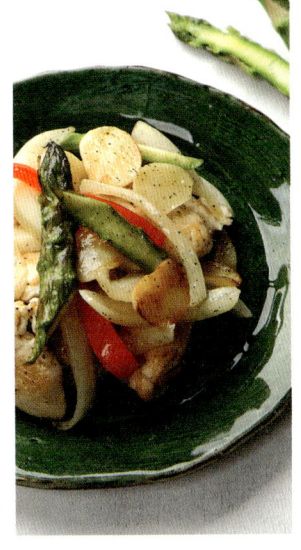
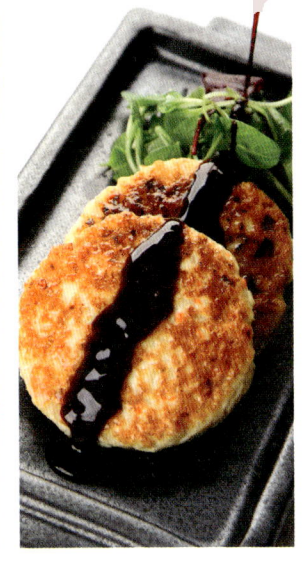

일품요리
- 131 두부굴린만두
- 133 월남쌈
- 135 오색비빔국수
- 137 쇠고기쌀국수
- 139 팥칼국수
- 141 가지토마토스파게티
- 143 닭가슴살샌드위치

국
- 145 버섯육개장
- 147 쇠고기샤브샤브
- 149 호박맑은국

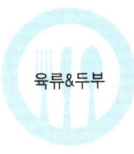
육류&두부
- 151 사태카르파초
- 153 쇠고기파산적
- 155 쇠고기방자구이
- 157 쇠고기편채
- 159 돼지고기생강구이
- 161 돼지완자토마토조림
- 163 닭안심구이
- 165 닭안심아스파라거스볶음
- 167 단호박닭가슴살구이
- 169 닭꼬치구이
- 171 닭가슴살채소말이
- 173 두부스테이크
- 175 두부선

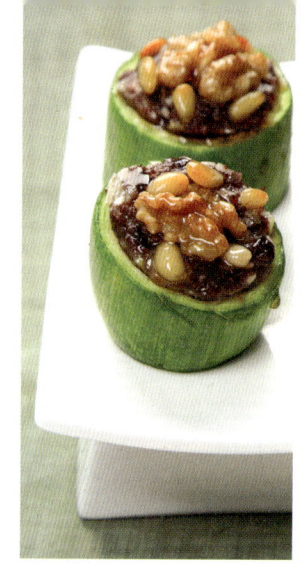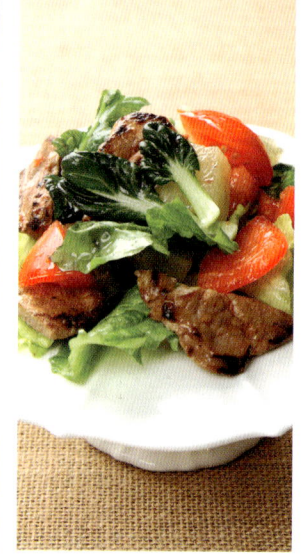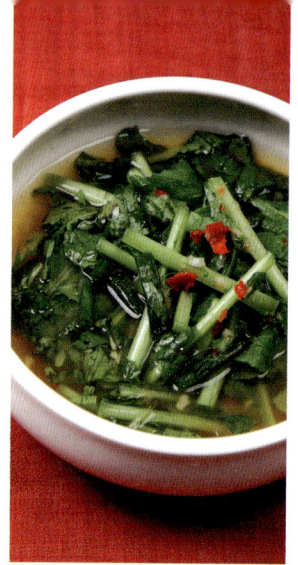

Contents

- 177 오방색묵잡채
- 179 마늘은행버섯볶음
- 181 표고버섯가지볶음
- 183 샐러리오이무침
- 185 애호박호두선
- 187 연근초
- 189 봄나물무침

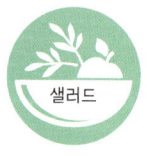
- 191 살코기파인애플샐러드
- 193 스테이크샐러드
- 195 서리태살사샐러드
- 197 닭안심마늘샐러드
- 199 닭안심유자샐러드
- 201 쌀국수치킨샐러드
- 203 양상추샐러드

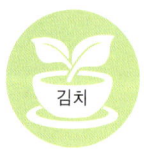
- 205 오이부추김치
- 207 무초김치
- 209 수삼나박지
- 211 과일나박지
- 213 열무물김치
- 215 갓물김치

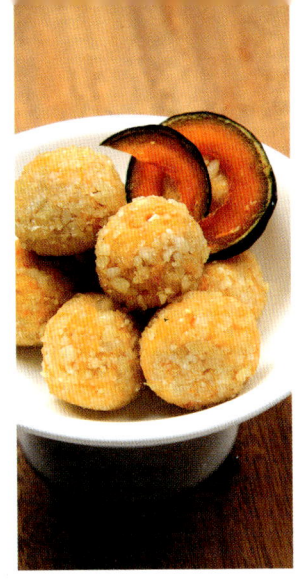
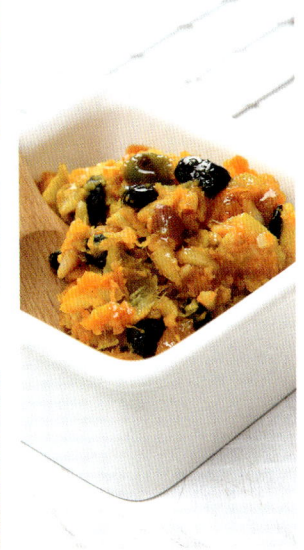
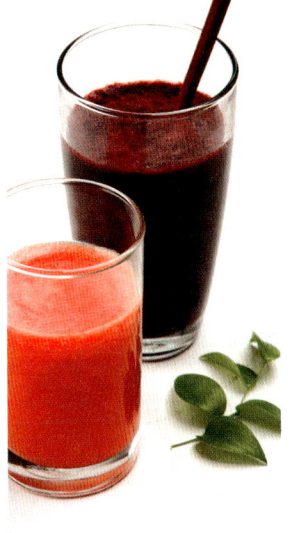

 후식

217 단호박경단
221 건강주스(레드/퍼플)
223 과일꼬치

219 모듬콩범벅

갑상선암 재발을 예방하다

226 갑상선암 수술 후 식사요령_고칼슘 식사
233 방사성 요오드치료 부작용에 대처하는 방법
235 암을 예방하는 건강 밥상 가이드

243 참고문헌
244 에필로그
245 찾아보기

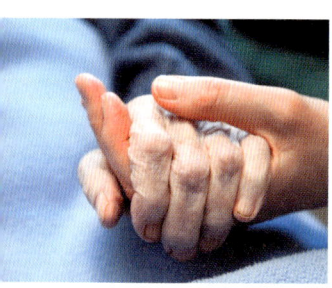 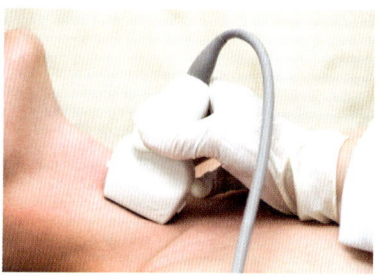

· PART 1 ·

발병률 1위, 갑상선암 제대로 알기

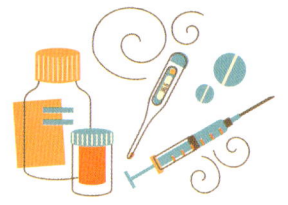

갑상선암이란?

갑상선암(갑상샘암)은 갑상선(갑상샘)을 구성하는 세포에서 생기는 암이다. 명칭은 '갑상선암' 한 가지로 분류하고 있지만 사실 다문화가족처럼 여러 종류의 갑상선암이 있다. 즉, 갑상선암은 갑상선을 구성하는 여포세포(follicular cell), 부여세포(para-follicular cell), 결체조직(connective tissue), 림프구(lymphocyte) 등에서 생기는 암을 모두 포함한다.

여포세포에서 유두암(암세포의 모양이 유두를 닮은 갑상선암의 한 종류), 여포암, 휘틀세포암, 미분화암이 생기고, 부여세포에서 수질암, 결체조직에서 갑상선 육종, 그리고 림프구에서 악성림프종이 생긴다. 드물기는 하지만 신장암, 유방암, 폐암 등이 갑상선으로 옮겨와 자라는 전이성 갑상선암도 있다.

각각의 암은 성향이 달라 진행 정도와 치료결과가 다르다. 여포세포에서 생기는 암은 분화암(비교적 정상세포와 유사한 암)이며 유두암, 여포암, 휘틀세포암이 이에 속한다.

유두암은 김, 미역, 다시마 등 요오드 섭취가 많은 지역에서 많이 발생하며 요오드가 결핍되어 있는 지역에서는 상대적으로 여포암이 많이 생긴다.

치료결과는 분화*가 좋을수록 좋으며 분화가 나쁠수록 나쁘다.

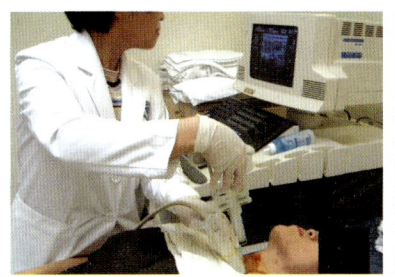
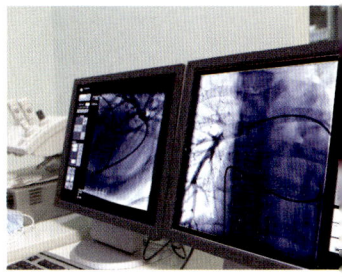

수질암과 악성림프종은 분화가 중간쯤으로 나쁘다. 미분화암은 분화가 가장 나쁜 암으로 예후도 가장 나빠서 진단 후 대부분 6~12개월 정도 밖에 못 산다. 분화암을 치료하지 않고 오래 두면 미분화암으로 변할 수도 있다. 다행히 최근에는 분화암의 조기 치료로 미분화암이 감소하고 있다. 각종 갑상선암의 빈도와 예후는 〈표1〉과 같다.

〈 표1 – 갑상선암별 빈도와 예후 〉

	한국 (%)	미국 (%)	10년 생존율 (%)
유두암	93	90	95
여포암	3	5	85 - 90
수질암	2	3	75 - 85
미분화암	〈1	〈1	0
기타	1 - 2	1	—

*분화: 세포가 분열 증식하여 성장하는 동안에 서로 구조나 기능이 특수화하는 현상.

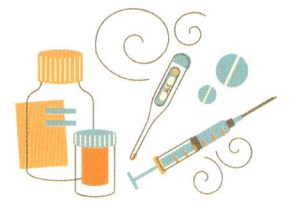

한국에서 가장 많은 암은 갑상선암이다

2011년 12월 보건복지부 중앙암등록본부에서 발표한 2009년 통계를 보면 전체 암 발병률 중 갑상선암이 16.6%로 가장 많이 발생하였고, 다음으로 위암(15.4%), 대장암(13.0%), 폐암(10.2%), 간암(8.8%), 유방암(7.0%) 순이다.

남자의 경우는 여전히 위암(20.1%)이 1위이고, 대장암(15.2%), 폐암(14.1%), 간암(12%), 전립선암(7.4%), 갑상선암(5.2%) 순으로 발생했으나 과거에 비해 갑상선암, 전립선암, 대장암이 증가하고 있다. 여자는 갑상선암이 압도적으로 많아 28.7%나 차지했고, 유방암(14.4%), 대장암(10.6%), 위암(10.5%), 폐암(6.1%) 순이다. 암 발생 남녀 비율은 1:5.2로 여자가 압도적으로 많이 생기지만 여성성이 약해지는 고령층으로 갈수록 남녀비의 차이가 두드러지지 않게 된다.

왜 이렇게 증가하나?

우리나라에서 갑상선암은 최근 몇 년간 연25%씩 증가하고 있다. 발견된 갑상선암의 70% 정도는 1㎝ 미만의 작은 유두암으로 건강검진 등 초음파검사를 통해 작은 크기의 암세포를 많이 발견

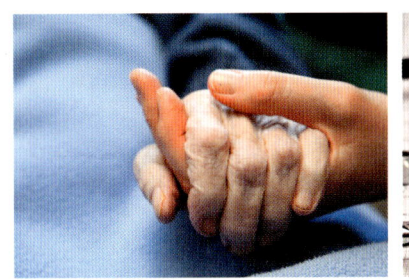
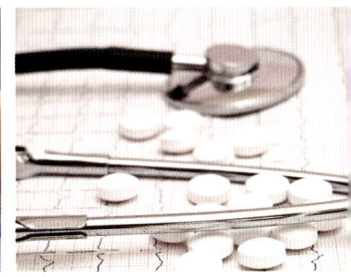

한 것으로 생각된다. 하지만 1cm 이상 크기의 암도 증가하는 추세여서 매년 증가율을 이것만으로는 설명이 힘들다.

갑상선암은 우리나라뿐 아니라 미국, 캐나다, 프랑스, 오스트레일리아 등 서구 여러 나라에서도 급격하게 증가하고 있다. 미국은 1973년부터 2006년 사이에 갑상선암이 무려 441% 증가했다. 2010년 미국통계에서 1983년부터 2006년까지 1cm 미만 크기의 암이 19.2%, 1~2cm 12.3%, 2~5cm 10.3%, 5cm 이상 12%의 순으로 증가한 것을 보면 단순히 1cm 미만 암을 많이 발견했기 때문이라고 보기 어렵다.

갑상선암이 발생하는 원인은 아직 잘 모른다

확실한 것은 방사선 피폭과 유전자에 이상이 생기면 갑상선암이 잘 생긴다는 것이다. 1986년 체르노빌 원자로 사고지역에 갑상선암의 발병률이 100배나 높다는 것은 잘 알려진 사실이다.

갑상선 유두암의 5%, 수질암의 25%는 가족성으로 유전자 변이와 관련이 있다고 보고 있고 요오드 섭취가 너무 많거나 적은 지역에 갑상선암이 잘 생긴다는 것도 알려진 사실이다. 이중 방사선 피폭이 가장 강력한 원인 인자라고 생각되고 있다.

미국에서도 갑상선암환자의 증가 이유를 조사하고 있는데 역시 방사선 피폭에 무게를 두고 있다. 그중에서도 전산화 단층촬영(CT scan)을 할 때 사용하는 요오드 조영제가 방사선과 같이 갑상선 세포에 들어가서 DNA손상을 일으켜 암을 발생시키는 것이 아닌가 의심하고 있다. 실제로 CT 촬영빈도와 갑상선암 발생빈도가 비례하는 경향을 보이고 있다. 또 오늘날 우리가 살아가는 환경이 과거와는 달리 방사선 피폭에 노출될 기회가 많을 것이라고도 추측하고 있다.

한국이 다른 선진국보다 갑상선암 발병률이 높은 이유는?

확실하지는 않지만 다음의 몇 가지 이유를 생각해 볼 수 있다.
- 1cm 보다 작은 갑상선암을 많이 발견해 내었기 때문이다. 미국은 50% 내외, 한국은 70% 내외가 1cm보다 작은 갑상선암이다.
- 한국은 세계 어느 나라보다도 요오드 섭취가 많은 지역이다.
- 한국에서 갑상선암의 원인이 되는 BRAF 유전자 변이(B-type Raf kinase 유전자 T1799A 변이)는 70~80%나 된다. 다른 나라는 30~40% 밖에 안 된다.
- 다른 나라의 경우 가족성(家族性)은 5% 내외이나 한국은 10% 내외다. 즉, 인종적으로 갑상선암이 잘 생기는 것이 아닌가라고 추측된다.

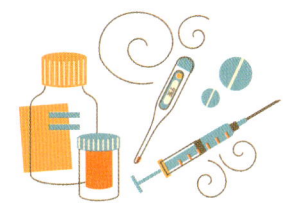

갑상선암에는 어떤 증상이 있을까?

전통적으로 갑상선암은 갑상선에 혹(결절)이 생기는 것이다. 그런데 갑상선 결절은 눈에 보이거나 만져지는 것만 따져도 전 인구의 5%나 된다. 만져지거나 보이지 않는 작은 결절, 즉 초음파검사에서 발견되는 결절까지 포함하면 전 인구의 50%까지 발견된다. 이 중 암은 5% 내외다. 그러므로 갑상선 결절이 발견되었다 해서 암이 아닐까 미리 걱정할 필요는 없다.

암세포가 자라면서 그 주위에 있는 기도, 식도, 성대신경(되돌이후두신경)을 누르거나 침범하므로 그에 따른 여러 가지 증상이 나타날 수 있다. 호흡을 하거나 음식 삼킬 때 뭐가 걸리는 느낌이 있다든지, 목소리가 변한다든지, 숨이 차는 등의 증상이 있을 수 있다.

암으로 의심되는 결절은 만져 봤을 때 단단하고 표면이 울퉁불퉁하고 거칠며 아래위로 움직여 봤을 때 잘 움직여지지 않는 경향이 있다. 이는 암이 주위 조직에 침범해 고착이 일어나서 그런 것이다.

결절이 만져지고 목소리가 허스키하다면 암일 가능성이 높다. 암이 성대 신경을 침범했기 때문이다. 또 결절이 있고 목 옆의 림프샘이 커져 있으면 림프샘 전이가 일어난 경우이므로 이 역시 암일 가능성이 높다. 남자의 경우 결절이 만져지면 약 10% 정도가 암이다. 어린이나 노인에게서 결절이 발견되면 암일 가능성이 더 높아진다.

그러나 요즘에는 이런 전형적인 증상으로 병원을 찾는 환자는 드물다. 대부분 건강진단이나 유방암 같은 다른 질환을 검진하다가 우연히 발견되어 내원한다. 말하자면 최근 갑상선암환자는 아무런 증상이 없다는 것이 특징이다. 증상이 있으면 이미 암이 어느 정도 진행되었다는 것이다.

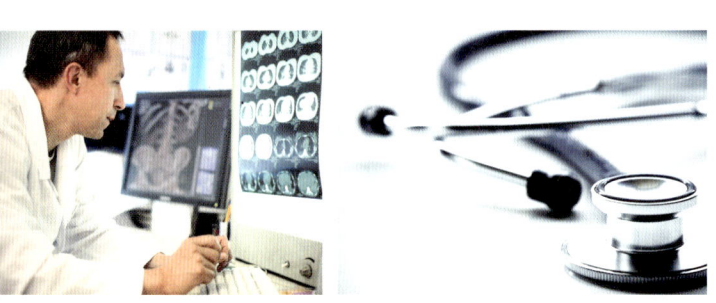

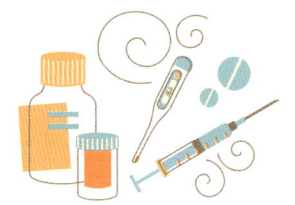

갑상선암, 어떻게 진단하나?

우선 병력과 가족력을 확인하고 그에 따른 이학적 소견을 검토한다. 상기한 암을 의심케 하는 증상에 대해서도 이학적 소견이 있는지 알아본다. 다음과 같은 소견이 있는 사람이 결절을 가지고 있으면 일단 암일 가능성이 다른 사람 보다 높으므로 유의해서 진단과정을 밟아야 한다.

- 김, 미역, 다시마 등 요오드를 과잉 섭취하는 지역에 사는가?
  - 유두암이 잘 생긴다.
- 요오드 결핍지역에 거주하고 있는가?
  - 상대적으로 여포암의 발병률이 높다. 우리나라는 여기에 해당하지 않는다.
- 가족 중에 갑상선암 환자가 있는가?
  - 다른 가족구성원이 일반인에 비해 갑상선암에 걸릴 확률이 4~6배 높다.
- 만성 갑상선염이 있는가?
  - 약 3배 정도 갑상선암에 잘 걸린다.

- 통통한 체질인가?
  - 정상 체중인 사람보다 2배 이상 더 잘 걸린다.
- 갑상선기능항진이 있는가?
  - 일반인보다 6배 이상 더 잘 걸린다.
- 뇌하수체 갑상선자극호르몬(TSH)이 증가되어 있는가?
  - 암이 더 잘 생긴다.
- 양성 결절이 있는가?
  - 양성 결절이 있는 사람은 암도 잘 생긴다.
- 당뇨병이 있는가?
  - 여성일 경우 1.46배 정도 갑상선암이 더 잘 생긴다.
- 여포선종, 휘틀세포선종이면 전암병소라고 봐도 된다. 나중에 암으로 변한다.
- 20세 이하와 60세 이상 환자에서 결절이 있으면 암일 가능성이 다른 연령군보다 높다.
- 남성의 결절은 여성보다 암일 가능성이 약 2배 정도 된다.

갑상선 결절이 발견되었을 때 가장 먼저 하는 검사는 초음파검사와 세침흡입 세포검사이다. 전 인구의 50%나 되는 갑상선 결절 환자 전부를 세침검사하는 것은 낭비다. 그래서 초음파검사에서 암이 의심되는 소견이 발견될 때만 세침흡입 세포검사를 한다. 초음파에서 암이 의심되는 소견은 다음과 같다.

- 저음영 결절
- 불규칙한 경계
- 결절 속 석회화 음영들

- 가로보다 세로로 키가 큰 결절
- 결절 속 혈류가 증가되어 보일 때
- 결절 외에 동측에 림프샘이 크게 보일 때

　미국 갑상선학회는 0.5㎝보다 작은 결절은 암이 의심되더라도 그냥 지켜볼 것을 권고하고 있다. 그러나 암이 의심되고 해당 림프샘(림프절)이 커져 있거나 결절이 갑상선 피막, 기도, 식도, 성대신경 근처에 있으면 크기와 상관없이 세침검사를 해야 한다고 권유한다.

　물론 앞에서 언급한 초음파 소견은 암을 의심한다는 것이지 암이라고 진단은 할 수 없다. 암 진단은 어디까지나 초음파 유도 하에 가느다란 바늘로 세포를 뽑아 현미경으로 암세포의 존재를 확인해야 한다. 세침흡입 세포검사가 애매할 때는 뽑은 검사물에서 Galecrin-3, Cytokeratin 19, RET/PTC 재배열, BRAF 유전자 변이 검사를 하여 유두암 진단에 도움을 받기도 한다. BRAF 유전자 변이 검사는 환자의 예후를 예측하기도 한다. 즉, BRAF 유전자가 양성으로 나오면 불량란 예후를 암시한다.

　세침검사 때 충분한 검체가 나와도 해석에 따라 혼란이 있어 왔는데, 2007년 미국 국립암연구소의 베데스타(Bethesta)에서 세포검사 결과에 따른 진료지침을 마련하였다〈표2〉. 검체가 불충분하거나 비정형세포로 나오면 곧장 재검하지 말고 3개월이 지난 후에 하는 것이 오진을 피할 수 있다.

⟨ 표2 - 베데스타 진료지침 ⟩

	세포검사 결과	암일 가능성(%)	진료지침
1	검체불충분	1~4	재검
2	양성	0~3	정기추적검사
3	비정형세포	5~15	재검
4	여포종양	15~30	수술
5	암의심	60~75	수술
6	암	97~99	수술

암이라고 진단되면 암이 어디까지 전이됐는지를 검사해야 한다. 암을 검사하는 가장 기본단계인 초음파검사는 암이 갑상선 피막을 침범했는지, 주위 림프샘을 침범했는지를 파악하는데 많은 도움을 준다. 초음파검사는 작은 병변을 발견하는 데는 유리하지만 검사를 수행하는 의사에 따라 결과가 다르게 나타날 수 있다는 단점이 있다.

측경부 림프샘 전이의 진단은 약 80%의 정확도를 보이는데 비해 중앙경부 림프샘 전이의 진단은 정확도가 떨어져 약 30% 내외 밖에 안 된다. 전산화 단층촬영이나 자기공명영상(MRI)은 암의 진행 정도를 파악하는데 사용된다. 특히 자기공명영상은 암이 기도, 식도, 혈관 등 연조직 침범 여부를 판단하는데 유리하다. PET-CT scan은 많이 진행된 암환자에서 원격전이 여부를 판단하는데 도움을 주지만 대부분의 분화암에서는 수술 전에 검사할 일이 별로 없다.

갑상선암도 다른 암과 마찬가지로 암의 진행 정도에 따라 병기를 1기에서 4기까지 나눈다. 특이한 것은 갑상선암은 나이가 젊을수록 예후가 양호하기 때문에 45세 이전 환자는 병기가 1기와 2기 밖에 없다. 폐, 뼈 등에 원격전이가 있어도 병기2로 분류하고 있다⟨표3⟩.

〈 표3 – 갑상선암의 병기 분류 〉

	45세 이전	45세 이후
병기 1	원격전이가 없는 모든 암	크기: 2cm 갑상선 안에만 있고 림프샘 전이 없음
병기 2	원격전이가 있음	크기: 2 ~ 4cm 갑상선 안에만 있고 림프샘 전이 없음
병기 3		크기: 4cm 이상 피막침범, 중앙경부 림프샘 전이 있음
병기 4a		측경부 림프샘 전이 있음, 후두신경, 기도, 식도 침범 있음
4b		척추근막이나 총경동맥, 종격동 혈관을 싸고 있을 때
4c		원격전이가 있을 때

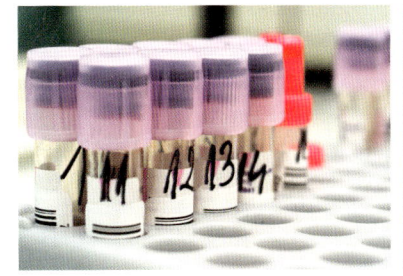
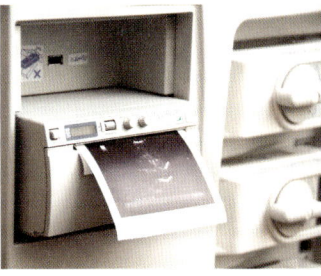

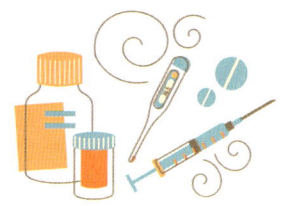

치료는 어떻게 하나?

갑상선암의 치료는 수술적 제거와 수술 후 갑상선호르몬 투여와 방사성 요오드치료가 기본이다. 가장 중요한 것은 수술적 제거로 암이 발생한 갑상선과 암이 퍼진 주위 조직과 림프샘을 완벽히 제거하는 것이다. 갑상선의 절제 범위는 이환 갑상선엽과 협부절제술(반절제술), 갑상선 근절제술(갑상선 조직을 부갑상선이나 성대신경 근처에 약 1g 정도 남기는 수술), 갑상선 전절제술 등으로 나눌 수 있다.

미국 갑상선학회는 갑상선암의 기본 수술범위로 갑상선 근절제술 이상을 권고하고 있다. 갑상선 유두암의 50~75% 정도는 주 암소 외에 반대측엽에서도 암이 발견되므로 반절제만 하면 재발 가능성이 높아진다는 이유 때문이다.

전절제를 하면 방사성 요오드치료가 용이하고 혈청 티로글로블린(Tg; thyroglobulin) 측정으로 재발 여부를 쉽게 진단할 수 있다. 반절제는 암의 크기가 1cm 이하이고 피막침범이 없고 림프샘 전이가 없으면 고려해 볼 수 있다. 하지만 여포암이나 수질암은 처음부터 전절제를 해야 한다.

갑상선 주위의 림프샘은 중앙경부 림프샘(기도주위 림프샘, 기도 전방 림프샘, 후두전방 림프샘, 갑상선 피막주위 림프샘, 상종격동 림프

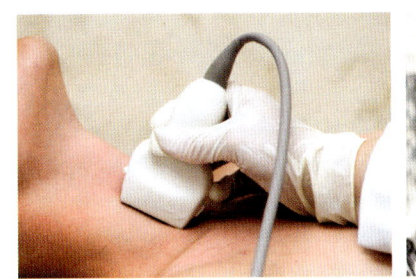
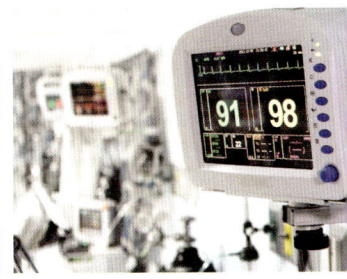

샘)과 측경부 림프샘(상·중·하 내경정맥 림프샘, 후삼각 림프샘)으로 나누어진다.

갑상선 유두암일 때 중앙경부 림프샘 전이가 50% 이상 발견되면 이 부위의 재발은 재수술이 어려우므로 첫 수술 때 갑상선과 함께 제거해야 한다(예방적 중앙경부 청소술). 그러나 측경부 림프샘 청소술은 림프샘 전이가 증명된 사례에서만 시행된다(치료적 측경부 림프샘 청소술). 최근에는 측경부 청소술을 할 때 후삼각 림프샘에 임상적으로 전이가 없으면 이 부위를 포함시키지 않고 상·중·하 내경정맥 림프샘만 제거하기도 한다.

수술 후에는 보조치료로 갑상선호르몬제를 평생 복용해야 한다. 여기에는 두 가지 목적이 있다. 하나는 갑상선 절제 때문에 생긴 호르몬 부족을 보충하는 것이고 다른 하나는 뇌하수체전엽에서 나오는 갑상선자극호르몬(Thyroid stimulating hormone; TSH)을 억제해서 재발을 방지하고자 하는 것이다.

TSH를 어느 정도까지 낮추어야 적절한지는 아직 의견이 분분하다. 미국 갑상선학회에서는 재발 가능성이 높은 고위험군 환자는 TSH를 0.1mU/L 이하로 하고 저위험군은 정상범위의 하한치보다 약간 낮은 수치(0.1~0.5mU/L)가 되도록 권유하고 있다. 반절제를 한 환자에게 갑상선호르몬이 필요한가에 대해서는 아직 논쟁 중에 있으나 미국 갑상선학회나 대한 갑상선학회는 반절제를 한 환자에게도 저위험군에 준하는 TSH억제 요법을 해야 한다고 권유하고 있다. 반절제를 한 환자는 눈에 보이지는 않지만 미세하게 갑상선암세포가 남겨둔 갑상선엽이나 림프샘에 잔존할 가능성이 높기 때문이다.

수술 후 또 다른 강력 보조치료로 방사성 요오드치료가 있다. 어떤 종류의 암이든지 수술 당시에는 영상진단에서나 육안으로 보이지 않던 먼지같이 미세하게 흩어져 있던 암세포가 시간이 지남에 따라 커지면서 임상적으로 나타난다. 이것이 소위 말하는 재발이다. 갑상선암도 마찬가지다. 수술 시에 보이지 않던 미세 갑상선암세포가 나중에 자라나올 수 있다.

이렇게 미세 암세포 단계에 있을 때 방사성 요오드를 투여하면 방사선이 미세 암세포를 파괴할 수가 있다. 예를 들어 일반 X-선 흉부 사진에 보이지 않는 미세 폐전이는 방사성 요오드치료를 하면 효과가 좋아 75% 이상 완치시킬 수 있다.

수술 당시 암이 많이 진행되었을 경우 미세암세포가 남아있을 가능성이 높다. 병기3, 병기4의 모든 환자, 45세 이하 병기2의 모든 환자, 45세 이상 병기2의 모든 환자, 병기1이지만 공격적인 조직 소견, 림프샘 전이, 다발성 병소, 피막침범, 혈관침범 등이 이에 속한다. 이런 경우에는 반드시 방사성 요오드치료를 해야 한다. 초기 위암이나 유방암인 경우 발병 정도에 따라 항암치료를 생략하듯이 갑상선암도 아주 초기일 때는 요오드치료를 생략할 수 있다. 미국 갑상선학회는 암의 크기가 1㎝ 이하이고 피막침범이 없고 림프샘 전이가 없으면 요오드치료를 생략해도 된다고 권유한다.

방사성 요오드치료는 유두암, 여포암 등 분화가 좋은 암에서만 효과가 있고 분화가 나쁜 저분화암, 미분화암에는 요오드가 암세포에 흡착이 안 되기 때문에 효과가 없다. 또한 정상 갑상선 조직이 남아 있으면 방사성 요오드를 투여했을 때 암세포가 아닌 정상세포에 거의 흡착되므로 방사성 요오드치료를 하려면 반드시 갑상선 전절제를 먼저 해야 한다. 물론 수질암에도 효과가 없다.

분화 갑상선암의 15~20%는 방사성 요오드가 잘 듣지 않는 난치성암이다. 분화 갑상선암이라도 시간이 지나면 세포분화가 나빠져 방사성 요오드를 잘 흡착

하지 않는 성질로 변하는 수가 있다. 이때는 요오드치료에 반응을 보이지 않기 때문에 다른 치료방법을 모색해야 한다. 즉, 외부에서 쬐는 외부 방사선치료와 항암화학치료를 시도한다.

일반적으로 외부 방사선치료는 암을 완전히 절제하지 못한 경우, 국소적으로 침윤하거나 재발한 경우, 뼈에 전이가 되어 골절 위험이 있거나 통증이 있는 경우에 이를 완화하기 위해 처방된다. 최근에는 외부 방사선치료의 한 방법으로 토모테라피(Tomotherapy)가 효과도 좋고 과거보다 부작용이 적어 사용빈도가 증가하는 추세다.

갑상선암이 너무 퍼져서 수술도 안 되고 방사선치료도 안 되는 경우에는 단일 혹은 다병합 항암화학요법을 시도하기도 하나 기대만큼 효과적이지 않아 잘 이용하지는 않는다. 독소루비신(Doxorubicin; 아드리아마이신(Adriamycin)), 파클리탁셀(Paclitaxel; 택솔(Taxol)), 넥사바(Sorafenib; Nexavar) 등이 거론되고 있으나 아직은 실용적이지 않다.

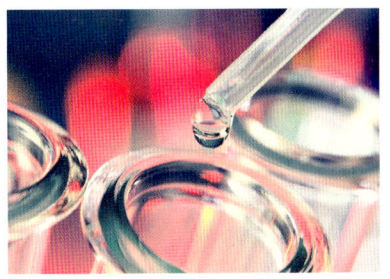
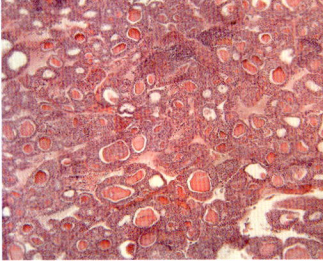

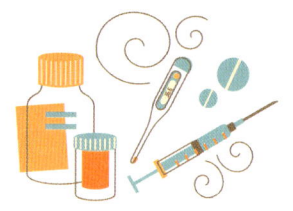

갑상선암 수술에 대한 오해와 진실

최근 갑상선암환자가 급격하게 증가하다 보니 환자는 물론 환자가족, 심지어 갑상선암환자가 아닌 일반인들에게도 진실과 먼 속설이 난무하고 있다. 특히 인터넷 여기저기에 갑상선 카페라는 이름으로 갑상선암에 대한 말도 안 되는 이야기가 돌아다니고 있다.

더욱 기가 막힌 것은 의사 중에서도 엉터리 정보를 전하고 있다는 것이다. 이들은 갑상선암 전문의도 아니다. 또 ○○○과 의사는 직접 갑상선암 수술을 하기도 하는데 현재 정론으로 되어 있는 학설대로 환자를 치료하지 않고 자신의 경험에 의존해서 마치 정설인양 매스컴에서 인터뷰까지 한다. 매스컴에서 검증도 하지 않고 내보내고 있으니 어떤 것이 정설인지 헷갈릴 만도 하다.

최근 모 종편 방송 ○○콘서트에서 갑상선암 수술에 대한 인터뷰를 했는데, '갑상선암은 수술 안 해도 된다', '수술해도 반절제가 성적이 더 좋다', '갑상선암 수술은 혹만 떼는 최소한의 수술을 해도 된다' 는 등 말도 안 되는 내용을 방영하기도 했다.

모든 수술이나 치료를 시행할 때는 여태까지의 경험과 연구결과로 가장 합당하고 학술적으로 효과가 인정된 것을 기초로 한다. 즉, 증거를 바탕으로 한 치료나 수술을 해야 한다. 이를 위해 갑상선암을 다루는 학자들이 모여 장기간 치료성적을 분석하여 어떻

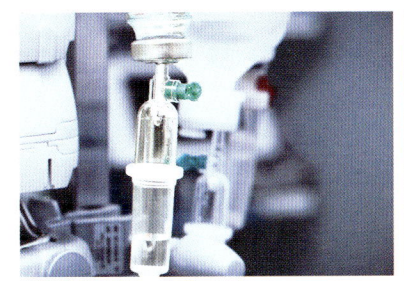
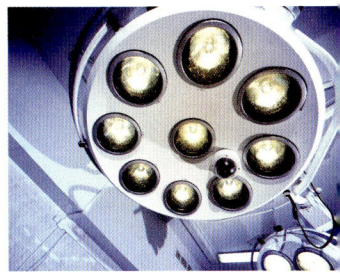

게 하는 것이 환자에게 가장 좋은 것인지 가이드라인을 만드는 것이다. 선진국은 자체적인 가이드라인을 가지고 있으나 현대 의학에서 미국이 최선두를 달리고 있고 가장 합리적이기 때문에 대부분의 나라에서는 미국의 가이드라인을 따르고 있다.

우리나라도 대한 갑상선학회에서 마련한 가이드라인이 있지만 이 역시 미국의 것과 대동소이하다. 우리가 임상에서 환자를 치료할 때는 이 가이드라인을 중심으로 하는 것이 정도다. 물론 의학이 발전함에 따라 학회에서는 현실에 맞게 중론을 모아 가이드라인을 개정한다.

갑상선암도 다른 암과 다를 바가 없는 암이다. 다만 갑상선암 종류 중 우리나라에서 가장 많은 유두암은 거북이암이라 불릴 정도로 진행이 느리고 치료결과가 좋다. 더구나 초기 유두암은 몇 년 동안 가만히 두어도 자라지 않고 워낙 천천히 진행되어 그대로인 경우도 있다. 그러다가 장기간 시간이 지나면서 어느 날부터 암이 자라는 속도가 빠르고 림프샘 전이가 되면서 확 퍼지는 것을 볼 수 있는데, 이는 유두암은 시간이 지남에 따라 좀 더 세포분화가 나쁜 암으로 변하는 성질을 가지고 있기 때문이다. 처음에는 얌전한 분화암으로 출발했다가 시간이 지나면서 저분화암으로 변하고 심지어는 미분화암으로 변하기도 한다.

또 유두암은 다른 암과는 달리 림프샘 전이가 많다. 처음 진단할 때 이미

30~50%는 주위 림프샘에 전이가 되어 있다. 1cm 미만의 암이라도 30% 이상의 전이율을 보인다. 미국 갑상선학회에 따르면 크기가 2mm 이하의 미세한 림프샘 전이까지 포함하면 90%까지 된다고 한다.

유두암은 암 덩어리가 갑상선 속에 하나가 발견되더라도 실제로 현미경으로 들여다보면 50~75%는 이미 동측 또는 반대측엽에 암세포가 퍼져 있다. 또 암이 갑상선 밖으로 번져 나갔다면 아무리 작은 암이라도 예후가 나쁘다.

여기서 학회의 권고안에 따라 정리해보자. 과연 갑상선암은 수술을 안 해도 되는가?

갑상선암은 유두암, 여포암, 수질암, 미분화암, 그리고 기타 여러 가지 희귀암 종이 있다. 여포암, 수질암, 미분화암으로 진단되면 빠른 시일 내에 수술을 해야 한다. 또 유두암의 변종인 키큰세포, 미만성경화종, 고형변종, 섬모양변종, 저분화변종도 늦을수록 예후가 좋지 않으므로 빨리 수술을 해야 하고 이때 수술방법은 갑상선 전절제술로 한다.

다행히도 우리나라 갑상선암은 예후가 좋은 유두암이 93~95%이다. 그중에서도 제대로 치료하면 거의 자연수명을 누릴 수 있는 1cm 미만의 초기 암이 70%에 이른다. 1cm 미만의 암은 그야말로 예후가 좋다. 그러나 1cm 미만이라도 환자의 연령이 45세 이상이고 갑상선 밖 침범이 있고 림프샘 전이가 많으면 예후가 나쁘다. 물론 폐, 뼈 등으로 원격전이가 있으면 더 나쁘다.

한동안 모 일간지에서 일본에서는 1cm 미만의 갑상선암은 수술을 할 필요가 없다고 했었는데, 강남세브란스병원 갑상선암센터는 그런 주장이 나왔다고 하는 일본의 쿠마병원(고베)과 학술적, 인적 교류 협력관계를 맺고 있다.

쿠마병원의 미아우치 그룹은 1cm 미만의 암은 진단 즉시 수술을 하지 않고 진행되는 것을 보면서 수술을 해도 된다는 가정아래 1993년부터 현재까지 1,395명의 환자를 즉시 수술해야 하는 환자 1,055명과 관찰하다가 병이 진행되면 수술

하겠다는 환자 340명으로 나누어서 그 결과를 연구하고 있다. 2010년 평균추적 74개월에 중간 성적을 발표했는데 암 진행으로 109명이 더 수술을 받게 되어 현재 231명이 추적대상이 되고 있다. 이들도 시간이 지남에 따라 수술을 받고 있다고 한다. 결국 거의 모든 환자가 수술을 받을 것으로 예측된다.

이 연구는 현재진행형이다. 미아우치 그룹의 지금까지의 중간 결론은 1㎝ 미만의 암은 갑상선 피막, 성대신경, 식도 근처에 있지 않고 림프샘 전이가 없으면 서둘러 수술하지 않고 지켜보다가 암이 진행되는 증거가 있을 때 수술해도 늦지 않다는 것이다.

그러나 쿠마병원의 형님뻘인 노구찌 갑상선 전문병원(벳부)과 이또 갑상선 전문병원(토꾜)은 이에 반대하고 있다. 크기가 작더라도 1㎝ 이상 되는 암과 다른 점이 없으므로 똑같이 취급해야 한다는 것이다. 노구찌 갑상선 전문병원에서는 1㎝ 미만 수술환자 2,070명 중 크기가 6㎜ 이상일 때는 35년 동안 재발률이 14%였고 그보다 작으면 3.3%라고 했다. 작을 때 수술할수록 오히려 유리하다는 것이다.

미국은 어떤가? 갑상선암 치료로 가장 유명한 메이요 클리닉의 발표를 보면 평균 0.7㎝ 크기의 갑상선암환자 900명의 수술결과에서 20년 동안 재발률 6%, 40년 동안 재발률 8%, 사망률 0.3%였다. 2011년 미국 전역에서 1㎝ 미만 갑상선암환자 18,445명의 치료성적을 추적했더니 92명(0.5%)이 사망했다고 했다. 결국 1㎝ 미만의 갑상선암일지라도 수술 후 전반적인 예후는 양호하지만 재발과 사망이 생긴다는 것이다.

미국 갑상선학회는 1㎝ 미만의 암이라도 피막침범이나 림프샘 전이가 있으면 갑상선 전절제를 해야 한다고 권고한다. 우리나라 환자들이 좋아하는 반절제는 1㎝ 이하이고 피막침범이 없고 림프샘 전이가 없는 경우에만 허용된다. 이는 극히 제한적인 것이다. 세계학계 어디를 봐도 1㎝ 미만 암은 수술을 하지 않아도 된다는 말은 없다. 1㎝ 미만 암과 그 이상 크기의 암을 임상병리학적, 분자생물학적, BRAF 등 유전자소견 모두를 비교해 봐도 전연 차이가 없다. 모든 암은 시초에는 아주 작은 암세포로 출발하며 작은 암이나 큰 암이나 그 본질은 같다는 것이다.

갑상선암 수술 성적을 보자. 1999년 미국의 통계를 보면 수술했던 환자들의 30년간 누적 재발률이 30%였고 재발의 2/3는 첫 10년 안에 재발했다. 또 재발한 환자의 30%는 완치가 안 되었으며, 15%는 결국 갑상선암으로 사망했다고 보고했다.

왜 이렇게 성적이 나쁠까? 그 이전 환자들은 지금과는 달리 암이 진행되어야 발견되었고 수술 기술이나 수술 후 보조치료가 지금보다는 좋지 않았기 때문으로 해석된다. 한국은 어떤가? 미국과 거의 동시대에 치료받은 환자들의 재발률이나 사망률은 (서울대 그룹이 발표했다) 미국보다 훨씬 나빴다. 그 시대 한국 환자들은 암이 진행되어 자각증상이 생겼을 때 병원을 찾았기 때문이다. 지금은 일부 환자를 제외하고는 1㎝ 내외 크기의 조기발견으로 치료되고 있어서 30년 후의 생존율 조사에서는 현재 보고되고 있는 치료성적보다는 월등히 좋을 것으로 예측된다. 1999년 시카고 대학에서 수술 후 평균 12년간 추적한 결과를 보자 〈표4〉.

〈 표4 – 암의 진행 정도에 따른 예후 〉

	재발률 (%)	사망률 (%)
암이 갑상선에만 있음	9.3	0.8
림프샘 전이 있음	25.6	3.4
피막 밖 침범 있음	89.5	13.8
원격전이 있음	90.0	70.0

〈표4〉의 결과를 보면 갑상선암도 초기에 치료하면 치료성적이 좋고 진행되고 난 다음에 수술하면 재발률과 사망률이 높다는 것을 알 수 있다.

자, 진실이 이런데 갑상선암은 수술을 안 해도 된다고? 수술을 해도 혹 덩어리만 떼거나 고주파 치료만 해도 된다고? 반절제만 해도 충분하다고? 현재 한국 갑상선외과 의사들이 돈을 벌기 위해 쓸데없이 수술을 많이 한다고? 과학적인 증거 없이 함부로 발언한 것이 환자들에게 어떤 위해를 가져오는지 생각이나 해 보았는가? 갑상선암환자들 중 극히 일부분이지만 수술받지 않기 운동을 벌이고 있다고 하는데 풍문으로만 끝나기를 바랄 뿐이다.

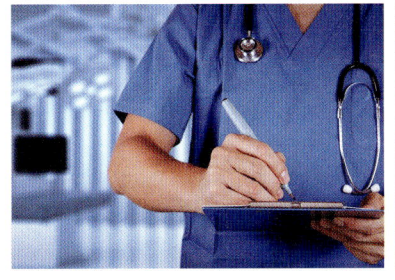
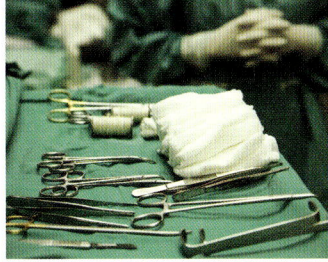

수술 말고 다른 치료 방법은 없나요?

> 사례1.
>
> 예쁘장하게 생긴 골드 미스로 갑상선암환자다. 나이는 32세, 암의 크기는 크지 않으나 이미 갑상선 피막을 침범하고 림프샘 전이도 만만치 않다.
>
> "수술받고 수술 후 방사성 요오드치료도 필요할 것 같은데……" 하니까,
>
> "수술 말고 다른 치료 방법은 없나요?" 한다.
>
> "수술 말고 어떤 치료?"
>
> "면역치료, 민간요법, 요양원, 기도원, 단식치료……"
>
> 맙소사……. 이 예쁜 아가씨에게 사이비가 붙었구나. 환자한테 수술의 불가피성을 다시 설명하고 검증되지 않은 이상한 치료를 받다가 암은 악화되고 돈은 돈대로 탕진된다고 충고한다. 과거의 사례를 들면서 말이다.
>
> 그러나 이 환자는 수술이 무섭다기보다 수술 후에 생길 목의 흉터가 싫어서 다른 치료법을 알아보겠다고 한다. 이쯤 되면 아무리 설득해봐야 입만 아프다.
>
> "마음 변하면 다시 와요. 단 너무 늦지 않게……"

몇 년 전 일이다. 초기 갑상선암인데 크기도 작고 피막침범도 없어서 아주 간단하게 고칠 수 있는 환자였는데, 몇 년 후에 다시 필자를 찾아 왔다. 그 사이 너무 악화가 되었다. 간단하겠다던 수술은 5시간이나 걸리는 대수술이 되었다. 그동안 단식, 민간요법, 기도원 등 수술 빼고는 다 해 보았다고 한다. 이런 검증되지 않은 요법을 시행하는 사람들은 이 세상 모든 암을 자기들이 다 치료할 수 있다고 큰소리친다. 인터넷 카페도 운영하며 영업 중인 곳도 있다고 한다. 이런 곳

일수록 말은 그럴 듯하고 달콤하다. 그들은 처음부터 수술받는 것이 어리석은 짓이라고 말한다. 과연 그럴까?

결국은 수술받게 될 것이지만 너무 퍼져서 오면 환자와 의사의 고생은 물론 치료결과도 만족스럽지 못할 경우가 많다.

이 세상에 수술받고 싶은 환자가 어디 있을까? 수술 말고 다른 효과적인 치료방법이 있으면 얼마나 좋을까?

사실 20~30대 여성이 환자로 오면 마음에 급부담이 밀려드는 것을 숨길 수 없다. 그렇지만 갑상선암은 수술치료가 기본인데……, 치료가 제대로 되지 않으면 귀한 생명을 잃을 수도 있으니 귀할수록 제대로 치료해서 남은 생을 행복하게 살도록 해줘야 하지 않겠는가.

사례2.

10여 년 전이다. 중국에서 개발된 치료법이라 해서 바늘을 암 덩어리에 찔러 전기를 통하게 하면 암이 낫는다고 하여 혹 해서 몇 번 치료를 받았는데 암이 없어지기는커녕 오히려 전기열로 목의 교감신경만 망가뜨려 소위 말하는 '오너 증후군'이 생겨 오른쪽 눈꺼풀이 내려간 환자가 있었다. 수술로 지금은 완치되었지만 수술이 꽤 힘들었던 기억이 있다.

암은 면역체계의 이상으로 생긴다고 하여 고가의 면역치료를 권유하기도 한다지만 갑상선암은 절대로 면역이 잘못되어 생기는 병이 아니다. 이런 비슷한 사례는 너무 많아 일일이 열거하기도 힘들다.

암환자가 되면 이웃집 아줌마부터 시작해서 만나는 사람마다 무슨 무슨 치료가 좋다더라며 한마디씩 거든다. 답답한 마음에 귀가 얇아져 이 말 저 말 다 옳은 것처럼 들리고 목에 흉터 없이 나을 수가 있다면 무슨 짓인들 못하랴 싶다.

몇 년 전부터는 목 흉터를 피하기 위해 내시경이나 로봇 수술이 유행하고 있다. 필자는 내시경이나 로봇 수술은 문 걸어 잠가 놓고 대청소하는 것이고 전통적 절개법은 문을 활짝 열어 놓고 대청소하는 것에 비유한다. 내시경 수술은 아주 초기 암이 아니면 수술시야의 사각지대 때문에 권유되는 수술법이 아니다. 로봇 수술은 내시경의 단점을 보완할 수 있어서 암 수술에 좀 더 유리하지만 역시 초기 암에 제한적으로 이용된다(로봇 수술은 비용도 만만치 않다).

생명을 걸고 하는 의료행위에 어느 한 개인의 경험과 생각만으로 환자에게 함부로 시행해서는 절대로 안 된다. 모든 의료행위는 수많은 경험과 과학적 연구 결과의 타당성이 입증된 증거에 기초한 치료 또는 수술을 해야 한다.

미국이나 오스트레일리아 같은 선진국에서는 새로운 시술법이 연구되어 환자에게 적용되려면 관련 학회에 발표하여 인정받고 국가기관의 검증 절차를 여러 단계 통과해야만 한다. 그렇게 통과하더라도 최종단계로 소속 병원 위원회의 허락을 받아야 한다. 그만큼 사람 생명이 소중하다는 얘기다. 한 번뿐인 생명을 어떻게 함부로 할 수 있겠는가? 그렇다면 우리나라는 어떤가? 튀기 위해, 환자들의 환심을 사기 위해 암 치료의 원칙을 무시한 의료 행위를 하고 있지는 않은지…….

한창 피어나는 예쁘고 보석 같은 우리 딸들이 수술 흉터를 피하기 위해 수술을 아예 받지 않고 사이비 치료에 시간과 비용을 탕진하지 않은지, 치료를 받는다 하더라도 암 치료의 원칙이 무시되는 치료를 받지 않는지를 꼭 따져 봐야 할 것이다.

대부분의 암환자들은 의료진으로부터 병의 진행 정도에 따라서 현재 상황에서는 치료방법으로 수술 밖에 없다는 설명을 듣게 된다. 이때부터 환자에게는

폭풍처럼 고민이 밀려온다. 수술을 정말 받아야 되나, 다른 방법은 없을까, 수술 안 받으면 어떻게 될까 등. 수술받으려면 어떤 의사, 어떤 병원에서 받아야 할까. 머리에 쥐가 날 정도의 오만가지 생각으로 날밤을 샌다. 이상하게도 암환자가 되면 의학박사 뺨치는 사람들이 주변에 많이 등장한다. 만나는 사람마다 한마디씩 거든다.

현재까지 가장 효과적인 갑상선암 치료는 일부의 초기 중의 초기 암을 제외하고는 갑상선과 그 주위의 림프샘을 넓게 청소해 내고 수술 후 보조치료를 적절히 추가하는 것이다. 이것이 원칙이다. 수술 흉터를 피하기 위해 이 원칙을 홀대하면 나중에 환자에게 고통이 찾아온다. 인생에서 고통 없는 성공이 어디 있었던가?

"수술 말고 다른 치료방법은 없나요?"
"안타깝게도 암 치료에서 달콤하고 기분 좋은 치료법이 아직은 없습니다."

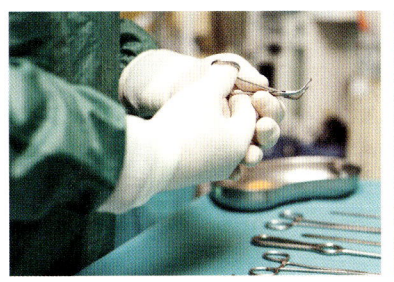
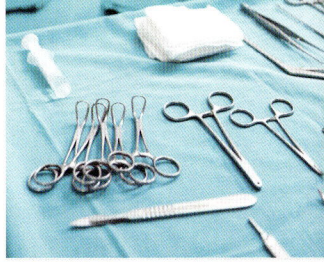

갑상선암에 대한 궁금증

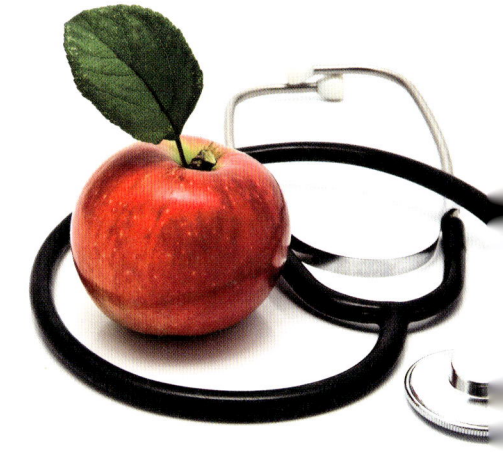

Q 갑상선은 우리 몸 어디에 있고 하는 일은 무엇인가?

A 갑상선은 애덤스 애플이라고 하는 목 전면에 불룩하게 튀어 나온 후두 바로 아래의 기도 전면에 있는 것으로 커다란 나비가 붙어 있는 것처럼 보인다. 가운데는 협부라고 해서 나비의 몸통에 해당된다. 무게는 약 15~20g 정도이다.

갑상선은 갑상선호르몬을 생산하여 우리 몸의 신진대사가 원활하게 돌아가도록 하는 역할을 한다. 신진대사란 우리 몸의 성장과 생존을 위해 섭취한 영양분을 이용해 에너지를 생산하고 대사 후 필요 없는 물질을 내 보내는 것으로 갑상선호르몬은 모든 장기의 기능이 제대로 발휘하도록 도와주는 일을 하고 있다. 호르몬이 너무 많이 생산되면 기능항진이란 병이 되고 적게 나오면 기능저하가 된다. 태아와 신생아에게서는 뇌와 뼈의 발육에도 관여한다.

Q 갑상선에는 어떤 질병이 있나?

A 크게 나누어서 ①기능 이상, ②혹(결절), ③갑상상선염, ④선천성 기형이 있다. 기능 이상에는 갑상선기능항진증과 저하증이 있고 혹에는 양성 혹과 악성 혹이 있다. 악성 혹을 다른 말로 암이라고 한다.

갑상선염에는 급성 화농성갑상선염(세균), 아급성 갑상선염, 출산 후 무통성 갑상선염, 하시모토갑상선염, 섬유성갑상선염 등이 있고, 선천성 기형은 갑상선이 생기지 않은 것, 한쪽 갑상선엽만 생긴 것, 위치에 이상이 생긴 것(설 갑상선), 갑상설관 낭종 등이 있다.

Q 갑상선에 혹(결절)이 생기면 나중에 꼭 암으로 변하나?

A 그렇지 않다. 갑상선 결절은 눈에 보이거나 만져지는 것만 따져도 전체 인구의 5%에서 볼 수 있고 초음파에서만 보이는 작은 결절까지 따지면 전체 인구의 50%까지 보이는 흔한 질병이다. 그러나 암은 전체 결절의 5% 정도 밖에 안 된다. 결절이 있으면 이것이 나중에 암으로 변하지 않을까 걱정하는데 원칙적으로 양성 결절이 암으로 변하지는 않는다.

그러나 양성 여포종양이나 휘틀세포종양은 나중에 암으로 변할 가능성이 있다. 세침 세포검사에서 여포종양 의심이라고 나오면 이미 30% 정도는 여포암으로 진행되어 있다. 따라서 여포종양이라고 진단되면 수술을 해야 한다. 종양이 암으로 변하기 전에 수술하면 완치된다.

Q 세포검사에서 양성 결절이라고 진단 받았다. 안심해도 되는가?

A 일단 암이 아닌 것이 확실하다면 수술할 필요는 없다. 그러나 결절의 크기가 커서 미용적인 문제가 있거나 기도나 식도를 눌러 불편하다든지, 암과 감별이 잘 안된다든지, 환자가 결절 때문에 불안해하면 수술을 고려해야 한다. 양성 결절이 있는 사람은 나중에 암이 생길 확률이 그렇지 않은 사람보다 높으므로 매년 재검사를 해야 한다. 또한 양성 결절이 암과 같이 공존할 수 있는 가능성이 10~15%나 되므로 추적검사할 때는 이를 유념해야 한다.

Q 양성 결절로 진단 받았다. 고주파 치료는 어떤가?

A 고주파 치료는 초음파 영상을 보면서 지름 1㎜ 정도의 가는 바늘을 결절 안에 넣고 그 바늘을 통해 고주파 전류를 보내 결절을 태워 없애는 치료법이다. 양성 결절에서 시도해 볼 수 있다. 작은 결절은 없어지는 효과가 있으나 큰 것은 한 번 치료로는 안 되고 여러 번 반복 치료해야 한다. 반복하면 작아지기는 하나 완벽하게 없어지기는 어렵다.

Q 갑상선암에서는 고주파 치료를 하면 안 되나?

A 절대로 안 된다. 암은 암 덩어리를 제거했다고 다 없어진 것으로 보지 않기 때문이다. 암 덩어리 주위 갑상선 조직에 이미 암세포가 눈에 보이지는 않지만 퍼져 있고 갑상선 주위 림프샘, 중앙경부 림프샘, 옆목 림프샘 등으로 퍼져 있기 때문에 암 치료를 할 때는 갑상선 조직 전부와 주위 림프샘을 같이 제거해야 한다. 아주 드물게 과거에 수술받고 방사성 요오드치료도 받았지만 추적 중에 딱 한군데만 재발되고 다른 부위는 깨끗한 것으로 확인되면 고주파 치료를 시도해 볼 수는 있다. 하지만 재발한 부위가 신경 근처에 있는 경우에는 신경마비가 올 수 있으므로 고주파 치료를 할 수 없다.

Q 갑상선암으로 반절제 수술을 받았다. 수술 후 신지로이드를 복용을 해야 한다는 말도 있고 복용할 필요가 없다는 말도 있는데 어떻게 해야 하나?

A 실제로 이 문제 때문에 많은 환자들이 헷갈려 하고 있다. 의사들 중에서도 반절제술을 하면 약을 먹지 않아도 된다고 생각하는 의사도 있다. 이런 얘기가 나오는 것은 약을 먹으나 안 먹으나 재발률이나 사망률에서 차이가 없는 것처럼

보이기 때문이다. 단기간 추적검사 결과에서는 그렇다. 그러나 10년, 20년, 30년 장기 추적결과를 보면 약을 먹는 것이 성적이 더 좋다. 이론적으로도 약을 먹는 것이 정답이다.

갑상선 암세포에는 TSH수용체라는 것이 있는데 이 수용체는 TSH 수치가 높아지면 TSH와 수용체가 결합해서 조금이라도 미세한 암세포가 남아 있으면 암세포가 커져 재발이라는 형태로 나타난다. 수술 후 재발을 억제하기 위해서는 TSH 수치가 올라가는 것을 막아야 한다. 갑상선 전절제를 하면 갑상선호르몬이 나오는 곳이 없어지니까 당연히 갑상선호르몬(신지로이드)을 보충해야 한다. 보충할 때 TSH 수치가 하한치를 유지하도록 해야 재발을 억제할 수 있다. TSH는 갑상선호르몬이 적어지면 수치가 올라가므로 정상적인 요구량 보다 약간 더 많이 복용하게 한다.

그런데 반절제를 했을 때 TSH 수치를 측정해보면 극히 일부를 제외하고는 정상수치를 유지하거나 정상보다 높게 측정된다. 갑상선기능저하증까지 가지 않더라도 계속해서 높은 TSH상태를 유지하므로 미세하게 남은 암세포를 자극하여 재발을 일으킬 가능성이 높아지는 것이다. 갑상선 반절제를 하게 되면 눈에 보이지는 않지만 남겨둔 나머지 갑상선 조직과 림프샘에 잔류 암세포가 있을 가능성이 전절제를 했을 때보다 더 높다. 또 방사성 요오드치료를 받지 않으므로 재발할 가능성이 더 높다. 따라서 반절제를 한 사람일수록 신지로이드를 복용해서 TSH 수치를 낮춰 재발의 소지를 최소화시켜야 한다.

이런 이유로 미국 갑상선학회나 대한 갑상선학회의 공식 입장은 반절제를 받은 환자라도 신지로이드를 평생 복용해야 한다고 권고하고 있다. 건강을 위해서 하루 한 번씩 비타민 복용한다고 생각하면 되지 않겠는가.

Q 건강 검진을 하다가 우연히 0.8cm 갑상선 유두암이 발견되었다. 병원에서는 몸의 다른 곳에 전이가 있는지 PET-CT를 찍어 보자고 한다. 꼭 찍어야 하나?

A 암이 많이 진행되어 원격전이가 의심되는 환자는 찍어 볼 수 있다. 그러나 대부분의 유두암은 분화암이므로 실제로 암이라고 하더라도 PET-CT에는 잘 안 나올 가능성이 높다. PET은 암세포의 증식이 빨라 포도당 대사율이 높은 암세포에서 진단율이 높고 분화암처럼 포도당 대사율이 낮은 암세포에서는 진단율이 낮다. PET-CT는 갑상선 전절제수술 후 재발을 의심하게 하는 티로글로불린 수치는 올라가는데 요오드 전신스캔에는 재발부위가 보이지 않을 때 재발부위를 찾는데 유리할 수 있다. 일반적으로 PET-CT에 양성으로 나오면 방사성 요오드치료에 반응이 좋지 않고 예후가 나쁘다.

Q 갑상선 유두암 수술을 받고 추적 관찰 중에 갑상선이 있었던 갑상선 바탕(thyroid bed)에 0.5cm짜리 재발이 의심되는 혹이 발견되었다. 당장 수술받으라는데 꼭 수술을 해야 하나?

A 설령 0.5cm짜리 혹이 재발이라 하더라도 급히 서둘러 수술받을 필요는 없다. 미국 갑상선학회는 0.5~0.8cm짜리 혹이 갑상선 바탕이나 측경부 림프샘 부위에 보이더라도 즉시 재검사를 하거나 재수술을 서둘지 말고 일단 지켜볼 것을 권유한다.

이런 작은 재발이 환자의 생존에 악영향을 미치는 경우는 적다. 공연히 재수술 하다가 성대신경이나 부갑상선에 손상을 입혀 부작용으로 환자가 더 고생을 하는 수가 있기 때문이다. 또 혹이 너무 작은 것은 재수술이 더 어려울 수가 있다. 6~12개월 간격으로 지켜보다가 확실히 자라는 속도가 빠르고 퍼지는 증거가 있을 때 치료를 해도 된다는 것이다. 크기의 변화가 없으면 계속 지켜봐도 된다.

Q 건강 검진을 하다가 0.4cm 갑상선 결절이 발견되었다. 초음파 영상으로 암이 의심된다고 한다. 세침흡입 세포검사를 하고 수술까지 받아야 하나?

A 미국이나 대한 갑상선학회는 0.5㎝ 이하의 작은 결절은 암이 의심스럽다 해도 그냥 지켜보다가 그 이상 커지면 세침검사와 같은 진단과정을 밟을 것을 권고하고 있다. 단, 예외가 있다. 암이 의심되는 결절이 기도, 식도, 갑상선 피막, 성대신경 근처에 있으면 세침검사해서 암으로 확진되면 수술을 해야 한다. 결절이 있고 주위의 림프샘 전이가 의심될 때에도 적극적인 진단과 치료 과정을 밟아야 한다.

Q 임신 4개월인데 갑상선암이 발견되었다. 바로 수술받아야 하나?

A 나이가 젊다면 갑상선암이라고 해도 진행이 느리고 예후도 좋다. 대부분은 출산 후에 수술받아도 상관없다. 그래도 임신기간 중에 2~3개월 간격으로 암이 퍼지는 속도를 알기 위해 초음파검사를 받는 것이 좋다. 드물게 나타나지만 만약 퍼지는 속도가 빠르면 임신 중기에 수술받도록 한다.

Q 갑상선암 수술 후 신지로이드는 하루 중 언제 복용하는 것이 좋은가?

A 신지로이드는 아침에 기상하자마자 빈속에 물과 같이 복용하는 것이 가장 흡수가 잘된다. 약을 복용할 때 다른 약이나 우유, 주스 등과 함께 복용하면 흡수가 잘 안 된다. 또한 약복용 후 30분~1시간 내에 다른 약이나 음식을 먹어도 신지로이드 흡수에 장해가 일어날 수 있으므로 유의해야 한다.

Q 갑상선암 치료 후 임신은 언제부터 가능한가?

A 방사성 요오드치료를 받지 않으면 수술 후 언제라도 가능하다. 만약 방사성 요오드치료를 받았다면 마지막 방사성 요오드 복용 후 1년 후가 안전하다. 그러나 6개월 후도 괜찮다는 이론도 있다. 그 이전에 임신이 되면 유산 확률이 높으며 남성도 방사성 요오드치료를 받았다면 6개월 이후가 안전하다.

Q 갑상선암 수술 후에는 김, 미역, 다시마 등 요오드가 들어 있는 음식을 먹으면 안 된다고 하는데?

A 터무니없는 생각이다. 얼마든지 먹어도 된다. 단, 방사성 요오드치료가 예정되어 있다면 요오드치료 전 2주간만 요오드제한 식이를 하면 된다.

Q 갑상선 유두암이라고 진단을 받았다. 다른 갑상선암과 어떤 다른 특징이 있나?

A 전반적으로 유두암은 치료효과가 좋은 거북이암이라고 보면 된다. 유두암의 특징을 보면,

- 여성이 남성보다 4~5배 많다.
- 퍼지는 속도가 느리다.
- 초기부터 림프샘 전이율이 높다.
- 림프샘 전이가 있어도 사망과 직결되지 않는다.
- 나이가 어릴수록 림프샘 전이율은 높으나 예후는 좋다.
- 재발해도 다시 고칠 확률이 높다.
- 고치지 않고 오래 두면 분화가 나쁜 암으로 변할 수도 있다.

Q 남성의 갑상선암은 여성보다 예후가 나쁘다는데, 정말인가?

A 대체로 맞는 말이다. 왜 더 나쁜지 확실한 이유는 아직 밝혀지지 않았다. 그러나 몇 가지 이유를 유추해 볼 수는 있다. 가장 큰 이유는 늦게 발견된다는 점이다. 그리고 암의 진행속도가 여성보다 빨리 퍼지는 성향이 있다. 그러나 남성도 조기 발견되어 치료하면 여성과 동일한 치료결과를 얻을 수 있다. 늦게 발견되는 이유를 정리하면 다음과 같다.

- 직장일로 바쁘거나 자신의 병에 둔감해 병원을 늦게 찾는다.
- 병을 숨기는 경향이 있다.
- 후두가 크고 목 근육이 발달되어 결절이 있어도 발견이 늦다.
- 근육이 크고 두꺼워 수술시야가 좁고 깊어 수술이 어렵다.

Q 갑상선 수술 방법은 어떤 것이 있나?

A 세 가지로 정리할 수 있다. 절개법, 내시경법, 로봇 수술이 그것이다.

절개법은 목 전면 아래 쪽 주름을 따라 절개를 해서 갑상선으로 도달하면 암을 포함한 갑상선과 그 주위에 있는 림프샘을 함께 떼어 내는 것이다. 암까지 접근하는데 가장 짧은 거리이고 직접 보고 만지면서 하기 때문에 암 수술로서 가장 적합하다. 단점은 목에 수술 자국이 남는다는 것이다.

내시경법은 겨드랑이나 양쪽 젖꼭지에서 갑상선까지 터널을 만든 후 내시경 기계로 하기 때문에 수술이 다소 복잡하고 시간이 오래 걸린다. 내시경은 수술시야에 사각지대가 있어 림프샘 청소가 철저히 잘 안될 수도 있다. 따라서 아주 초기 암 외에는 권유되지 않는 수술법이다.

로봇 수술도 내시경과 같은 원리이나 로봇 손의 움직임 각도가 내시경보다는 월등하기 때문에 수술이 용이하다. 그러나 로봇 손은 촉감이 없기 때문에 수술을 할 때 곤란을 겪을 수 있다. 따라서 경험 많은 수술자에 의해서 시행되어야 한다. 수술비용이 너무 비싸다는 단점도 있다.

Q 갑상선암 수술 후에 생길 수 있는 수술 합병증은 어떤 것이 있나?

A 합병증이 없는 수술이면 얼마나 좋겠나. 갑상선은 우리 몸에서 혈액순환이 부신 다음으로 많은 장기다. 그리고 목소리를 관장하는 성대신경이 갑상선 바로 뒷면에 붙어있고 혈액 속 칼슘을 일정하게 유지하게 하는 부갑상선도 뒷면에 붙어 있다.

부갑상선의 혈액 공급은 갑상선에 기생해서 받는다. 따라서 갑상선 수술 후에는 출혈이 있을 수가 있다. 수술 후 기침을 하다가, 또는 목에 힘을 쓰다가 실핏줄이 터지는 경우도 있다. 보통 수술 후 24시간 내에 이런 일이 일어난다. 성대신경은 갑상선 수술 전문가라면 기술적으로 살릴 수 있으나 암이 많이 진행되거나 암이 성대신경을 싸고 있거나 붙어 있으면 수술 후에 목소리가 변할 수도 있다. 대개 6개월 내에 회복되지 않으면 성대 성형술로 호전시킬 수 있다.

갑상선을 양쪽 다 떼고 나면 부갑상선의 혈액순환이 나빠져 부갑상선기능저하증-저칼슘혈증이 생겨 손발이 저리거나 쥐가 나서 곤란을 겪을 수 있지만 칼슘과 비타민D를 복용하면 호전된다. 상기한 세 가지 수술합병증은 갑상선 수술만 전문으로 하는 병원에서도 1~2%씩 생긴다. 물론 암이 진행되어 수술 부위가 커질수록 이런 가능성은 높아진다.

Q 갑상선암으로 반절제 수술을 받았다. 그런데 수술 후 현미경 검사에서 림프샘 전이가 두 개나 발견되어 남은 갑상선을 제거하라고 한다. 꼭 2차 수술을 받아야 하나?

A 완벽하게 치료한다는 점에서 남은 갑상선을 다 떼어내고 방사성 요오드치료를 받는 것이 좋다. 그러나 이런 경우 모두 재발하는 것은 아니므로 지켜보다가 재발이 확인되면 그때 수술받아도 된다. 최근에는 2㎜ 이하의 미세전이는 의미가 없다는 연구논문들이 많이 나오고 있다. 마찬가지로 육안으로 보이지 않는 현미경적인 피막침범도 의미가 없다. 즉, 이것 때문에 재수술을 할 필요는 없다는 말이다.

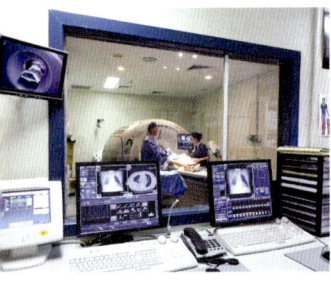
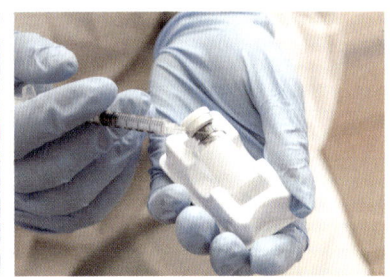

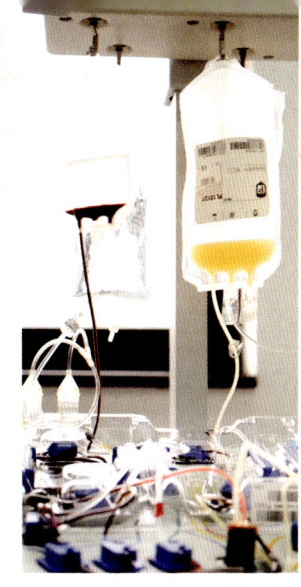
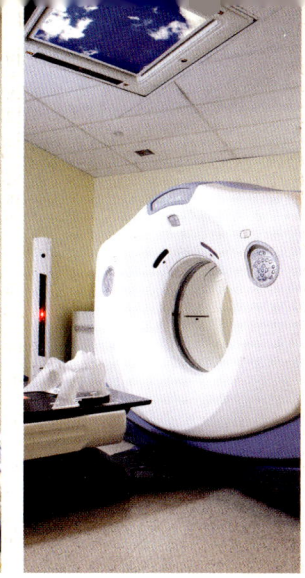
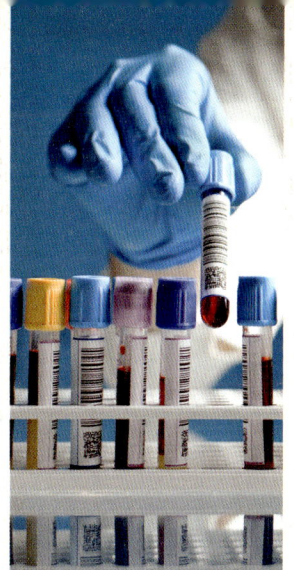

· PART 2 ·

갑상선암 수술 후 방사성 요오드치료를 하다

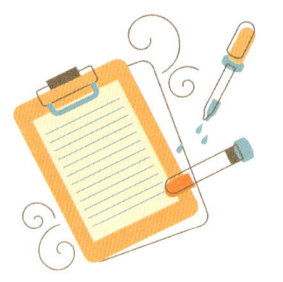

방사성 요오드치료란?

방사성 요오드치료는 갑상선기능항진증이나 갑상선 종양의 수술 후에 시행하는 치료방법 중 하나로 2011년 입원치료 15,711건, 외래치료 13,396건 등 한 해 동안 약 3만 명의 환자에게 시행하고 있는 치료이다. 진단목적을 위한 스캔까지 포함한다면 검사 건수는 그 이상을 상회할 것이며 전문의와 상의 후 투약하면 안전성 여부나 부작용 등에 대해 염려하지 않아도 된다.

방사성 요오드란?

갑상선은 음식물에 포함되어 있는 요오드성분을 선택적으로 흡수하여 갑상선호르몬을 만드는데 재료로 사용한다. 방사성 요오드란 방사선을 발생하는 요오드로 화학적 특성은 음식을 통해 섭취하는 요오드와 다르지 않다. 방사성 요오드를 복용하면 위장에서 흡수되어 정상 갑상선 조직 혹은 분화 갑상선암 조직에 선택적으로 흡수된 뒤 흡수된 부위에만 고농도로 농축되며 방사선을 방출하여 조직의 파괴를 일으킨다.

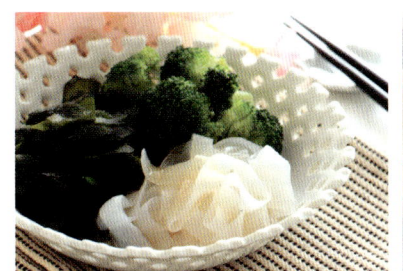
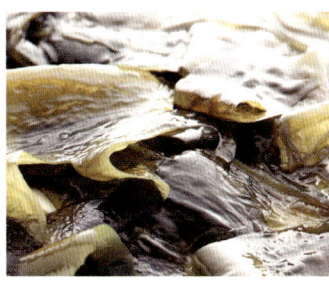

방사성 요오드치료를 시행하는 목적

요오드는 김, 다시마, 미역 등 해조류에 많은 성분으로서 우리 몸에서는 갑상선호르몬을 만드는데 이용된다. 이 요오드와 성질이 같은 방사성 요오드를 우리 몸에 투여하면 갑상선과 암 조직에 모이게 된다. 여기에서 나오는 방사선이 수술시행 후 남아있을 수 있는 갑상선 조직 및 갑상선 분화암 조직을 선택적으로 파괴함으로써 암 재발의 위험성을 낮출 수 있다.

또한 수술 후에는 재발 확인을 위해 티로글로불린을 측정하게 되는데 방사성 요오드치료를 시행하면 혈중 티로글로불린을 예측하는데 매우 민감한 지표로 사용할 수가 있다. 더불어 수술 전에 발견되지 않았던 암의 전이병소를 발견하고 치료하는데 도움이 된다.

방사성 요오드치료는 분화도가 좋아 정상 갑상선 조직과 유사한 성격을 갖는 갑상선 유두암이나 여포암에서는 유용하게 사용할 수 있으나 분화도가 나쁜 역형성암이나 갑상선 수질암의 경우에는 효과가 제한적이다.

방사성 요오드치료는 비교적 적은 용량을 이용하여 갑상선기능항진증의 치료에 사용되기도 한다.

방사성 요오드치료의 안전성

방사성 요오드는 1941년부터 약 70여 년 동안 여러 가지 갑상선 질환의 진단 및 치료에 세계적으로 널리 사용되어 왔다. 지금까지의 많은 연구를 통해 방사선 피해, 즉 갑상선암, 백혈병 등 각종 암의 발생이나 생식기관의 이상 및 유전적 이상을 가져오지 않는다는 것이 널리 알려져 있다. 임신과 수유 중인 경우를 제외하고는 거의 모든 환자에서 안전하게 사용할 수 있다.

요오드치료는 일반적인 항암치료에서 많은 환자들이 염려하는 탈모 등의 부작용도 없다. 체내흡수 시 거의 대부분이 갑상선 조직에 선택적으로 섭취되므로 일반적인 치료용량에서 치료할 때 다른 장기에 미치는 영향은 매우 적다. 따라서 통상적으로 사용하는 용량에서는 안전한 치료방법이라고 할 수 있다.

방사성 요오드치료의 부작용

방사성 요오드치료 효과를 극대화하기 위해서는 갑상선자극호르몬 수치를 상승시키는 것이 필요한데, 갑상선호르몬을 일정기간 중단하거나 합성갑상선자극호르몬(rhTSH) 주사를 사용하는 방법 중 한 가지를 선택하게 된다.

갑상선호르몬을 중단하는 방법을 선택할 경우 갑상선기능저하증이 발생하기 때문에 피곤, 부종, 소화불량 등의 증상이 발생할 수 있으나 방사성 요오드치료 후 갑상선호르몬을 다시 투여하면 3~4주 후 증상은 사라진다.

방사성 요오드를 투여하면 대부분이 선택적으로 갑상선 조직 및 갑상선 분화암 세포에 섭취되지만 일부는 침샘, 눈물샘, 위점막, 간 등에도 소량 섭취되어 이들 조직에 영향을 미치므로 침샘의 부종 및 통증, 미각변화, 위염, 피로 등이 발생할 수도 있다. 그러나 증상이 경미하고 일시적이어서 이에 대한 추가적인 치료가 필요한 경우는 많지 않다.

방사성 요오드치료의 금기사항

절대적인 금기사항으로는 임신 중이거나 수유 중인 환자이다.

상대적인 금기사항으로는 폐전이가 심한 환자에서 폐기능이 심하게 저하되어 있는 경우나 골수기능저하가 예상되거나 침샘기능의 심한 저하가 있는 경우 등이 있다. 상대적 금기증의 경우 반드시 방사성 요오드치료가 필요하다면 전문의의 처방에 따라 투여용량을 조절하거나 보호약물을 같이 투여하는 방법 등으로 시행이 가능하다.

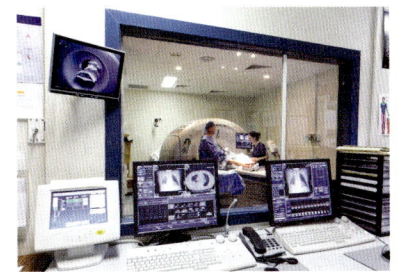
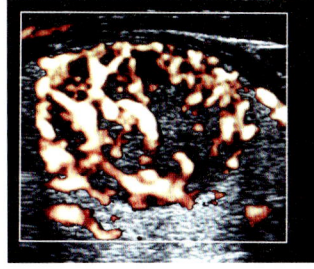

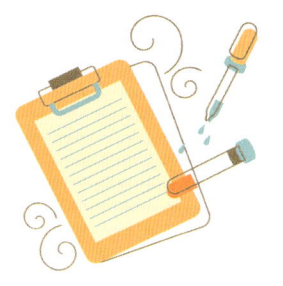

왜 방사성 요오드치료를 해야 하나?

방사성 요오드의 치료효과를 높이기 위해서는 두 가지를 준비해야 한다. 첫째는 혈액 내의 갑상선자극호르몬 수치를 높이는 것이며, 둘째는 저요오드 식이를 통하여 몸속의 요오드를 최대한 적은 상태로 유지하는 것이다.

혈액 내 갑상선자극호르몬 수치를 높이기 위한 준비사항

갑상선자극호르몬 수치를 높이는 방법은 두 가지가 있는데, 하나는 복용하던 갑상선호르몬제를 일정기간 중단하는 방법이며, 다른 방법은 합성갑상선자극호르몬(rhTSH)를 주사하는 방법이 있다. 두 가지 방법은 모두 잔존 갑상선 조직의 파괴 효과와 방사성 요오드 촬영을 통한 재발 진단 측면에서는 차이가 없는 것으로 알려져 있다.

갑상선호르몬제 중단법

갑상선호르몬제의 복용을 중단하여 갑상선자극호르몬 수치를 높이는 방법으로 비용이 들지 않는 장점이 있으나, 갑상선호르몬

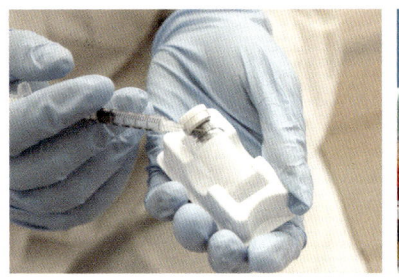
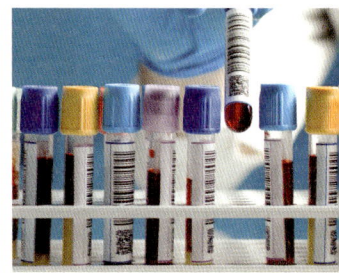

제 중단기간 및 다시 복용을 시작한 후 3~4주까지 많은 환자들이 다양한 정도의 '갑상선기능저하증' 증상을 경험하게 되는 부작용이 있다. 따라서 갑상선호르몬제 중단기간에는 심한 운동은 피하고 안정을 취하는 것이 좋다.

▶ 방법

① 갑상선호르몬제(신지로이드/신지록신/콤지로이드)를 방사성 요오드치료 시작일 4주 전부터 중단하고 테트로닌으로 변경한 뒤 마지막 2주간은 테트로닌도 중단한다.

② 갑상선호르몬제(신지로이드/신지록신/콤지로이드)를 방사성 요오드치료 시작일 3~4주 전부터 중단한다.

갑상선기능저하증의 증상

아래와 같은 증상이 개인에 따라 다양하게 나타날 수 있다.

- 몸이 무거우며 체중이 증가한다.
- 몸이 쉽게 피곤해지고 지친다.
- 근육이 뻣뻣해지고 가끔 통증을 느낀다.
- 추위를 많이 느낀다.

- 눈꺼풀과 손발이 붓는다.
- 피부가 거칠어지고 건조해지며 머리카락이 쉽게 부서진다.
- 졸리며 집중력이 감소한다.
- 소화가 잘 되지 않으며 심한 경우 구역질이나 변비가 생긴다.
- 우울한 기분이 되거나 감정의 기복이 심해진다.
- 성욕이 감퇴하고 생리주기가 불규칙해지고 양이 증가한다.
- 두통이 생긴다.
- 목이 쉬거나 목소리가 잠긴다.

이러한 증상들은 치료가 끝난 후 갑상선호르몬제를 다시 복용하면 3~4주 후에 사라지나 일부 환자에서는 4주 이상 지속되기도 한다.

합성갑상선자극호르몬(rhTSH) 주사법

합성갑상선자극호르몬(rhTSH) 주사를 맞아 갑상선자극호르몬 수치를 올리는 방법이다. 가격이 비싸고 현재 우리나라에서 의료보험 혜택이 되지 않는 단점이 있으나, 갑상선호르몬제를 계속 복용할 수 있어 갑상선호르몬제 중단법과는 달리 갑상선기능저하증을 겪지 않는 큰 장점이 있다.

또한 방사성 요오드의 배출시간이 빨라 일상생활로 복귀가 빠르다는 장점도 있다.

▶ **방법**
① 방사성 요오드치료 48시간 전과 24시간 전에 두 번 근육주사를 맞는다.
② 복용하던 갑상선호르몬제는 계속 복용한다(갑상선호르몬제에도 요오드가

포함되어 있으므로 요오드 섭취 제한을 목적으로 방사성 요오드 투여 전후로 4~5일간 중단하기도 한다).

요오드 섭취 제한(저요오드 식이) 및 요오드 관련 주의사항

체내에 축적된 요오드는 방사성 요오드치료 시 복용한 동위원소가 미세하게 남은 갑상선에 흡착되어 파괴하는 것을 방해한다. 따라서 요오드 섭취를 제한함으로써 방사성 요오드 투여 시 흡수를 증가시키기 위하여 치료를 시작하기 전 1~2주전부터 요오드 제한식이를 해야 한다. 요오드 제한식이는 갑상선호르몬을 중단하거나 합성갑상선자극호르몬(rhTSH)을 주사하는 경우 모두에 적용된다.

다음의 약에는 요오드가 포함되어 있으므로 복용한 경우 2주간 방사선 치료 기간에는 제한해야 한다.

① 요오드가 함유되었을 가능성이 높은 약제(한약, 종합영양제, 기침약 시럽)나 건강식품, 병원에서 처방되지 않은 약물은 제한하는 것이 좋다.
② 요오드 제제(요오드가 포함된 구강세정제, 질세정제, 베타딘드레싱 등)는 요오드 제한을 하는 동안에는 사용해서는 안 된다.

또한 방사선영상검사 촬영을 할 때 조영제를 사용해야 하는 검사는 2~3개월 정도 피하는 것이 좋으므로 이 기간에 검사를 받아야 한다면 주치의나 핵의학과 전문의에게 상담을 하는 것이 필요하다.

기타 주의사항 혹은 확인해야 할 사항들

우선, 가임 여성의 경우 임신하지 않도록 해야 한다. 가임 여성의 경우 (초경이후부터 폐경 후 2년까지의 여성) 방사성 요오드 투여 전 반드시 임신여부를 확인하게 되는데, 만약 임신이 의심된다면 치료를 연기해야 한다. 방사성 요오드 투여 후 최소 6개월간은 피임을 해야 한다.

수유 중인 여성이라면 방사성 요오드치료 2~3개월 전부터(최소 6주)는 수유를 중단해야 한다. 방사성 요오드치료 후에는 모유를 통해 방사성 요오드가 아기에게 섭취될 수 있기 때문에 어떠한 경우라도 수유를 해서는 안 된다. 하지만 치료가 끝난 후 다음 임신부터는 분만 후에 수유하여도 무방하다.

남성의 경우 방사성 요오드치료 후 3개월 이후에 임신을 계획하는 것을 권장한다.

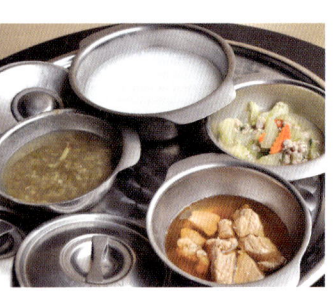
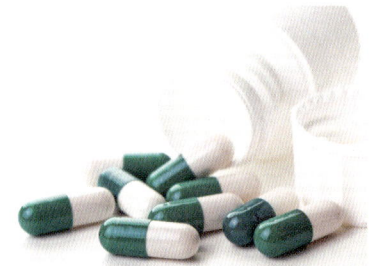

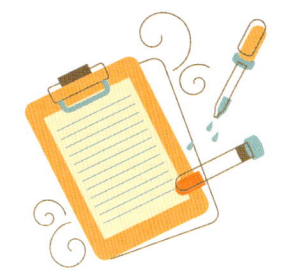

방사성 요오드치료, 어떻게 준비하나?

방사성 요오드치료 전 준비사항

 예정된 방사성 요오드의 투여용량이 30mCi를 넘게 되면 용량에 따라 1~3일 동안 입원을 해야 하며 그 이하의 용량은 복용 후 바로 귀가가 가능하다.

저용량 투여 시 준비사항 및 과정

① 저용량(30mCi 이하)의 방사성 요오드는 복용하기 4시간 전부터 금식을 해야 한다.
② 병원 내의 핵의학과에서 동위원소캡슐 또는 수액을 물과 함께 복용하고 그 이후 바로 귀가하면 된다.
③ 동위원소 약물을 섭취 후 2시간 동안은 음식과 음료의 섭취를 할 수 없다. 이후부터는 정상적인 음식섭취가 가능하며 가능한 수분섭취를 많이 해서 소변을 자주 보는 것이 좋다.
④ 방사성 요오드를 투여한 날부터 수일간은 침샘에 대한 피해를 막기 위해서 껌이나 사탕 등을 복용하여 침분비를 늘려주는 것이 좋다.

⑤ 의료진의 설명에 따른 주의사항을 지키면서 의료진의 지시에 따라 갑상선호르몬제를 다시 복용한다.

고용량 투여 시 준비사항 및 과정

① 고용량(30mCi 초과)의 방사성 요오드 복용 시에는 타인에게 방사선 피폭을 일으킬 수 있으므로 입원이 필요하며 입원기간에는 면회를 허용하지 않는다. 식사반입을 포함한 의료진의 방문은 납으로 차폐된 시설을 통하게 되고 장기간의 대화와 방문 또한 허락되지 않는다.

② 방사성 요오드의 복용은 방사성 요오드가 들어있는 캡슐을 물과 함께 한 번 먹는 간단한 방법을 사용하고 복용 4시간 전부터 복용 후 2시간 동안은 음식과 음료를 섭취할 수 없다.

③ 방사성 요오드를 투여한 다음 날부터 수일간은 침샘에 대한 피해를 막기 위해서 껌이나 사탕 등을 복용하여 침분비를 늘려주는 것이 좋다.

④ 입원기간 동안 음료를 많이 복용하여 소변을 자주 보는 것이 필요하고 소변을 포함한 체액으로 방사선 피폭이 이루어질 수 있기 때문에 소변을 본 후에는 물을 반드시 내려야 한다.

⑤ 입원 시 필요한 세면도구를 포함하여 핸드폰, 노트북 등을 포함한 전자기기, 안경, 콘택트렌즈 등의 의료물품, 책, 옷 등을 가져와서 사용할 수 있으며 퇴원할 때 방사선 피폭에 대한 오염여부를 측정한 후 가지고 나가면 된다.

⑥ 퇴원할 때 환자의 몸에서 나오는 방사선을 측정하여 퇴원가능 여부를 판단하게 되고 만약 너무 많은 방사선이 검출될 때는 허용가능한 정도가 될 때까지 입원기간을 연장할 수 있다.

⑦ 퇴원 이후에는 의료진의 설명을 통한 주의사항을 지키고 의료진의 지시에 따라 갑상선호르몬제를 다시 복용해야 한다.

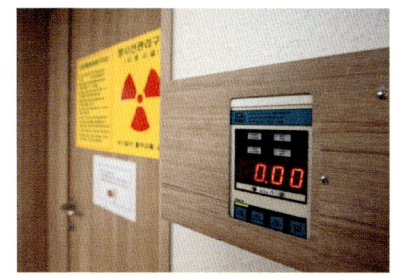 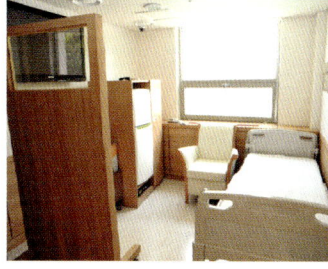

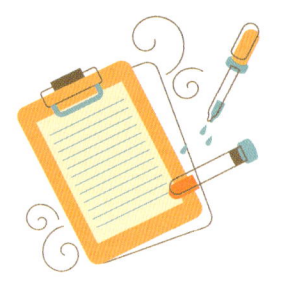

방사성 요오드치료 후 발생하는 부작용

방사선에 의한 부작용으로 급성과 만성이 있다. 복용한 방사성 요오드는 위장관에서 흡수되어 체내에 분포한 후 갑상선암세포에 섭취되어 치료효과를 나타내지만 섭취되지 않은 방사성 요오드는 주로 소변으로 빠르게 배출된다. 그 외 일부 방사성 요오드는 침, 땀, 대변 등으로 체외로 배출된다. 따라서 방사성 요오드의 체내 경로에 있는 장기들에 부작용이 발생할 수 있다.

   방사성 요오드 투여로 인한 일시적인 침샘의 부종, 피로, 오심, 구토, 미각변화, 위염 등이 발생할 수 있으나 경미하고 일시적인 경우가 대부분이다. 특히, 침샘의 경우 침이 많이 나오도록 수분섭취와 침샘분비 촉진이 중요하며 만성 침샘염이 되지 않도록 주의해야 한다. 방사성 요오드치료의 주의사항을 잘 이행하면 많은 경우에서 예방이 가능하다.

일과성 침샘염

방사성 요오드치료를 한 후에는 많은 양의 수분섭취가 필요하다. 방사성 요오드를 복용한 후 24시간 동안에는 3~4ℓ 정도의 물을 여러 번에 나누어 먹는 것이 좋으며 이후 7일간 충분히 수분섭

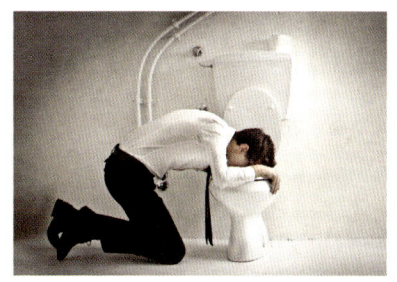 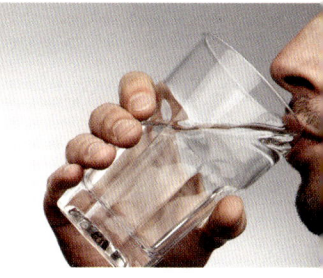

취를 하면서 소변으로 꾸준히 배출해야 한다. 그리고 레몬주스 등 신맛 나는 음식이나 비타민제 등을 조금씩 자주 섭취해 침샘분비를 촉진해 침이 많이 나올 수 있도록 해야 한다. 이때 음식을 오랫동안 씹거나 양치질을 자주 하는 것도 도움이 된다.

방사선 위염

방사성 요오드를 복용하면 약간의 메스꺼움이 있을 수 있는데 이때 일부러 토하는 것은 좋지 않다. 참기 힘들다면 의료진에게 알려 조치를 받아야 한다. 또한 복용한 방사성 요오드가 위장에 고루 분포하도록 많이 움직여야 한다. 입원을 하고 있더라도 병실 내에서 많이 걷거나 맨손체조를 하는 등 계속 움직이는 것이 필요하다.

소화불량, 몸살, 전신쇠약감, 전신부종 등

그 외 소화불량, 몸살, 전신쇠약감, 전신부종 등의 부작용을 들 수 있는데 이는 방사성 요오드치료 전의 처치로 유발한 갑상선기능저하로 인한 증상으로 치료가 끝난 후 갑상선호르몬제를 다시 복용하면 3~4주 후에는 호전된다.

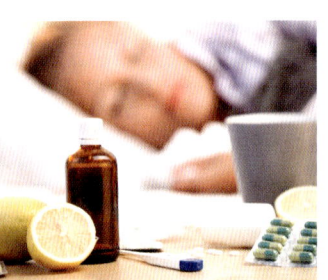
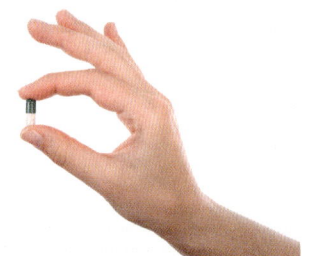

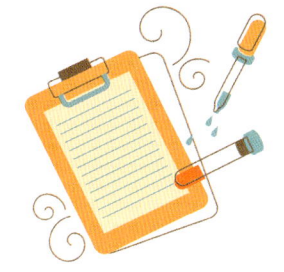

방사성 요오드치료 후 방사선 피폭 예방법

방사성 요오드 투여를 받은 환자의 몸에는 많지 않지만 투과방사선이 나오게 된다. 이때 방사선량은 미량이라 주변 사람들에게 나쁜 영향을 주지는 않지만 방사선 안전관리 측면에서 아래의 사항을 준수하는 것이 바람직하다.

주변 사람에게 방사선 피폭을 감소시키기 위한 행동요령

- 접촉거리 및 제한기간

주변 사람들의 방사선 피폭량은 환자가 투여받은 방사성 요오드의 양, 투여 후 어느 정도의 시간이 경과한 후에 접촉하는지, 얼마의 거리에서 얼마의 시간 동안 접촉했는지에 따라 결정된다.

이러한 요소들을 고려할 때 용량에 따라 수일 동안 약 2m 이상의 거리를 유지하는 것이 바람직하다. 하지만 현실적인 제약으로 이를 지키기 어려울 때에는 국제권고상의 제한치를 넘지 않도록 〈표1〉에서 제시된 기간은 최소한 지키는 것이 필요하다. 특히 임산부나 영유아 및 만 6~7세 미만의 소아가 주변에 있을 때 제한기간은 더 길어져야 한다. 단, 성인가족이나 간병인의 경우 짧은 시간 동안 (수분 이내) 1m 안으로 접근하는 것이 가능하다.

〈표1 – 방사성 요오드 투여량에 따른 환자와의 접촉거리와 최소 제한기간〉 단위: 일

	투여량 (mCi)			
	50	100	150	200
잠자리 제한기간 및 거리	날짜 수*			
성인과 1.8m 이상의 거리를 유지해야 하는 기간	1	1	2	4
낮 시간 동안의 제한기간 및 거리				
직장으로의 복귀 기간	1	1	1	1
임산부 및 소아와 1.8m 이상의 거리를 유지하는 기간	1	1	1	1
공공장소 방문을 피해야 하는 기간	1	1	1	1

*날짜 수: 투여시각을 기준으로 만 24시간이 경과하는 것을 1일로 산정.

– 치료 후 귀가(여행) 시 관리

방사성 요오드를 투여받은 환자들은 대부분 갑상선기능저하 상태이므로 운전을 하는 것이 바람직하지는 않지만 특별히 다른 장애가 없다면 운전을 할 수도 있다. 이런 상황에서는 환자가 충분한 수분을 섭취하여 방광 내의 방사성 요오드를 감소시킬 수 있다면 운전 거리나 시간의 제한은 없다.

만약 환자가 다른 사람과 차량에 같이 타는 경우에는 환자와의 접촉거리 및 기간제한이 적용된다. 특히 차량에 함께 있는 사람이 가족이라면 차량 내에서의 허용된 피폭은 집에서의 허용된 피폭기준을 적용하게 된다. 가급적 거리를 유지하는 것이 필요한데, 예를 들어 한 명이 운전석에 앉아있다면 다른 한 명은 조수석 뒤편에 앉는 것이 바람직하다. 대형차량을 이용하면 환자와의 거리를 좀 더 멀리할 수 있기 때문에 여행시간을 더 오래할 수 있다.

또한 환자는 차량을 이용하는 동안에도 자주 소변을 보는 것이 중요하며 이때

에도 개인 위생수칙을 준수하는 것이 필요하다. 치료 후 대중교통(버스, 기차, 비행기)을 이용한다면 투여량에 따른 허용시간은 〈표2〉와 같다.

〈표2 – 방사성 요오드 투여량에 따른 대중교통 이용 최대 허용시간〉 단위: 시간

대중교통 이용시간	투여량 (mCi)		
	100	150	200
	이용 허용시간		
투여 후 24시간 경과후	1.5	—	—
투여 후 48시간 경과후	3.8	2.5	—
투여 후 72시간 경과후	7.5	5.0	3.8
투여 후 96시간 경과후	15.0	10.0	7.5

– 가정에서의 생활

치료받은 환자는 자택에서도 수일 동안(투여일로부터 7일 정도) 혼자서 잠을 자거나 다른 사람과 같이 자는 동안에 적어도 약 2m 이상 거리를 두는 것이 바람직하다. 따라서 독립된 침실이나 수면공간을 사용하는 것이 가장 좋다. 하지만 가정환경의 특수성으로 이를 지키기 어려울 때에는 국제권고상의 제한치의 넘지 않도록 〈표1〉에서 제시된 기간은 최소한 지키는 것이 필요하다. 예를 들어 200mCi를 투여받은 경우에는 투여일로부터 4일간은 혼자 잠을 자거나 다른 사람과 약 2m 이상의 거리를 두고 자야 한다.

낮 시간 동안의 거리 제한기간은 다른 사람과 같이 수면을 할 때 제한기간보다는 짧지만 역시 수일 정도 다른 사람과 적어도 2m 이상의 거리는 두는 것이 바람직하다. 임산부나 만 6~7세 미만의 소아 등이 있다면 투여 후 5일간(입원했던 경우는 퇴원 후 3일간) 별도의 공간에서 생활하는 것이 이상적이며 그렇지 못

할 때는 같은 공간에서 생활하더라도 가급적 일체의 접촉을 하지 않는 것이 좋다. 하지만 가정환경의 특수성으로 이를 지키기 어려울 때에는 국제권고상의 제한치의 넘지 않도록 이들과 환자사이에 약 2m 이상의 거리를 만 24시간 유지할 수 있도록 해야 한다.

또한 퇴원 후 수일 동안(투여일로부터 7일 정도) 성관계와 키스 역시 삼가한다.

- 직장(학교) 복귀

직장이나 학교로 복귀하는데 있어서 환자와의 접촉거리와 기간제한은 지역사회에서와 동일하다. 약 2m 이상의 거리를 유지하고 임산부와 소아가 있는 경우 더욱 엄격히 지켜야 한다.

개인의 주의사항

방사성 요오드는 소변, 대변, 침, 땀 등 분비물을 통해서 몸 밖으로 배출된다. 방사선은 투과에 의한 것이 90% 정도로 여겨지고 몸 밖으로 배출되는 것으로 10% 이내로 영향이 적지만 철저한 개인위생관리를 통하여 환자 자신의 분비물로부터 방사성 요오드의 오염으로 인한 방사선 피폭을 막고 주변인 및 가족들에게도 방사성 요오드가 오염되는 것을 막아야 한다.

- 소변

소변은 방사성 요오드가 처음 배설되는 경로이며 투여 후 첫 48시간 동안에 최대로 많이 배설된다. 따라서 방사성 요오드치료를 받은 환자는 치료 후 24시간 동안 매시간 소변을 볼 수 있도록 3~4ℓ 정도의 충분한 수분섭취를 해야 하며, 방광과 그 주위 장기의 방사선 피폭을 감소시키기 위해 수일 동안 충분량의 수분섭취가 필요하다.

특히, 다음에 예시한 내용은 수일 동안 시행해야 한다.

① 방사성 요오드를 포함한 소변이 튀는 것을 방지하기 위해 앉아서 소변을 봐야 한다.

② 소변이 떨어져서 의복이 오염되는 것을 방지하기 위해 소변을 본 자리와 용기는 잘 닦아야 한다.

③ 어린아이나 애완동물이 변기에 접근할 가능성이 있다면 변기를 사용하고 나서 물을 두 번 내리는 것이 필요하다.

④ 변기 가장자리를 젖은 휴지로 닦으면 다른 사람에게도 달할 수 있는 방사능피폭의 근원을 제거할 수 있으므로 가족화장실이나 공공화장실을 사용할 때 잘 지켜야 한다.

⑤ 화장실을 사용한 후에는 반드시 손을 씻어야 한다.

- 대변

변비가 있다면 매일 배변을 할 수 있도록 장운동을 활성화하기 위해서 완화제를 사용할 수 있다. 배변 후 닦는 것과 화장실 이용수칙은 소변을 볼 때와 같다.

- 타액(침)

방사성 요오드 농축이 타액에 나타나는 것은 7일 정도이므로 이 기간에는 입맞춤은 삼간다. 또한 방사선 타액은 식기류, 음료, 칫솔, 싱크대, 베게, 전화기 등을 오염시킬 수 있어서 주의가 필요하다. 일회용 식기류를 사용하면 버릴 때 주의해야 하므로 씻을 수 있는 식기가 더 안전하다.

식사에 이용한 식기류, 유리제품, 접시 등은 일반주방세제를 사용하여 씻는 것으로 충분하며 다른 가족이 사용한 식기류와 구분하여 씻는 것이 바람직하다.

만약 전화기를 같이 사용한다면 환자가 사용 후 주의해서 닦거나 쉽게 제거할 수 있는 커버를 사용하는 것이 좋다. 이때에는 될 수 있으면 개인 휴대폰을 사용하는 것이 좋다.

- 피, 상처 조직 분비액 및 구토물

상처에서의 출혈, 코피, 생리혈 등에 남아있는 방사선은 아주 미량이지만 일회용 장갑을 써서 닦아내는 것이 바람직하다. 토사물이 생길 경우 변기에 씻어 내어 버리는 것이 바람직하며 예방적으로 구토방지제를 사용하는 것은 위장관 증상을 호전하는데 도움이 될 수 있다.

- 땀

땀에 포함되어 있는 방사선은 아주 미량이지만 오염을 통해서 가족이나 주변인들에게 전달될 수 있다. 치료 후 48시간 이내에 사용한 의복류, 수건이나 그와 유사한 도구들은 깨끗하게 씻어서 땀에 포함된 방사성 요오드를 제거해야 한다. 마찬가지로 잠옷에도 땀이나 분비물이 많이 묻어있기 때문에 다른 사람에게 접촉되기 전에 세탁하는 것이 바람직하다. 세탁을 할 때에는 일반세탁세제를 사용하면 되며, 다른 가족들의 옷과는 구별하여 세탁하는 것이 필요하다. 치료 후 일주일간은 찜질방이나 대중목욕탕 출입을 삼가는 것이 좋다.

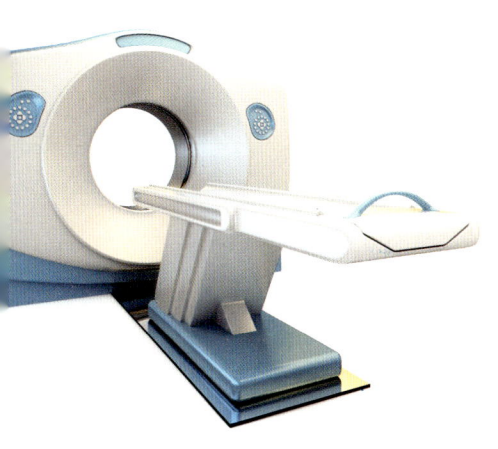

방사성 요오드치료에 대한 궁금증

Q 방사성 요오드치료 후 언제부터 임신이 가능한가?

A 가임기 여성에서는 방사성 요오드치료 6~12개월 후에 임신할 것을 권장한다. 남성의 경우에도 치료시행 후 적어도 3개월을 기다리고 최적기간은 1년 뒤까지 기다렸다가 임신을 시도할 것을 권장한다.

Q 방사성 요오드치료를 받는 경우 수유는 어떻게 해야 하나?

A 최소 6주전부터 수유는 중지해야 하며 안전하게는 2~3개월 정도 수유를 중지한 후 방사성 요오드치료를 하는 것이 바람직하다. 수유를 금지하는 이유는 첫째, 모유 내에 방사성 요오드가 유아에 도달되거나 유아의 갑상선에 흡수되는 것을 막아야 하기 때문이며 둘째, 수유기간 동안 유방 조직에서 방사성 요오드의 흡수에 의한 방사선 피폭을 줄이기 위해서이다.

Q 방사성 요오드치료 준비기간에 다른 약물은 어떻게 해야 하나?

A 고혈압약, 당뇨병약, 부갑상선기능저하증 치료를 위한 칼슘 및 비타민D 제제 등은 중단하지 않고 계속 복용이 가능하다. 그 외 종합비타민이나 함유성분이 불확실한 건강보조식품 등 질환의 치료제가 아닌 경우에는 반드시 복용을

중단해야 한다. 치료를 위하여 다른 약을 잠시 복용하게 될 경우는 반드시 의사나 약사와 요오드성분 함유여부에 대해 상의 후, 식용색소로 사용되는 요오드가 첨가되지 않은 약물은 복용이 가능하다. 그런데 물약은 요오드를 함유한 경우가 많으므로 주의가 필요하며 감기약, 두통약, 변비약 등을 복용하기 전에 약품의 요오드성분 함유여부를 상의하여 성분을 분명하게 확인하고 먹으면 된다. 변비약 중 다시마성분이 들어있는 약물은 반드시 금한다.

Q 방사성 요오드치료 전 저요오드 식이 중 소금으로 간을 해도 되나?

A 요오드가 함유되지 않은 소금은 먹어도 된다. 음식은 정제염, 꽃소금, 맛소금, 무요오드소금을 사용하여 조리하고 천일염과 호렴(굵은소금), 요오드를 추가한 소금은 사용하지 않는다.

Q 방사성 요오드치료 전에 합성갑상선자극호르몬(rhTSH) 주사를 맞으면 어떤 장점이 있나?

A rhTSH 주사를 맞으면 갑상선호르몬을 중단하지 않으므로 갑상선기능저하증이 발생하지 않아 이에 따른 불편함은 없다. 단기간의 치료효과는 갑상선호르몬제를 중단한 경우와 비교하여 차이가 없는 것으로 보고되고 있다. 특히 심장병이나 중풍을 앓고 있거나, 나이가 많은 경우 등의 치료에 도움이 되고 있다. 그러나 대부분 의료보험이 적용되지 않아서 가격이 매우 높은 단점이 있다. 현재 rhTSH의 의료보험적용의 인정기준은 아래와 같다.

rhTSH의 의료보험 적용기준

갑상선암으로 수술을 받고 방사성 요오드치료를 받은 환자의 추적검사로 투여 시 첫 1회에 한하여 아래와 같은 경우는 인정하며 허가사항범위이지만 동 인정기준 이외 투여한 경우에는 약값 전액을 환자가 부담토록 함(치료 시에는 보험적용이 되지 않는다).

① 수술 후 환자의 추적검사에서 4주간 갑상선호르몬제를 중단 후 스캔 검사를 시도하는 중에 객관적으로도 환자가 갑상선호르몬제 중단으로 인해 심한 고통이나 부작용이 있는 것이 입증된 환자에서 투여된 경우.

② 65세 이상의 노인, 심폐기능저하환자, 뇌하수체기능저하환자, 과거 갑상선암의 증식이 빠르다는 객관적인 증거가 있는 환자에서 투여된 경우.

Q 합성갑상선자극호르몬 주사를 맞으면 저요오드 식이요법을 하지 않아도 되나?

A rhTSH 주사를 맞게 되면 갑상선호르몬을 중단할 필요가 없으므로 갑상선호르몬은 그대로 복용하면 되지만 저요오드 식이요법은 갑상선호르몬 복용을 중단하는 경우와 동일하게 시행해야 한다.

Q 방사성 요오드치료 후 귀가할 때 대중교통을 이용해도 되나?

A 귀가할 때에는 가능한 한 대중교통 대신 개인승용차를 이용하는 것이 좋으며 동승자와도 최대한의 거리를 두는 것이 좋다. 대중교통 이용이 불가피하다면 가급적 다른 사람과 떨어져 1인석이나 뒤쪽에 앉아야 한다. 또한 〈표2〉의 방사성 요오드 투여량에 따른 대중교통 이용 허용시간을 준수해야 한다. 승용차는 운전자와 대각선으로 앉는 것이 좋다.

Q 해외거주 중인데 방사성 요오드 복용 후 비행기를 타고 가도 되나?

A 〈표2〉의 기준에 따라서 비행기를 타는 것이 좋다. 공항이나 항만의 보안심사대에서 방사성 요오드치료 후 3~4개월 정도까지 경보음이 울릴 수 있다. 따라서 치료 후 4개월 이내에 비행기를 타는 경우 치료받은 병력이 기록되어 있는 의사소견서와 치료받은 병원 및 해당부서의 연락처 등을 소지해야 한다.

Q 집에 두 살짜리 아이가 있는데, 치료 후 집에서 함께 있어도 되나?

A 영유아를 포함한 만 6~7세 미만의 미취학아동이 주변에 있는 경우는 방사성 요오드 투여 후 5일간(퇴원 후 3일간 정도) 별도의 공간에서 생활하는 것이 이상적이며 그렇지 못할 때는 같은 공간에서 생활하더라도 가급적 접촉을 하지 않는 것이 바람직하다. 그리고 투여 후 5~7일까지는 2m 정도의 거리를 유지하는 것이 바람직하다.

만 6~7세 미만의 미취학아동과 같은 방에서 잠을 자는 것은 보다 엄격한 제한이 적용된다. 국제권고의 〈표1〉 방사성 요오드 투여량에 따른 환자와의 접촉거리와 기간제한에 따라 정해진 기간 동안 약 2m 이상의 거리를 유지해야 한다(예를 들어 200mCi를 투여받았다면 투여일로부터 21일간 잠을 잘 때 약 2m 이상의 거리를 유지해야 한다).

Q 방사성 요오드치료 후 언제 출근이 가능한가?
A 대부분 방사성 요오드 투여 후 만 24시간이 경과하면 출근이 가능하다. 그러나 투여 후 수일간 주변 사람들과 일정거리를 유지하는 것이 좋으며 짧은 시간 동안(수분 이내) 1m 안으로 접근하는 것은 가능하다.

Q 일회용 그릇을 사용하고 입고 있던 옷은 버려야 하나?
A 일회용 그릇을 사용하거나 입고 있던 옷을 버릴 필요는 없다. 이는 오히려 환경오염을 유발할 수 있으므로 사용한 그릇은 충분한 물로 씻고 입고 있던 옷과 이불은 따로 모아두었다가 일주일 정도 후 세탁하면 된다.

Q 방사성 요오드치료는 한 번만으로 되는 건가?
A 환자상태에 따라서 방사성 요오드치료는 반복할 수 있으므로 담당의사와 상의해야 한다.

Q 방사성 요오드치료는 안전한가?
A 대부분 갑상선암 환자에게 투여하는 방사성 요오드치료는 70년 이상의 경험을 통하여 안전성이 입증되었으므로 크게 걱정할 필요가 없다. 또한 방사성

요오드치료를 한 후 1주 이내에 발생할 수 있는 급성합병증들은 병원에서 지시한대로 따르면 충분히 예방이 가능하다. 이론적으로 수 년 또는 수십 년 후에도 합병증이 발생할 수 있으나 이는 방사성 요오드의 누적용량이 어느 정도 이상이 되었을 때 발생한다. 방사성 요오드치료로 인해 2차적으로 다른 암이 생길 가능성은 매우 적은 것으로 알려져 있다. 특히 저용량의 방사성 요오드치료를 1~2회 정도 하는 것으로는 그런 위험이 보고된 바가 없다. 반복적으로 계속해서 고용량의 치료를 받아야 하는 환자들에서는 백혈병, 방광암, 대장암, 유방암 등이 생길 위험이 아주 조금 증가된다는 보고도 있는데, 이들 장기에 대한 방사선 노출을 줄이기 위해서는 물이나 다른 음료를 많이 마시고 두 시간에 한 번씩 소변을 보며 변비가 있다면 변비약을 처방받는 것이 도움이 된다.

Q 방사성 요오드치료 전보다 체중이 3~4kg 이상 늘었다. 체중이 다시 빠질까?

A 방사성 요오드치료 전 갑상선호르몬제를 4주 동안 끊기 때문에 생길 수 있는 증상이다. 대부분 몸이 붓지만 치료 후 다시 갑상선호르몬제를 복용하고 2~3주가 지나면 붓기가 빠지며 수개월 이내에 체중은 다시 정상으로 돌아온다. 이러한 현상은 갑상선호르몬 복용 중단으로 인해 생기는 정상적인 반응이므로 걱정할 필요 없다. 다만 체중이 정상적으로 돌아오기 위해서는 과식을 삼가고 적절한 신체활동이 함께 이루어져야 한다.

Q 방사성 요오드치료 후 불임이 되지는 않나?

A 방사성 요오드치료는 남녀 모두 불임과는 관련이 없다. 다만, 치료 후 일정 기간 동안은 피임이 필요하다.

Q 방사성 요오드치료 후 전신사진을 찍으면 다른 암도 발견이 되는 것인가?
A 방사성 요오드는 갑상선암세포에만 섭취되므로 다른 장기의 암 존재여부는 이 검사로 알 수 없다.

Q 방사성 요오드치료예정인데, 치과 치료나 건강검진을 받아도 되나?
A 방사성 요오드치료 전후 갑상선기능저하상태에서는 직접적인 관련이 없더라도 다른 치료나 시술은 피하는 것이 좋다. 특히, 치과치료의 경우 방사성 요오드치료 2주전부터 치료 2주후까지는 피해야 한다. 조영제를 사용하는 방사선 검사도 방사성 요오드치료에 영향을 미칠 수 있으므로 가급적 피하는 것이 좋다. 하지만 꼭 필요하다면 반드시 의사와 미리 상의한 후 치료를 받아야 한다.

Q 방사성 요오드치료예정인데, 운동을 해도 되나?
A 방사성 요오드치료를 위하여 갑상선호르몬제를 중단하면 갑상선기능저하상태가 되므로 이 기간 동안에 무리한 운동은 삼가는 것이 좋다. 그러나 일상적인 활동이나 가벼운 운동 및 체조 등은 아무런 상관없이 할 수 있다.

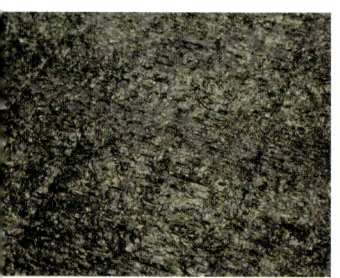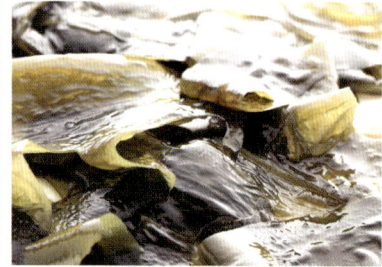

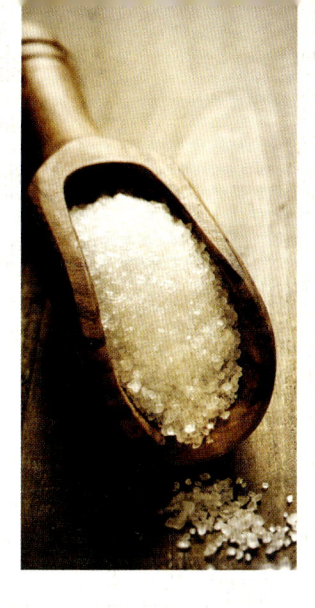
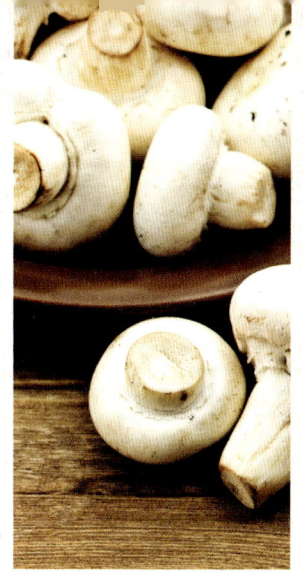
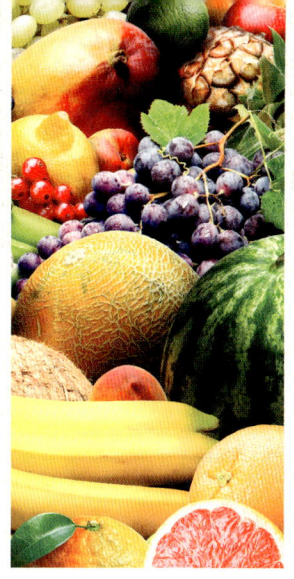

· PART 3 ·

방사선 치료효과를 높이는 저요오드 식사법

저요오드 식사를 하는 이유

우리가 섭취한 음식을 통해 체내에 흡수된 요오드는 대부분 갑상선호르몬을 만드는데 이용된다. 이 원리를 이용하여 갑상선 수술 후 방사성 동이원소 치료가 필요한 환자에게 알약으로 만들어진 방사성 요오드를 복용하게 해 수술 후 남아있는 잔여 암세포를 방사선 치료로 제거할 수 있는 방법이 마련되었다. 즉, 수술로 눈에 보이는 갑상선암을 다 절제하더라도 육안으로 보이지 않는 남아있는 암세포들이 재발할 수 있으므로 재발가능성을 줄이기 위해 방사성 요오드치료를 시행하는 것이다.

방사성 동이원소 치료를 위해서는 준비과정이 필요한데 우선 치료 4~6주 전부터 갑상선호르몬제를 끊고 치료 1~2주전부터는 반드시 '저요오드 식사'를 하여 약물 외 음식으로부터 섭취하는 요오드를 최소화하여 방사성 치료약물이 갑상선으로 흡수되는 효과를 최대화하도록 하는 것이다. 물론 2~3일 동안의 치료가 끝난 후 검사를 통해 확인될 때까지만 저요오드식이 진행되는 것이고 이후에는 보통의 식사를 할 수 있다.

저요오드 식사의 목표

저요오드 식사는 하루 요오드 섭취를 일정량(100㎍) 이하로 줄이면서 우리가 하루에 필요한 영양소를 충분량 섭취하여 영양상태를 양호하게 유지하는 것이다.

간혹 2주 동안 저요오드 식사를 해야 한다는 사실에 부담감을 느껴 요오드가 적게 들어있는 몇 가지 식품만 섭취해 평소보다 식사량이 매우 적거나 영양소가 불균형한 식사를 하는 환자들이 있다. 이런 경우 방사성 치료로 인한 신체적 스트레스를 잘 이겨내지 못해 영양불량으로 치료받기 전 응급실을 방문하거나 방사성 치료 후에도 저나트륨혈증 등 전해질 이상 등의 이유로 회복이 빨리 되지 않아 힘들어 하는 경우가 생길 수 있다. 이를 방지하기 위해서는 저요오드식을 하는 2주 동안에도 적절히 균형잡힌 식사를 통해 양호한 영양상태를 유지하는 것이 중요하다.

저요오드 식사를 하는 환자는 요오드라는 영양소의 특성과 요오드가 함유된 식품의 종류를 알고 있을 필요가 있다. 요오드는 환경적 특성, 특히 토양성분 등에 영향을 받으므로 식품 내 요오드 함량은 국가별, 지역별로 큰 차이를 보이고 있어서 같은 식품이라도 우리나라와 외국의 식품에 함유된 요오드 함량이 매우 다르다. 실제 2006년 한국 식약청에서 발표한 자료에 따르면 식품 100g당 함유된 요오드 함량을 비교해 보면 우리가 즐겨먹는 '김'의 경우에는 한국이 3,570g을 보고한 반면 일본은 1,100g으로 보고하고 있다. '쌀'은 한국에서는 요오드가 검출되지 않다고 보고하는 반면, 미국은 100g당 46㎍으로 다소 요오드 함량을 많게 보고하고 있다.

우리나라 정부기관에서 발표하는 식품영양소 분석자료에는 한국인이 즐겨 먹는 상용 식품과 매일 새롭게 소개되는 외국 식품에 대한 요오드 함량 분석이 충분하지 않다. 특히 저요오드식을 해야 하는 경우 요오드 섭취의 주요 공급원이라 할 수 있는 소금, 된장, 고추장 등 조미료 내 함량에 대한 공식적인 분석 결과는 거의 없는 실정이다.

우리가 먹는 식사에 함유된 요오드 함량을 정확히 분석하기는 매우 어려운 것이 사실이지만 식사 내 요오드를 정밀하게 분석하지 않아도 저요오드식 실천을 위한 몇 가지 식사 원칙만 잘 준수한다면 방사성 요오드치료 준비에는 큰 문제가 없으므로 그리 걱정하지 않아도 된다.

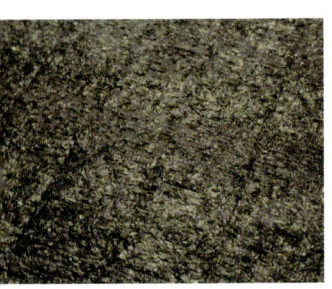
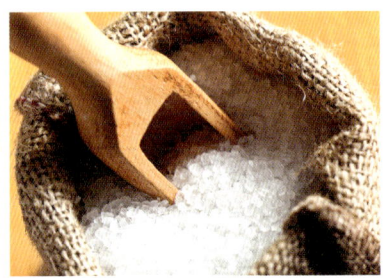

저요오드식 실천은 어렵다?

저요오드식 실천을 하는데 있어서 몇 가지 어려운 점이 있다.

첫 번째는 저요오드 식사를 저염 식사로 잘못 이해하고 있다는 것이다. 우리나라 식품 중 요오드 함량이 섭취량에 비해 가장 많이 들어있는 식품의 하나로 천일염을 들 수 있는데, 문제는 천일염이 고추장, 된장, 간장 등 한국 음식의 맛을 내는 각종 조미료에 모두 사용될 뿐 아니라 한국인 식탁에서 가장 흔한 음식인 김치에도 사용되므로 이들 음식을 모두 조심해야 한다는 점이다.

천일염을 정제염으로 대체해서 음식을 조리하면 문제는 간단히 해결되는 듯 보이지만 실제로 천일염을 정제염으로 모두 바꾸어서 조미료와 김치 등 음식을 장만한다는 것이 쉽지가 않다. 그러다보면 천일염을 무조건 사용하지 않거나 아예 소금 섭취를 하지 않게 되어 결국 저염식으로 인해 식욕을 잃기도 하고 심하면 식사량 부족으로 영양불량에 빠지게 되는 것이다.

두 번째는 저요오드식 음식을 집에서 마련해야 한다는 것이다.

외식산업이 발달하고 소득 수준이 점점 증가하면서 음식을 밖에서 먹는 경우가 빈번해지고 있는데 밖에서 사먹는 음식의 대부분은 요오드가 많이 함유된 식품, 즉 김, 미역, 각종 해산물, 천일염이 들어간 간장, 고추장, 된장 등을 주로 사용하므로 환자나 보호자가 집에서 저요오드식사를 직접 준비해야 하는 번거로움을 피할 수 없다. 평소에 요리를 해 본 경험이 많지 않아 요리에 대한 두려움으로 저요오드식의 실천이 어렵다고 호소하는 환자가 적지 않다.

마지막으로 저요오드식의 주요 조미료인 정제염만을 이용한 음식의 맛이 다소 단조로워 2주 동안 식사하는 데 어려움을 호소하는 환자가 많다는 점이다.

저요오드 식사의 원칙 및 식품 선택 시 주의사항

① 해조류, 어패류(미역, 다시마, 다시마국물, 김, 파래, 톳, 생선, 조개, 멸치, 멸치국물, 오징어 등)는 엄격히 제한한다.
② 요오드가 함유된 소금(요오드 첨가 수입소금, 천일염, 구운 소금, 죽염)은 사용하지 않는다.
③ 천일염이 다량 함유된 염장식품(김치, 젓갈류, 장아찌, 장류, 액젓 함유 식품)을 제한한다. 김치를 담글 때는 반드시 정제된 소금을 사용하며 파, 마늘, 생강, 고춧가루 등으로 양념하고 젓갈이나 액젓은 사용하지 않는다.
④ 달걀노른자, 우유 및 유제품 섭취를 가급적 삼간다.
⑤ 가공식품 및 수입식품은 가급적 사용하지 않는다.
⑥ 외식을 삼가고 라면(스프 포함)을 비롯한 인스턴트 식품, 패스트푸드(햄버거, 피자) 등을 피한다.
⑦ 다시마국물, 멸치국물, 우동국물, 라면국물 등은 섭취하지 않는다.
⑧ 적색식용색소가 첨가된 사탕, 과일주스, 시리얼, 과자 등은 가급적 삼간다.
⑨ 요오드가 함유된 비타민 및 무기질영양제는 요오드 제한식사를 하는 기간에는 섭취하지 않는다.

〈 저요오드식 허용식품과 제한식품 〉

	허용식품	제한식품
곡류군	쌀, 국수, 잡곡류, 밀가루 감자, 고구마, 옥수수 떡(정제염 사용한 것) 식빵, 모닝빵, 호밀빵 등 (달걀, 우유 사용이 적은 것)	인스턴트 우동, 인스턴트 라면 우유 · 달걀 사용 과자류 시리얼 허용식품 외의 상업용 빵류
	쌀은 국내 생산품을 이용한다. 수입쌀의 경우 요오드가 다량 함유될 수도 있다. 모든 식품의 영양소 분석은 가식부위를 의미하므로 껍질 섭취여부는 제외한다.	
어육류군	하루 150g 이하의 소 · 돼지 · 닭고기, 두부(국산콩, 화학응고제 사용한 것), 콩류(국산콩 우선 사용), 달걀흰자	모든 해산물류(생선, 조개 등) 모든 건어물류(오징어포, 쥐포 등) 모든 가공육류(훈제 및 통조림) 천일염 함유 생선 · 젓갈류 달걀노른자
	육류는 1회 섭취시 약 50g 기준으로 섭취량을 제시한다. 콩은 국내 생산품을 이용한다. 수입한 콩에는 요오드가 다량 함유될 수도 있다. 민물생선은 국내 분석자료가 없어 언급하지 않는다.	
채소군 과일군	제한식품 외의 채소류 제한식품 외의 과일류	해조류(김, 미역, 파래, 다시마 등) 천일염 함유 김치 · 장아찌류 과일통조림 농축엑기스 · 즙류
	김치는 정제염을 사용하여 만든 것을 섭취하도록 한다.	
우유군	없음	우유 및 유제품류(치즈, 아이스크림, 요구르트, 생크림 등) 두유 및 가공품류(수입한 콩)
	살균처리 과정에 함유되는 요오드성분으로 인해 모든 유제품의 사용은 제한한다.	

양념류	정제염(정제율 99% 이상) 무요오드소금, 맛소금 모든 식물성 기름류(식용유, 참기름, 올리브유 등) 설탕, 식초, 파, 마늘, 생강, 깨, 고춧가루, 겨자가루, 후춧가루, 향신료, 고추냉이, 토마토케첩	허용된 소금 외 모든 종류의 소금(천일염, 구운 소금, 죽염 등) 수입 소금(요오드 첨가) 천일염으로 만든 장류 (고추장, 된장, 간장 등) 화학조미료류(미원, 다시다 등) 마요네즈
	무요오드소금으로 만든 가공품은 정확한 분석자료가 없어 언급하지 않는다. 꽃소금은 천일염의 함유비에 따라 주의가 필요하므로 기관의 연구결과와 방침에 따라 사용할 수 있다.	
기타	제한식품 외의 식품	소금(천일염) 첨가된 견과류 및 스낵류 적색식용색소가 함유된 음료류 요오드 함유 종합비타민류 건강기능식품류(다시마환, 상황버섯, 차가버섯, 홍삼 등)
	저요오드식을 진행하는 2주 동안은 금주를 권장한다.	

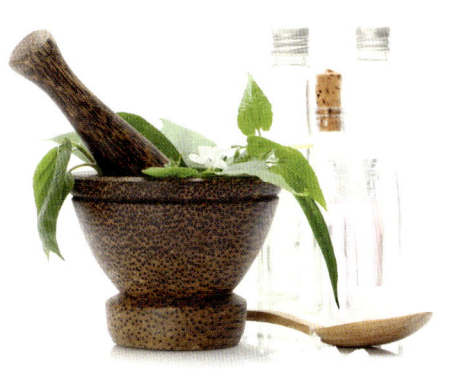

저요오드 식사법에 대한 궁금증

Q 저요오드 식사법 중 커피 등 각종 음료를 섭취해도 되나?

A 커피나 각종 음료에는 요오드 함량이 거의 없어서 먹을 수는 있지만, 커피 같은 카페인 함유음료는 건강을 위해 너무 많이 섭취하는 것은 좋지 않다. 그 외에 녹차나 메밀차 등 각종 국산차나 따뜻한 레몬차 등을 마시는 것도 문제가 되지 않는다.

Q 저요오드 식사는 방사성 요오드치료 후 퇴원 후에도 계속해야 하나?

A 저요오드 식사는 방사성 치료 1~2주 전부터 시작해서 치료가 끝난 후 2~3일만 더 지속한다. 대개 치료완료 후 전신촬영을 하는데 이때 방사성 요오드의 치료결과를 확인하고 저요오드 식사를 중단하는 것을 권장한다.

Q 시중에 저요오드 소금으로 만든 고추장, 간장, 된장을 판매하는데 이를 사용해도 되나?

A 저요오드 소금을 구입해서 저요오드 식사를 하는 것은 문제가 되지 않지만 시중에 판매되는 저요오드 소금을 이용해서 만든 고추장, 간장, 된장 등의 음식에 대해서는 요오드 함량이 어느 정도인지 확인한 후 이용하는 것이 필요하

다. 이들 조미료의 재료로 사용하는 콩을 비롯한 각종 재료에도 요오드가 함유되어 있을 수 있기 때문이다.

Q 요오드라는 영양소는 토양에 따라 식품 속 함량이 다르다고 하는데, 감자나 고구마 등 땅에서 자라는 식품을 조리할 때 반드시 껍질을 벗겨야 하나?

A 농촌진흥청 농촌자원개발연구소에서 발표한 식품성분표(제7개정판)에는 감자나 고구마 속에는 요오드 함량이 거의 없는 것으로 보고하고 있다. 식품의 영양성분 결과는 대개 식품의 가식부분만을 의미하므로 껍질을 벗기고 먹을 수 있는 부위의 요오드 함량을 나타내는 것이 대부분이다. 이는 모든 음식을 조리할 때 꼭 껍질을 벗기고 조리하는 것을 의미하는 것은 아니며 껍질은 가급적 먹지 않는 것이 좋다.

Q 잡곡밥은 먹어도 되나?

A 우리나라에서 생산되는 잡곡류에는 거의 요오드가 검출되지 않으므로 평상시에 잡곡밥을 먹었다면 먹어도 무방하다.

Q 소금으로만 간을 해서 식사하니 속이 메슥거리는데 좋은 방법은 없나?

A 우리나라 음식은 소금보다 주로 고추장, 된장, 간장을 이용한 음식이 많기 때문에 소금만을 이용한 음식을 2주 동안 먹어야 한다면 갑자기 음식의 맛이 느끼해져서 메슥거린다고 생각할 수 있다. 하지만 소금 외에 고춧가루, 식초, 설탕, 깨 등을 이용하여 매콤, 달콤, 새콤한 맛을 활용한다면 다양한 음식의 맛을

즐기면서 저요오드식을 실천할 수 있다.

Q 바다생선은 안 되지만 장어 같은 민물생선은 먹어도 되나?

A 민물생선은 무조건 먹어도 된다는 생각은 옳지 않다. 일반적으로 바다에서 생산되는 김, 미역, 다시마를 비롯한 각종 해산물에는 요오드 함량이 많지만 요오드라는 영양소는 지역마다 토양에 따라서 각기 다르게 식품에 함유된다는 사실을 잊어서는 안 된다. 그러므로 민물생선이라도 식품분석을 통해 요오드 함량이 적다고 확인되지 않으면 먹지 않는 것이 안전하다. 또한 우리나라에서는 아직까지 민물생선에 대한 요오드 분석이 이루어지지 않고 있는 실정이다.

Q 빵은 우유를 넣어 만드니까 먹으면 안 되나?

A 무조건 빵을 못 먹는 것은 아니다. 모든 빵에 우유나 달걀이 들어가는 것도 아니고 또 충분량을 사용하지도 않기 때문이다. 일반적으로 달걀이나 우유 사용이 적은 식빵, 모닝빵, 호밀빵 등에 한해서 하루 한 끼 정도 빵을 위주로 한 식사는 허용하고 있다.

Q 김치는 절대로 먹으면 안 되나?

A 김치를 담글 때 정제 소금을 이용하여 배추를 절이고 새우젓, 멸치액젓, 청각, 멸치 등을 제외한 재료를 활용한다면 얼마든지 김치를 먹을 수 있다. 물론 시중에서 판매하는 김치는 천일염이나 젓갈을 사용하므로 섭취할 수 없다. 대개 배추김치보다는 간단히 만들 수 있는 오이부추김치, 열무물김치, 양파초절임

등을 섭취하는 것을 권하고 있다.

Q 갑상선암환자는 평생 요오드 함량이 많은 김, 미역, 다시마 등의 식품은 섭취할 수 없나?

A 김, 미역, 다시마 등을 먹지 못하는 저요오드 식사는 방사성 요오드치료를 위해 필요한 기간 동안에만 먹는 식사이므로 치료가 끝난 후에는 평상시대로 먹어도 별문제 없다.

Q 일상 식품을 사용한 섭취가 어려울 때 대신 섭취할 수 있는 영양이 풍부한 특정 음식이 있나?

A 최근 저요오드 영양보충음료가 개발되어 요오드 제한식 제품이 판매되고 있다. 이들 제품의 특성은 다른 일상 식품에 비해 적은 용량에 많은 영양소가 함유되어 있어 조금만 먹어도 충분량의 영양소를 섭취할 수 있는 효과가 있다. 일상 식품을 이용한 저요오드 식사가 어려운 환자들이 잘 활용한다면 부족한 식사 섭취량을 보충하는 데 많은 도움이 될 수 있을 것이다.

Q 방사성 요오드치료 시 입안이 자꾸 마르는데 침샘을 자극하는데 도움이 되는 음식이 있나?

A 방사성 요오드치료 시 환자들이 가장 힘들어 하는 점이 바로 침 분비가 적어져 입안이 마르는 것이다. 이럴 때에는 사탕이나 껌으로 해소할 수도 있고 생수에 레몬을 깨끗이 씻어 얇게 썰어 담근 물을 먹거나 물 한 잔에 레몬즙 1티스

푼을 넣어 먹는 것도 좋다. 레몬에 많이 함유된 시트르산은 침 분비를 자극할 뿐 아니라 메스꺼움을 가라앉히는데 도움이 된다는 많은 연구 보고가 있다.

Q 평소 생수(물)대신 곡물을 우려낸 차나 버섯 등을 넣고 끓인 물을 먹고 있는데 방사성 요오드치료 시에 먹어도 되나?

A 일반적으로 우리나라에서 생산되는 곡물이나 각종 버섯을 비롯한 채소류에는 요오드 성분이 많지 않으므로 이를 우려낸 보리차, 율무차, 채소 우린 물 등의 음료가 문제 되지 않는다.

Q 저요오드 식사 중 햄버거, 피자 등 인스턴트 식품을 먹어도 되나?

A 보통 라면에는 국물 맛을 좋게 하기 위해 다시마와 같은 재료를 넣는 경우가 많고 햄버거는 어떤 재료를 이용해서 만들었는지 확인이 어렵고, 피자는 대부분 우유가 원료인 치즈를 사용하기 때문에 저요오드식을 해야 하는 2주 동안에는 삼가는 것이 필요하다.

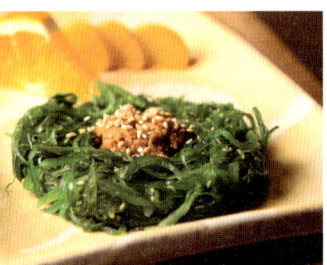
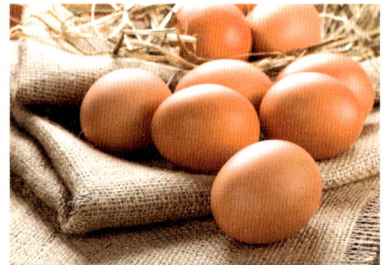

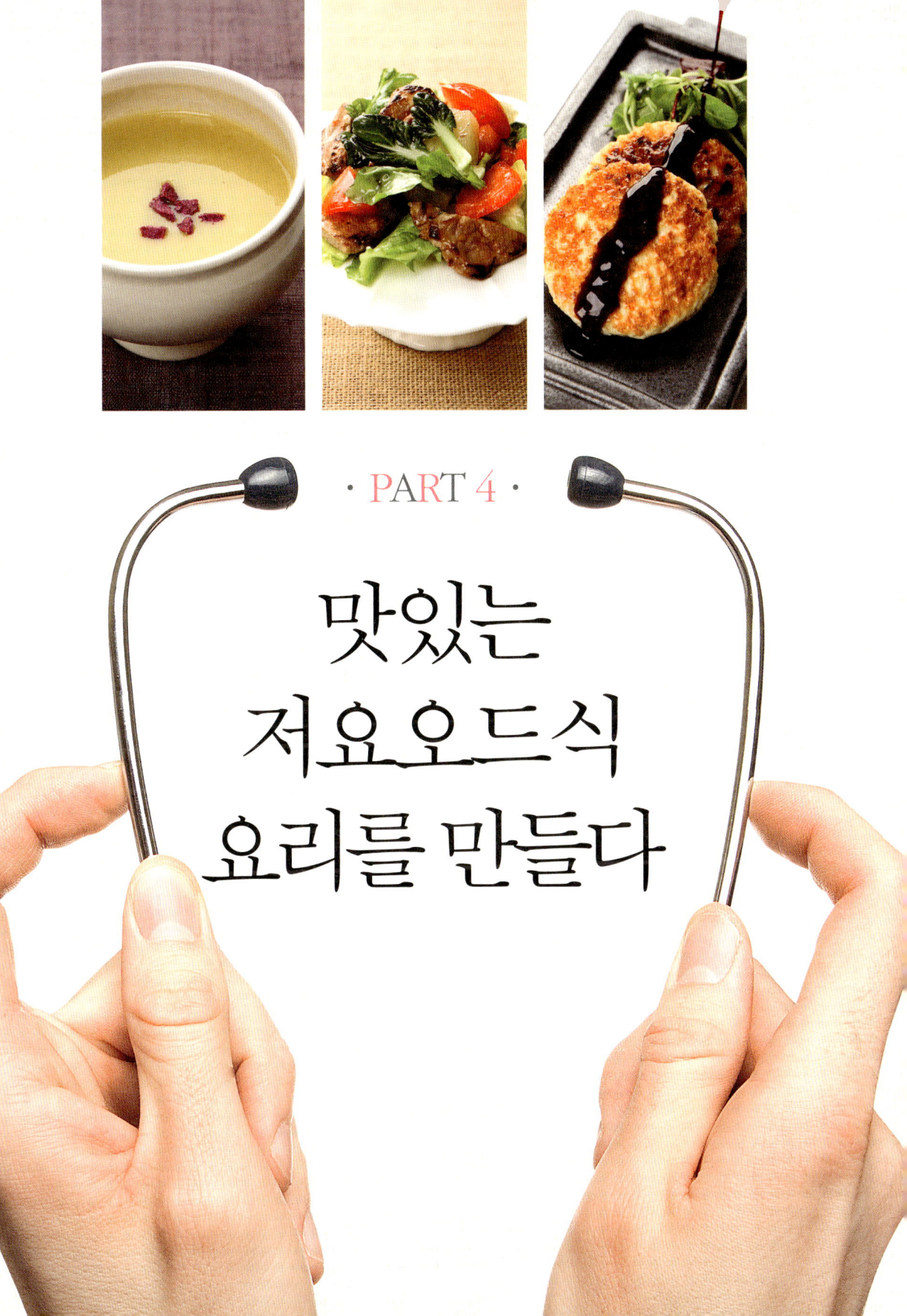

· PART 4 ·

맛있는
저요오드식
요리를 만들다

손쉬운 맛내기 5가지 저요오드 소스

풍미를 더해주는 다양한 저요오드 소스를 곁들인다면 채소와 과일을 보다 맛있게 먹을 수 있다.

1큰술=15㎖, 1작은술=5㎖

연겨자소스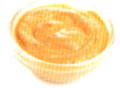

재료(3인분)

- 유자청 2작은술, 식초 2작은술, 설탕 1작은술, 정제 소금 약간, 연겨자 1작은술

조리법

① 소스에 들어갈 유자청은 건더기만 건져서 곱게 다진다.
② ①에 나머지 재료를 넣어 섞는다.

와인소스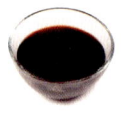

재료(2인분)

- 레드와인 2/3컵, 발사믹식초(레드) 2큰술, 한주소금 1/3작은술, 설탕 1과1/3큰술

조리법

① 레드와인은 1/5로 약한 불에 조린다.

② ①에 나머지 재료를 넣어 섞는다.

잣소스

재료(3인분)

- 잣 4큰술, 고기 육수 2큰술, 식초 1큰술, 설탕 1큰술, 정제 소금 약간

조리법

① 재료를 모두 믹서에 넣고 곱게 간다.

요구르트소스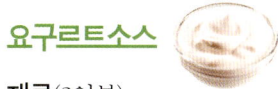

재료(2인분)

- 플레인 요구르트 2큰술, 설탕 1작은술, 물 2작은술, 식초 2작은술,
  정제 소금 약간

조리법

① 재료를 고루 섞어 소스를 만든다.

발사믹소스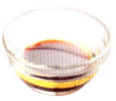

재료(2인분)

- 올리브유 2/3큰술, 설탕 1작은술, 정제 소금 약간, 발사믹식초(레드) 1작은술

조리법

① 재료를 고루 섞어 소스를 만든다.

〈 저요오드식 고기 육수 내는 법 〉

	재료	만드는 법
닭고기 국물	닭등뼈 300g, 닭목살 100g, 닭발 100g, 물 10컵, 파 1대, 양파 50g, 마늘 5쪽, 생강 2g	• 닭을 통째로 사용하여 국물을 끓일 때는 살을 발라 건지로 넣는다. • 국물만 사용하려면 등뼈, 목뼈, 닭발 등의 재료를 함께 넣어 끓이면 진하고 구수한 맛을 낼 수 있다. • 양파, 마늘, 생강 등을 넣으면 냄새 제거에 도움이 된다. • 1시간 이상 충분히 끓으면 면보에 받친다. 칼국수, 닭곰탕 등 구수한 국물을 끓이고자 할 때 쓰인다.
쇠고기 국물	쇠고기(사태) 300g, 무 50g, 물 10컵, 파 1/2대, 양파 1/2개, 마늘 3쪽, 생강 5g 통후추 5알	• 쇠고기에 기름이 어느 정도 붙어 있는 상태로 끓이면 고기만 끓였을 때보다 더 구수한 맛이 난다. • 고기를 찬물에 넣고 20여 분 끓인 뒤 중불로 여러 가지 양념을 통째로 넣고 고기가 다 익을 때까지 1시간 정도 끓인 후 체에 받친다. • 식힌 후 표면의 기름을 모두 건져낸다. 떡국, 만두국, 쇠고기무국 등 다양하게 이용할 수 있다. • 적은 분량의 국을 끓일 때는 고기를 적당히 썰어 볶다가 물을 넣어 끓인다.
사골 국물	쇠고기(사태) 300g, 무 50g, 물 10컵, 파 1/2대, 양파 1/2개, 마늘 3쪽, 생강 5g 통후추 5알	• 뼈는 핏물을 충분히 뺀 후 잠길 정도로 물을 부어 끓인다. 국물에 검은색이 돌고 거품이 생기면 따라 버린 뒤 다시 물을 계량하여 부어 센불에서 끓인다. • 뚜껑을 닫지 않은 채 끓기 시작하면 기름을 걷어내며, 30분 정도 더 끓여 누린내를 날려 보낸 후 불을 줄여 뚜껑을 덮고 끓인다. • 국물이 끓기 시작하면 양념을 통째로 넣고 고기가 익으면 고기만 먼저 건져낸다. • 뼈를 오랜 시간 고을 때 도중에 찬물을 넣으면 누린내가 나므로 주의한다. 사골 국물은 처음에 끓인 국물보다 2~3회 우려낸 국물을 함께 섞어 사용해야 더 구수한 맛이 난다. • 토란탕, 곰탕, 설렁탕 등에 이용한다.

알기 쉬운 계량법

모든 요리는 레시피에 쓰여 있는 중량으로 정확히 계량을 해야 맛있게 조리할 수 있다. 따라서 저울과 계량컵, 계량스푼 사용방법을 확인하고 정확한 양을 사용하면 최고의 맛을 낼 수 있다.

저울

수평으로 놓고 눈금은 정면으로 읽으며 바늘은 0에 고정한다. 저울을 이동할 때는 몸체를 들어 이동해야 하며, 사용하지 않을 때는 저울 접시에 아무것도 올려 놓지 말아야 한다. 사용 후에는 항상 깨끗이 닦아 놓는다.

계량컵 · 계량스푼

물이나 기름이 묻지 않은 상태에서 사용해야 하며 재료의 질감에 따라 재는 방법이 다르므로 주의한다.
- 액체(기름, 간장, 무 등): 투명한 계량 용기를 사용한다. 표면 장력이 있으므로 계량컵의 눈금과 눈높이를 맞추어서 계량한다.
- 가루(밀가루, 백설탕 등): 덩어리졌을 경우 잘게 부수어서 체

에 친 다음 계량 기구의 윗면이 수평이 되도록 스패튤라(spatula)나 과도 등으로 깎아서 잰다.

- 반유동성 고체(고추장, 된장, 물엿 등): 된장이나 다진 고기 등의 식품재료는 계량 기구에 눌러 담아 빈 공간이 없도록 채워서 깎아 잰다. 물엿, 꿀 등은 가득 담아 컵이나 스푼에 남아있는 잔량을 모두 훑어내고 사용한다.
- 버터, 마가린 등: 계량 기구에 꼭꼭 눌러 담아 편편한 것으로 고르게 밀어 표면을 깎아서 계량한다. 녹여서 액체 상태로 계량하기도 한다.

식품의 계량 단위

1컵(Cup, C) = 13과1/3T = 200cc

1T(큰술, Table spoon, T) = 3t = 15cc

1t(작은술, tea spoon, t) = 5cc

1lb(파운드) = 16oz(온스) = 454g

1gallon(갤런) = 4quart(쿼터) = 3.8L

1근 = 600g(설탕, 육류), 375g(채소류, 밀가루, 과일)

1관 = 10근

1가마 = 10말(쌀 1가마 = 80kg)

1말 = 10되

1되 = 10홉 = 1.8L

1홉 = 180cc

< 식품의 기본단위별 무게 >

구분	재료	기본단위	무게	비고
곡류 및 서류	쌀	1C	180g	1되 = 800g
	찹쌀	1C	180g	1되 = 800g
	감자	1개	180g	
두류	콩	1C	160g	1되 = 700g
	땅콩	1C	100g	1T = 7g
	서리태	1C	160g	
	잣	1C	130g	
가루 및 두류 가공품	손두부	1모	400g	
	묵	1모	300g	
	전분	1C	110g	
	밀가루	1C	105g	
채소류	수삼	1근	300g	
	대파	1대	40g	
	오이(소박이)	1개	100g	
	고추	1개	10g	
	양파	1개	150g	
	피망	1개	80g	
	애호박	1개	200g	
	배추	1통	300g	1장 = 15g
	콩나물	1봉	1kg	1장 = 15g
	무	1개	10g	
	깻잎	10장	6g	
	케일	1장	100g	
	파프리카	1개	15g	
	양상추	1통	150g	1장 = 15g
	양배추	1통	2kg	1장 = 30g
	당근	1개	150g	
	근대	1장	10g	
	상추	10장	20g	
과일류	사과	1개	300g	
	배	1개	500g	
	귤	1개	100g	

	딸기	1개	15g	
	방울토마토	1개	7g	
	토마토	1개	150g	
어패류 및 해조류	오징어	1마리	200g	
	꽃게	1마리	400g	
	새우중하	1마리	30g	
	황태	1마리	70g	
	깐새우살	1C	200g	
	건멸치	1C	50g	
어패류 및 해조류	고추장	1C	250g	1T = 20g
	된장	1C	240g	1T = 18g
	간장	1C	230g	1T = 17g
	꽃소금	1C	130g	1T = 9g
	설탕	1C	180g	1T = 14g
	꿀	1C	300g	1T = 23g
	식초	1C	200cc	1T = 15cc
	청주	1C	200cc	1T = 15cc
	올리브유	1C	180g	1T = 14g
	멸치액젓	1C	240g	1T = 18g
	다진 파	1C	180g	1T = 14g
	다진 마늘	1C	160g	1T = 12g
	다진 양파	1C	150g	1T = 12g
	굵은 고춧가루	1C	80g	1T = 7.5g
	가는 고춧가루	1C	100g	1T = 6g
	참깨	1C	90g	1T = 7g
	깐호두	1C	80g	10개 = 16g
	깐밤	1C	160g	1T = 10g

건강한 식재료 고르기

곡류와 두류

주식으로 먹는 쌀과 찹쌀, 현미 등은 날 알이 고르고 깨지지 않고 윤기 나는 것이 좋으며 도정한 기간이 짧아야 좋다. 현미, 발아현미, 배아미 등은 무기질과 비타민 효소 함량이 높아 영양가가 높지만 배아가 있어 지방이 산패되기 쉬우므로 반드시 진공 상태로 포장되었는지 확인한 후 구입하여 냉장 보관해야 한다. 소화가 잘 안 되는 경우 현미보다는 백미나 찹쌀을 선택한다.

두류는 콩, 팥, 녹두, 동부(홍두), 강낭콩 등을 주로 사용한다. 모양이 고르고 고유의 색이 진하며 윤기가 나는 것이 좋다. 특히 두류는 껍질이 단단하므로 반드시 충분히 불린 후 익혀서 사용해야 한다.

채소류와 과일류

잎과 줄기를 먹는 푸른 잎 채소는 시들시들하거나 억세지 않고 색이 짙은 게 좋다. 열매채소는 꼭지가 싱싱하고 두께가 일정한 것으로 고른다. 너무 커서 씨가 지나치게 발달한 것은 피한다. 고추나 파프리카는 껍질이 두껍고 윤기가 나는 게 좋다. 뿌리채소는 모양이 곧고 잔뿌리나 흠집이 없어야 하며 가지나 고구마는 싹이 나지 않은 것으로 고른다. 브로콜리나 콜리플라워 등 꽃을 먹는 채소는 너무 개화하지 않고 고유의 색이 짙은 게 좋다. 과일은 제철과일로 고르고 꼭지가 싱싱하고 색이 진하며 윤기가 나는 게 좋다.

버섯류와 해조류

버섯류는 갓이 두껍고 흠이 없으며 절반 정도만 핀 것이 좋다. 해조류는 색이 검고 윤기가 있으며 바다향이 나고 살이 두꺼운 것이 좋다. 특히 다시마는 흰 가루가 많이 묻어나는 것이 좋다.

육류와 가금류

육류는 빛깔이 선홍색이고 냄새가 신선한 것으로 고른다. 닭고기는 부위별로 포장된 제품을 유통기한을 확인한 후 구입해야 한다.

난류와 우유

달걀은 위생 처리된 것으로 표면이 까끌까끌 한 게 좋다. 우유나 치즈 등 유제품은 반드시 유통기한을 확인하고 구입하여 냉장 보관한다.

유지류와 당질류

식용유는 불포화지방산이 많이 들어 있어 산패하기 쉬우므로 반드시 유통기한을 확인하고 구입한다. 개봉 후에는 냉장 보관하며 3개월 이내에 사용하는 것이 좋다. 들기름은 산패 속도가 빠르므로 개봉한 후 2개월 이내 사용해야 한다. 설탕, 올리고당, 꿀 등 당질류는 유통기한을 확인하고 구입해야 하며 개봉 후에는 실온에서 보관하되 습기가 없는 곳에 두어야 한다.

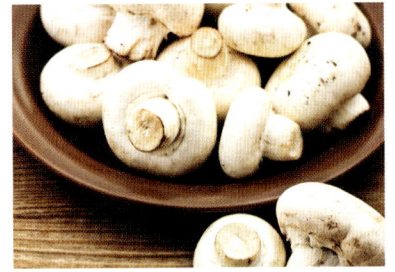
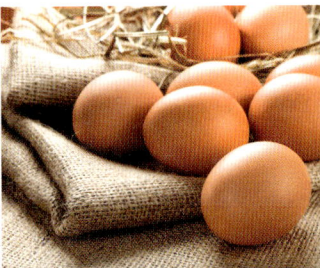

저요오드 식사
맛있게 하자

효과적인 방사성 요오드치료를 위해서는 균형 잡힌 영양섭취와 올바른 식습관이 많은 영향을 미친다. 저요오드식에 맞는 재료 선택과 요리법이 어렵다고 무조건 섭취를 하지 않는 것이 아니라 다른 식사와 마찬가지로 사전에 계획을 잘 세운다면 맛있는 저요오드 식사를 할 수 있다.

식사계획이란 상차림표 또는 식단을 미리 작성하는 것을 의미하는데 식단을 작성하기 전에 꼭 알아야 할 몇 가지가 있다.

첫째, 나에게 필요한 하루 식사량이 얼마인지 알아야 한다. 쉽게 말해서 평상 시 체중 유지를 위한 필요한 식사량을 확인해야 한다.

둘째, 제한해야 할 요오드 함량은 하루 $100\mu g$ 정도라는 사실이다. 기준량 이하로 제한하는 것은 오히려 다양한 음식 섭취에 방해가 되므로 피해야 한다.

셋째, 요오드를 제외한 나머지 하루에 필요한 20가지 이상의 영양소는 충분히 충족되는 식사여야 한다.

넷째, 저요오드 식사에 사용되는 정제 소금의 염도는 꽃소금이나 굵은 소금 염도의 1/2 정도이다. 그러므로 정제 소금으로 간을 할 때는 다음과 같이 바꾸어 사용하면 편리하다.

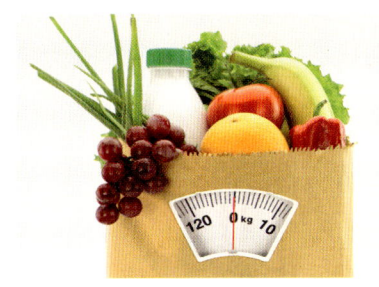
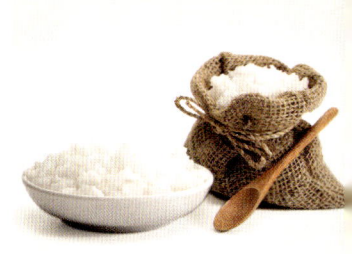

> 간장 1t → 정제염 0.5g(엄지와 검지로 살짝 잡히는 정도의 양)
> 꽃소금, 천일염 1/3t → 정제염 0.5g(엄지와 검지로 살짝 잡히는 정도의 양)

그 외에도 다양한 식재료, 맛, 색 등을 꼼꼼히 따져 구성해 조화를 이룰 때 좋은 식단이라고 할 수 있다.

다음은 2주간 참고가 될 만한 바람직한 저요오드 식단이다.
제시한 식단표에서는 한식 형태의 식사뿐만 아니라 빵이나 죽, 점심 도시락, 국수나 영양밥과 같은 일품요리, 간식 등도 포함했다.

저요오드식 2주 식단표

구분	아침	점심	저녁
1일째	쌀밥 곰국 닭가슴살채소볶음 시금치나물 도라지숙채 열무물김치	오색비빔국수 부추닭곰탕 감자전 수삼나박지 제철과일(간식)	찹쌀현미밥 단호박버섯전골 쇠고기방자구이 상추무침 숙주피망나물
2일째	흑미밥 콩나물국 두부선 호박나물 고사리들깨볶음 오이부추김치	〈도시락〉 흑미밥 스테이크샐러드 샐러리오이무침 과일꼬치 모듬콩범벅(간식)	쌀밥 무쇠고기국 닭안심아스파라거스볶음 콩나물무침 얼갈이배추겉절이
3일째	떡국 쇠고기파프리카볶음 깻잎나물 단호박찜 갓물김치	쌀밥 두부굴린만두 돼지보쌈 무미나리실파무침 동치미	매콤소스콩나물무밥 닭고기버섯전골 취나물 식혜(간식)
4일째	쌀밥 느타리무국 돼지안심야채볶음 참나물겉절이 연근초 백김치	가지토마토스파게티 닭안심유자샐러드 오이무피클 제철과일(간식)	찹쌀현미밥 버섯육개장 두부구이 가지오븐구이(발사믹소스) 마늘종볶음
5일째	쌀밥 설렁탕 닭가슴살구이(겨자소스) 봄나물무침 숙주피망나물 열무물김치	〈도시락〉 찹쌀영양밥 쇠고기편채 오방색묵잡채 오이부추김치	쇠고기쌀국수 월남쌈 고구마맛탕(간식)
6일째	〈빵식〉 토마토파프리카스프 닭가슴살샌드위치 고구마샐러드 건강주스(퍼플) 깻잎오이피클	쌀밥 닭육개장 연두부새싹찜(잣소스) 상추무침	찹쌀현미밥 콩나물국 두부두루치기 모듬쌈 시금치나물 제철과일(간식)
7일째	쌀밥 감자국 닭고기발사믹조림 호박나물 더덕구이 오이물김치	버섯영양밥 무채국 닭꼬치구이 얼갈이배추겉절이 과일나박지	쌀밥 쇠고기샤브샤브 고사리들깨볶음 참나물겉절이 제철과일(간식)

8일째	〈죽식〉 잣땅콩죽 닭안심구이(들깨소스) 취나물 수삼나박지	흑미밥 느타리무국 쇠고기스테이크 양상추샐러드(오렌지드레싱) 달래오이무침 청양고추양파장아찌	쌀밥 곰국 두부스테이크 마늘종볶음 더덕구이 양배추깻잎김치 제철과일(간식)
9일째	찹쌀현미밥 콩나물국 쇠완자전(달걀흰자만사용) 고구마줄기볶음 도라지숙채 얼갈이배추겉절이	〈도시락〉 우엉밥 살코기파인애플샐러드 애호박호두선 오이부추김치	흑미밥 닭고기버섯전골 상추겉절이 탕평채 열무김치 건강주스(퍼플)(간식)
10일째	쌀밥 설렁탕 두부가지볶음 피망잡채 깻잎찜 과일나박지	흑미밥 감자국 닭안심마늘샐러드 브로콜리채소볶음 고사리나물 알타리물김치	팥칼국수 참깨샐러드+사태카르파초 채소피클(비트) 건강주스(레드)(간식)
11일째	〈빵식〉 고구마스프 닭가슴살구이 쨈+구운식빵 양상추토마토샐러드(키위드레싱) 깻잎오이피클	찹쌀현미밥 육개장 파전 백김치 제철과일(간식)	흑미밥 무쇠고기국 제육두루치기 참나물무침 연근초 열무김치
12일째	쌀밥 표고버섯무국 닭고기발사믹조림 취나물 단호박찜 오이부추무침	〈도시락〉 두부콩나물밥 쇠고기파산적 서리태살사샐러드 단호박경단 무초김치	흑미밥 닭곰국 돼지고기생강구이 미나리무침 감자범벅 동치미 제철과일(간식)
13일째	쌀밥 조랭이떡국 쇠고기방자구이 삼색나물 백김치	찹쌀현미밥 고기콩나물국 닭안심유자샐러드 표고버섯가지볶음 마늘종볶음 수삼나박지 제철과일(간식)	쌀밥 느타리맑은국 쇠고기수육무침 숙주나물 깻잎나물 동치미
14일째	흑미밥 호박맑은국 돼지완자토마토조림 시금치나물 겨자채 과일나박지	쌀밥 살코기치킨샐러드 두부구이 마늘은행버섯볶음 오이부추김치 제철과일(간식)	찹쌀현미밥 채소육개장 쇠고기편채 감자채볶음 청경채나물 열무물김치

* 빨간색 글씨: 레시피 확인이 가능한 메뉴.

아침밥상

　아침식사를 할 때 꼭 밥을 먹을 필요는 없다. 평소 식단으로 밥은 물론 빵으로도 섭취가 가능하고 소화기관에 문제가 생겼다면 죽으로도 섭취가 가능하다. 무엇보다도 중요한 것은 아침식사를 거르지 않는 것이다. 아침식사를 꼭 먹는 습관을 들여 밤사이 금식 상태를 음식을 섭취함으로써 깨뜨려 우리 몸에 에너지를 공급해야 한다.

점심밥상

　점심은 매번 집에서 섭취하기가 힘들다. 약속 등 부득이한 상황으로 밖에서 점심식사를 할 경우가 생기는데 문제는 외식을 하면 정제염으로만 음식을 준비하는 음식점을 찾기가 어렵다는 것이다. 따라서 집에서 간단하게 저요오드식 도시락을 준비하는 것이 필요하다. 저요오드식 도시락을 마련하는 것이 힘들다면 과일이나 곡분을 활용한 간식을 준비하거나 시중에서 판매하고 있는 저요오드 영양보충음료 등을 활용하는 것도 좋다.

저녁밥상

　일반적으로 저녁은 밥과 국을 이용한 한식 위주의 식사 형태로 섭취가 이루어진다. 하지만 쇠고기쌀국수 등 면 종류나 우엉밥 등의 영양밥 형태로 다양한 종류를 섭취하는 것도 좋다. 어떤 형태로 섭취하든 하루에 필요한 충분한 영양소를 공급하는 것이 중요하다.

간식

세끼 식사 외에 섭취하는 것으로 과일 등 제철 재료를 활용하는 것이 보통이다. 제철과일을 충분히 섭취하는 것이 좋으며 고구마를 이용한 맛탕이나 식혜와 같은 전통 음료를 섭취하는 것도 좋다. 요오드 제한으로 인해 제대로 된 식사가 어려웠다면 하루 1~2회의 간식으로 평소 식사 섭취량을 유지해야 한다.

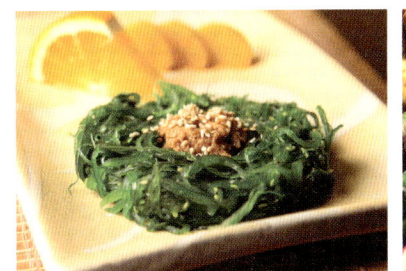 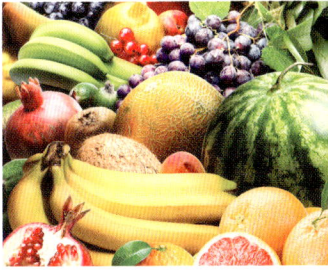

| Cooking 잣땅콩죽 |

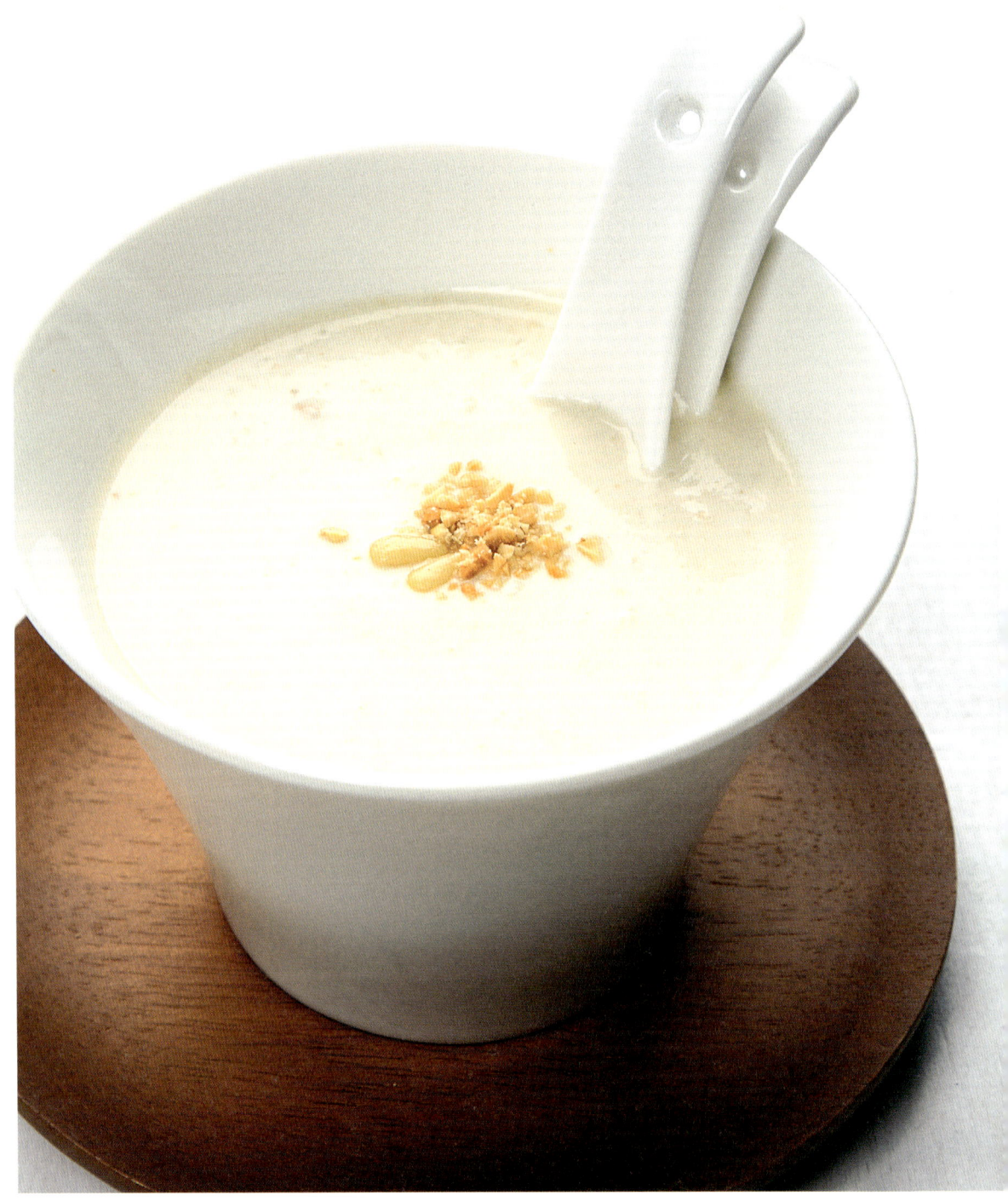

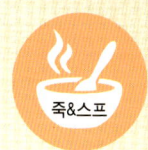

잣땅콩죽 〈4인분 기준〉

1인분 섭취 시 열량 402kcal, 단백질 12g

| 요리 재료 | 잣 1/2컵(60g), 땅콩 1컵(100g), 불린 찹쌀 1컵, 정제 소금 약간, 물(잣과 땅콩을 갈 때) 4컵, 물(찹쌀 갈 때) 1컵

| 조리법 |
1. 볶은 땅콩은 껍질을 벗긴다.
2. 고깔을 뗀 잣을 땅콩과 함께 물 4컵을 넣고 믹서에 간다.
3. 찹쌀은 물에 30분~1시간 정도 불려 채에 건진 후 물 1컵을 넣고 믹서에 간다.
4. (2)를 먼저 팔팔 끓인다.
5. (4)에 갈아놓은 찹쌀 물 윗부분의 맑은 물을 넣고 끓이다가 팔팔 끓으면 나머지 찹쌀 간 것을 넣고 잘 저으면서 걸쭉해질 때까지 끓인다.
6. 먹기 직전에 정제 소금으로 간을 한다.

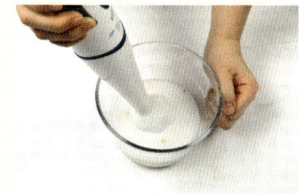 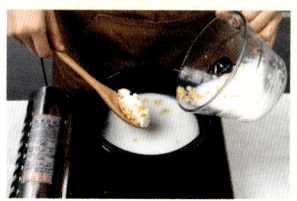

Tip

잣은 내열성이 강한 아밀라아제라는 효소를 갖고 있어서 쌀과 함께 갈아서 죽을 쑤면 쌀의 전분이 묽어지고 엉기지 않게 된다. 그러므로 잣은 반드시 따로 갈아서 먼저 팔팔 끓인 후 쌀 간 것을 넣어야 한다.

| Cooking 🍳 고구마스프 |

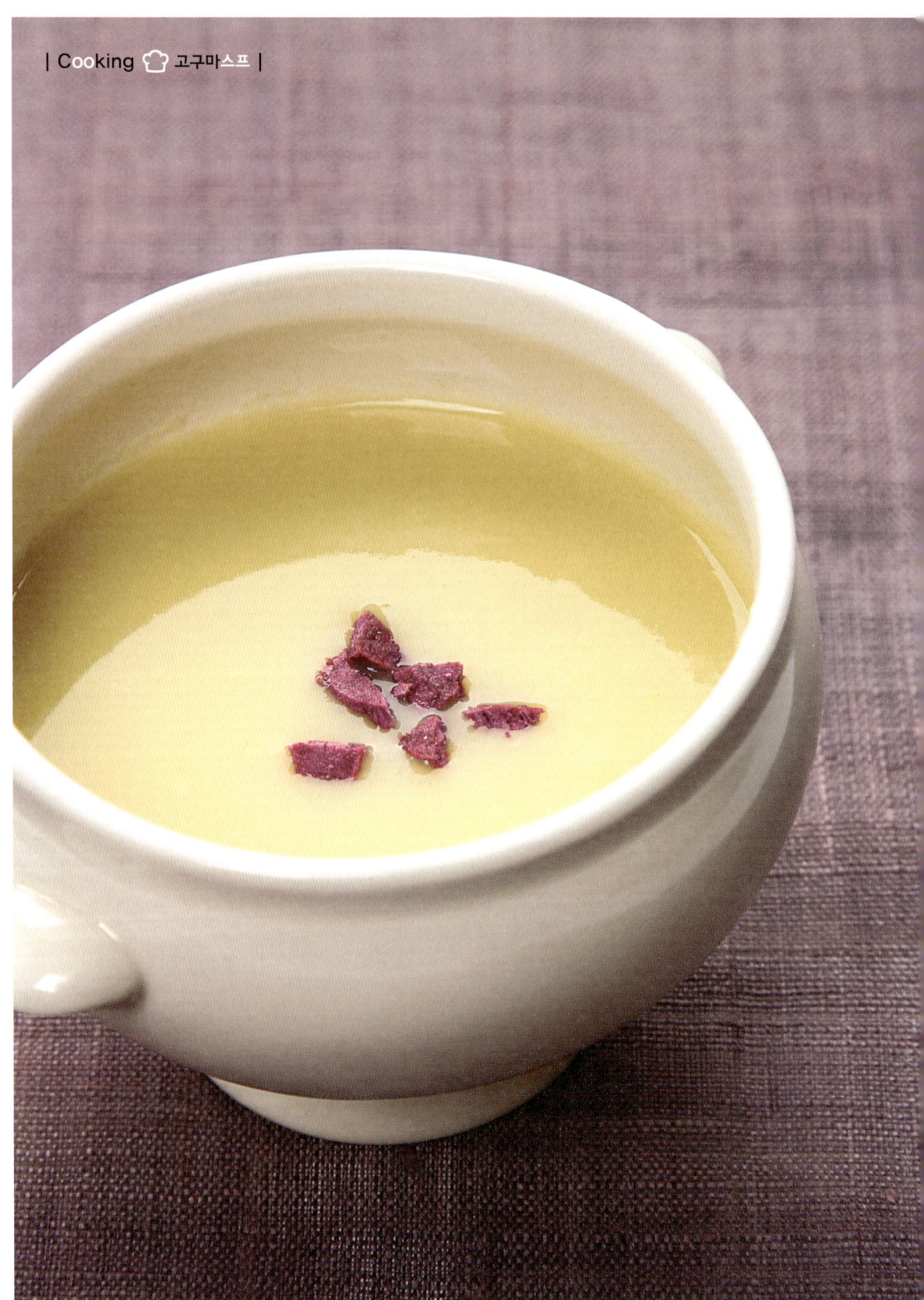

고구마스프 <4인분 기준>

1인분 섭취 시 열량 155kcal, 단백질 2g

| 요리 재료 | 고구마 중 3개(400g), 다진 당근 15g, 다진 샐러드 15g, 다진 양파 25g, 올리브유 2/3큰술, 닭육수 3컵, 정제 소금 약간

| 닭육수 재료 | 장각(닭다리) 2개, 월계수잎 2장, 샐러드 줄기 15cm, 마늘 6쪽, 통후추 4알, 물 2L

| 닭육수 만들기 | 1. 육수 재료를 한꺼번에 넣고 한 시간 정도 끓인다.
2. 끓인 육수를 식힌 후 기름기를 제거하고 체에 거른다.

| 조리법 | 1. 소스 팬에 올리브유를 넣고 당근, 양파, 샐러드를 약 10분 정도 충분히 볶는다.
2. (1)에 고구마를 넣고 볶다가 고구마가 반 정도 익으면 닭육수를 부어 익을 때까지 은근히 끓인다.
3. 고구마가 완전히 익으면 한소끔 끓인 후 믹서기로 곱게 갈아 정제 소금으로 간한다.
4. 완성된 스프를 그릇에 담는다.

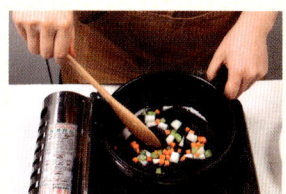 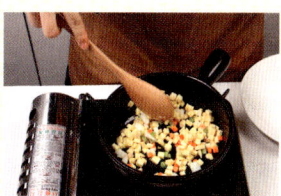 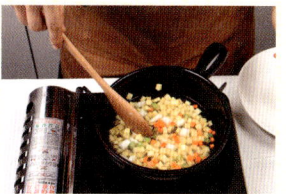

| Cooking 토마토파프리카스프 |

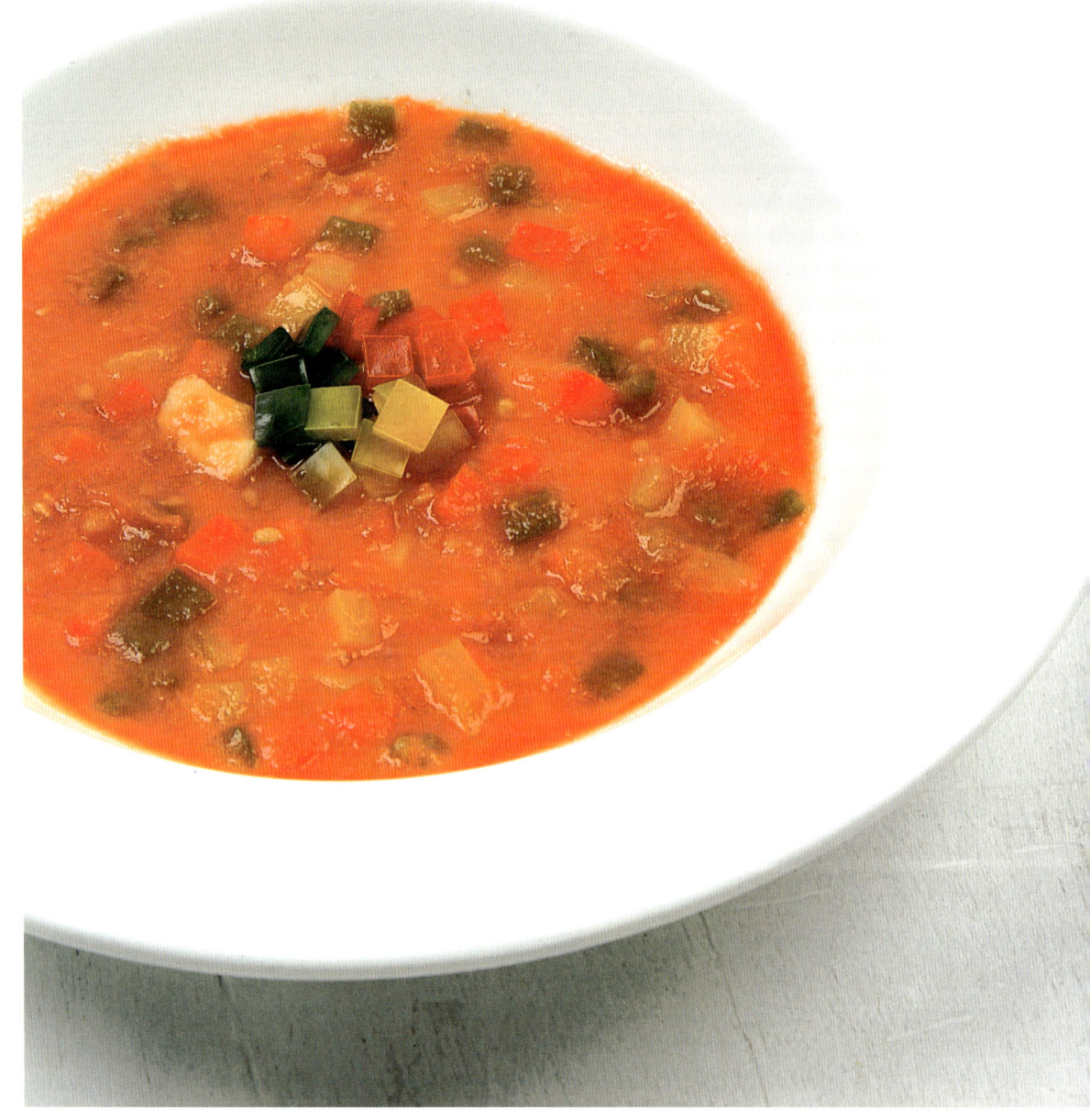

토마토파프리카스프 〈4인분 기준〉

1인분 섭취 시 열량 102kcal, 단백질 2g

| 요리 재료 | 토마토 중 2개(400g), 토마토 페이스트 2큰술, 양파 1/4개(40g), 샐러리 1/2대(40g), 대파 1/2대(20g), 파프리카(노란색) 1/3개(50g), 파프리카(빨간색) 1/3개(50g), 청피망 1/2개(50g), 마늘 1쪽(5g), 올리브유 2큰술, 닭육수 3과1/4컵(650ml), 정제 소금 1/4작은술, 후추 약간

| 루 만들기 | 올리브유 2큰술과 밀가루 2큰술을 넣고 볶아준다.

| 조리법 |
1. 토마토는 칼로 살짝 십자로 자른 후 끓는 물에 살짝 데쳐서 껍질을 벗긴다.
2. 파프리카와 피망은 0.5cm×0.5cm으로 곱게 썬다
3. 올리브유 1큰술을 넣고 양파, 파, 샐러리, 마늘을 넣고 갈색을 띨 때까지 볶는다.
4. 올리브유 1큰술을 더 넣고, 토마토 페이스트를 넣고 볶는다.
5. 미리 준비한 닭육수(p117 참조) 3과1/4컵을 넣고 껍질을 벗긴 토마토를 넣고 끓인다.
6. (5)를 식힌 다음 믹서에 간다.
7. 만들어진 루 2큰술을 넣고 농도를 조절하면서 다시 끓인다.
8. 정제 소금과 후추를 넣고 간을 한다.
9. 먹기 직전에 썰어둔 파프리카, 피망을 넣는다.
10. 기호에 따라 꿀을 첨가할 수 있다.

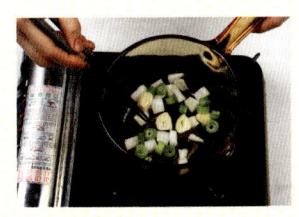 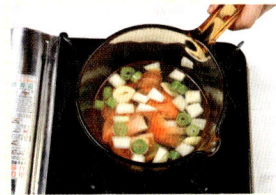 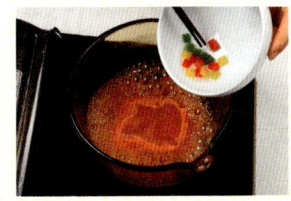

Tip
토마토 페이스트는 많이 볶을수록 신맛이 날아가서 스프의 신맛은 덜하다.

| Cooking 🍳 두부콩나물밥 |

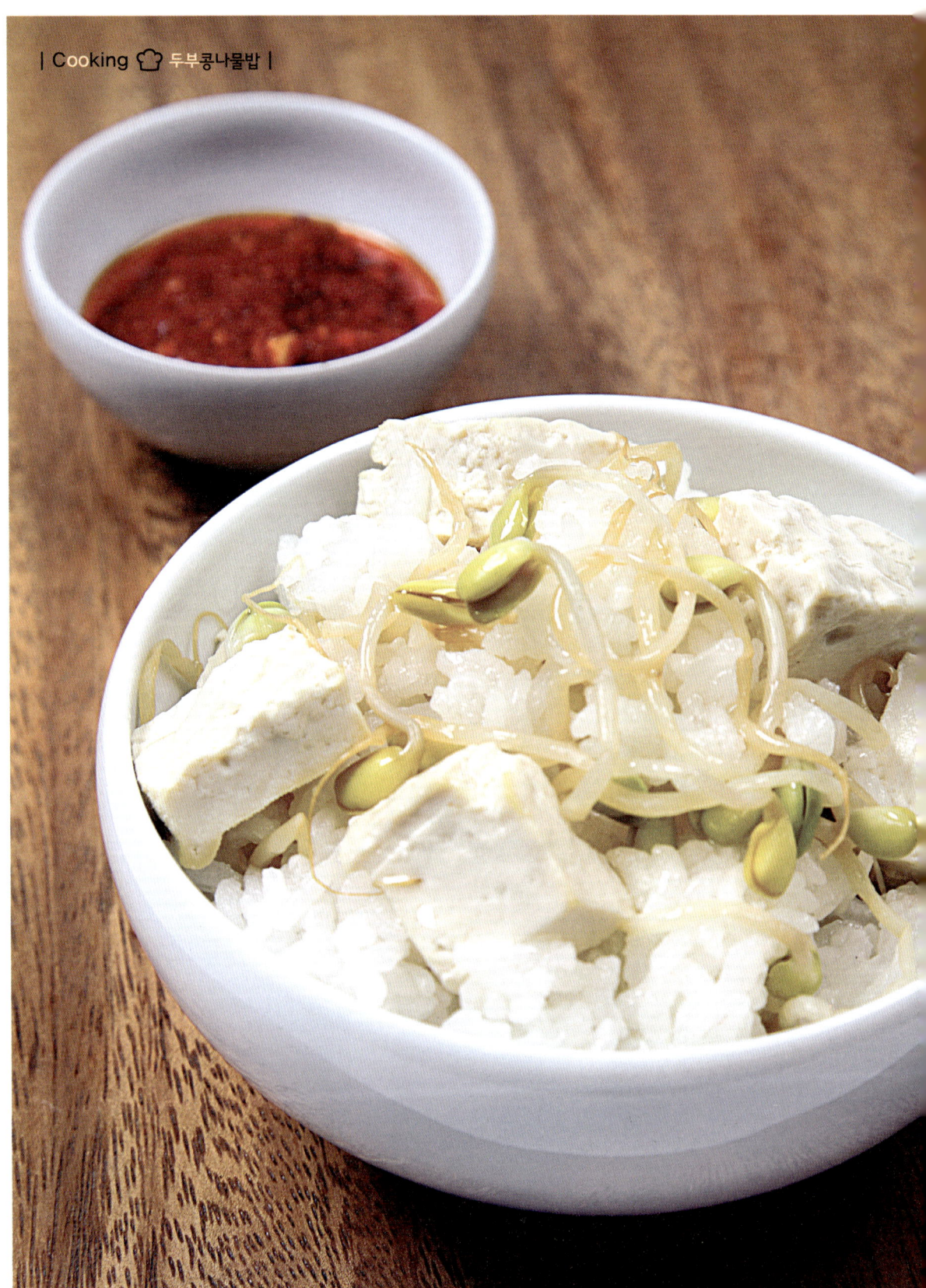

두부콩나물밥 〈4인분 기준〉

1인분 섭취 시 열량 520kcal, 단백질 17g

| 요리 재료 | 두부 3/4모(240g), 다진 쇠고기 30g, 콩나물 280g, 물 1과2/3컵, 씻은 쌀 360g, 후춧가루 약간, 설탕 1/5작은술, 정제 소금 약간

| 양념장 재료 | 물 5큰술, 고춧가루 1과2/3큰술, 정제 소금 1작은술, 설탕 1과2/3큰술, 참기름 1과2/3큰술, 깨소금 1과1/3큰술, 다진 파 1과1/3작은술, 다진 마늘 1과1/3작은술, 다진 고추 1과1/3큰술

| 조리법 |
1. 두부를 1.5cm×1.5cm×1.5cm 주사위 모양으로 자른다.
2. 다진 쇠고기는 후춧가루, 참기름, 설탕을 넣고 30분 정도 재워둔다.
3. 콩나물은 깨끗이 씻어 준비한다.
4. 물 360㎖에 정제 소금을 약간 넣어 소금물을 만든다.
5. 분량의 쌀, 소금물, 콩나물, 쇠고기, 두부를 함께 넣은 후 밥을 앉힌다.
6. 밥이 완성되면 보기 좋게 담아 낸다.

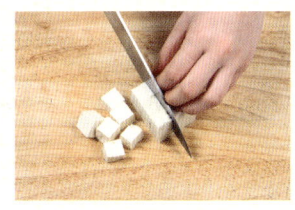
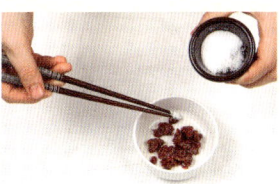
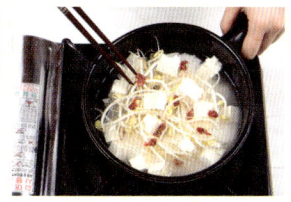

| Cooking 찹쌀영양밥 |

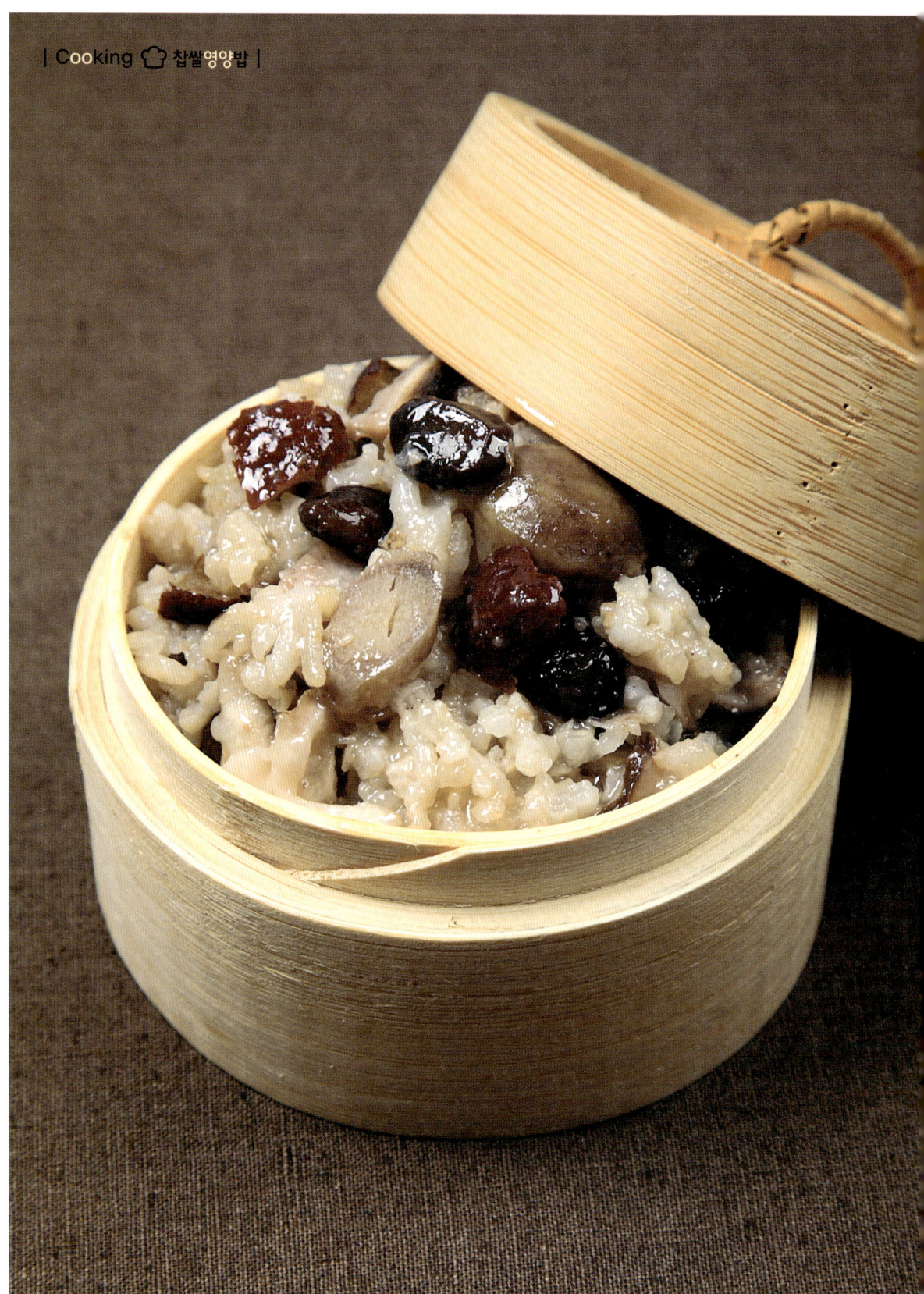

찹쌀영양밥 〈4인분 기준〉

1인분 섭취 시 열량 386kcal, 단백질 9g

| 요리 재료 | 찹쌀(마른 것) 1컵(165g), 쌀(마른 것) 1컵(165g), 물 330ml, 생표고버섯 3개(50g), 대추 대 3개(10g), 깐밤 3개(50g), 서리태 2큰술(25g), 호두 1.5개(10g), 우엉 40g, 정제 소금 약간

| 조리법 |
1. 쌀과 찹쌀을 씻어서 30분~1시간 정도 불려둔다.
2. 콩은 씻어서 6시간 정도 불려둔다.
3. 표고는 얇게 채를 썬다.
4. 대추는 씨를 빼고 1/4등분하여 썬다.
5. 호두를 잘게 다진다.
6. 밤은 얇게 편으로 썬다.
7. 우엉은 껍질을 벗기고 먹기 좋게 썰어 둔다.
8. 위의 모든 재료를 섞고 정제 소금을 물 330㎖에 녹인 후 소금물을 붓고 밥을 한다.

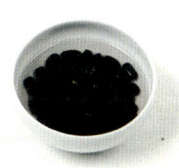
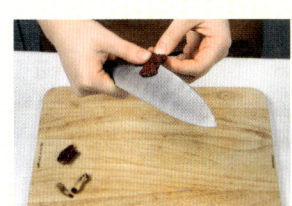
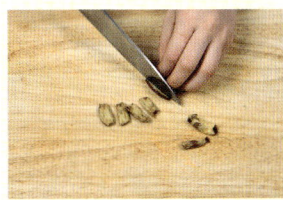
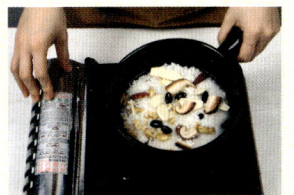

Tip
콩은 겉껍질이 단단하므로 반드시 6시간 정도 불린 후 사용해야 한다.

| Cooking 🍳 매콤소스콩나물무밥 |

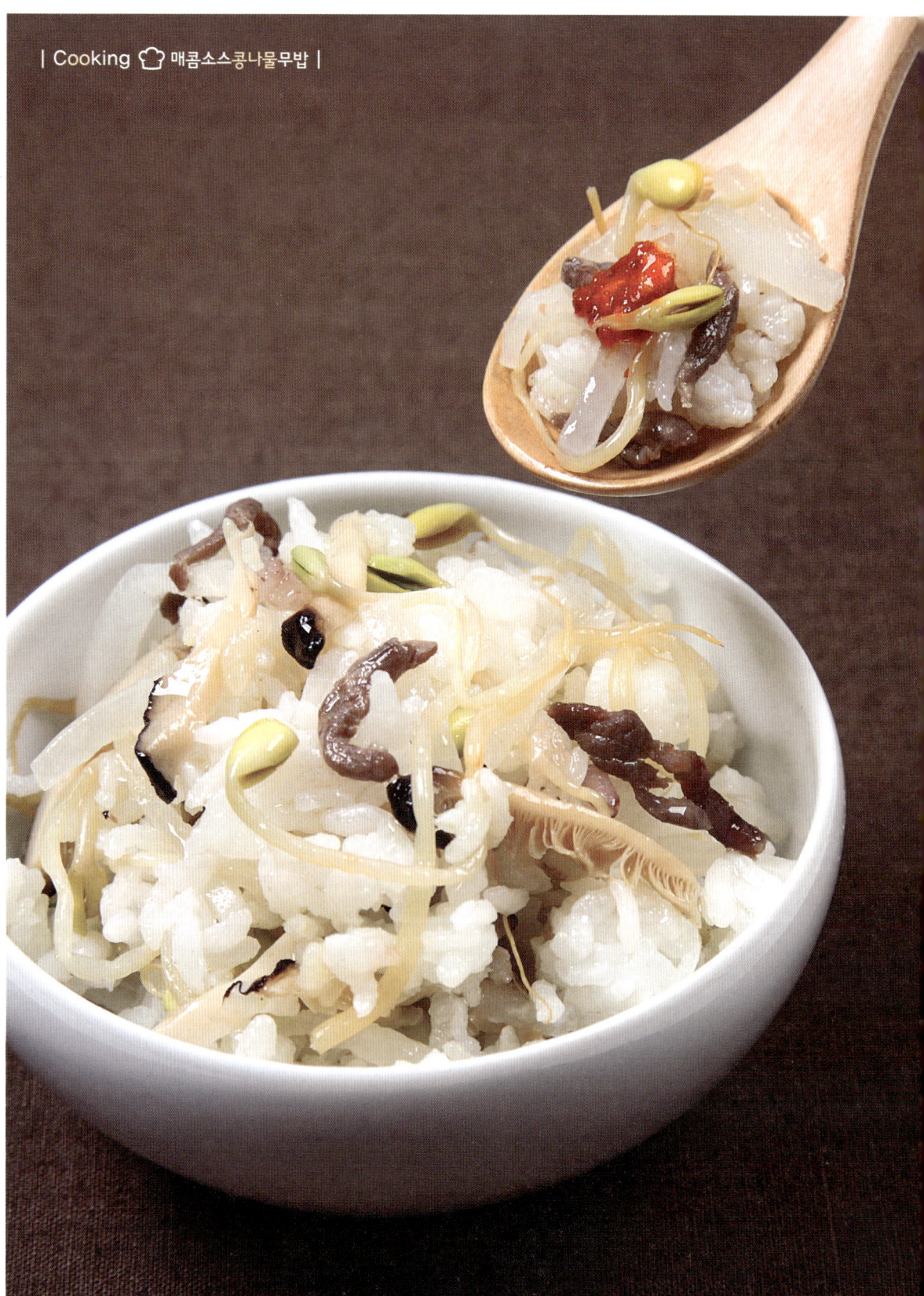

매콤소스콩나물무밥 〈4인분 기준〉

1인분 섭취 시 열량 520kcal, 단백질 16g

| 요리 재료 | 쌀 2컵(350g), 물 1과2/3컵, 콩나물 200g, 무 1/5개(200g), 쇠고기 130g, 생표고버섯 6개(100g)

| 고기양념 | 정제 소금 약간, 설탕 2와 1/2작은술, 다진 파 2와 1/2작은술, 다진 마늘 2와 1/2작은술, 참기름 2와 1/2작은술, 깨소금 1과 1/2작은술

| 양념장 재료 | 물 5큰술, 고춧가루 1과 2/3큰술, 정제 소금 1작은술, 설탕 1과 2/3큰술, 참기름 1과 2/3큰술, 깨소금 1과 1/3큰술, 다진 파 1과 1/3작은술, 다진 마늘 1과 1/3작은술, 다진 고추 1과 1/3큰술

| 조리법 |
1. 쌀은 깨끗이 씻어 30분간 불려 체에 밭쳐둔다.
2. 콩나물은 깨끗이 씻어 건지고, 무는 껍질째 깨끗이 씻어 지저분한 것만 저며내고 5㎜ 두께로 채썬다.
3. 쇠고기는 살코기로 준비해 가늘게 채썰고, 표고버섯은 모양대로 얇게 썬다. 고기와 표고버섯을 함께 밑간에 재워둔다.
4. 불린 쌀, 콩나물, 무, 밑간을 한 고기와 버섯을 켜켜이 안치고 물을 부어 밥을 짓는다. 밥이 끓으면 불을 줄여 10분간 끓인 후 재빨리 고루 섞고 다시 약한 불에서 15분간 뜸을 들인다.
5. 양념장을 만들어 곁들여 낸다.

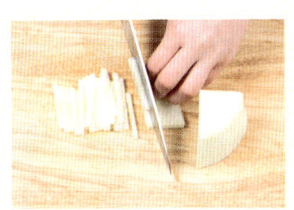 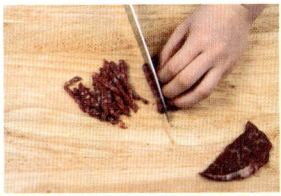 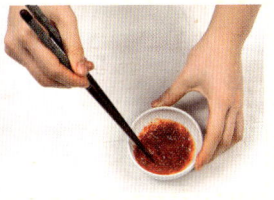

Tip
양념장은 미리 만들어서 2~3일간 냉장고에서 숙성시킨 후 고추장 대용으로 무침요리나 볶음요리에 사용하면 좋다.

| Cooking 🍳 우엉밥 |

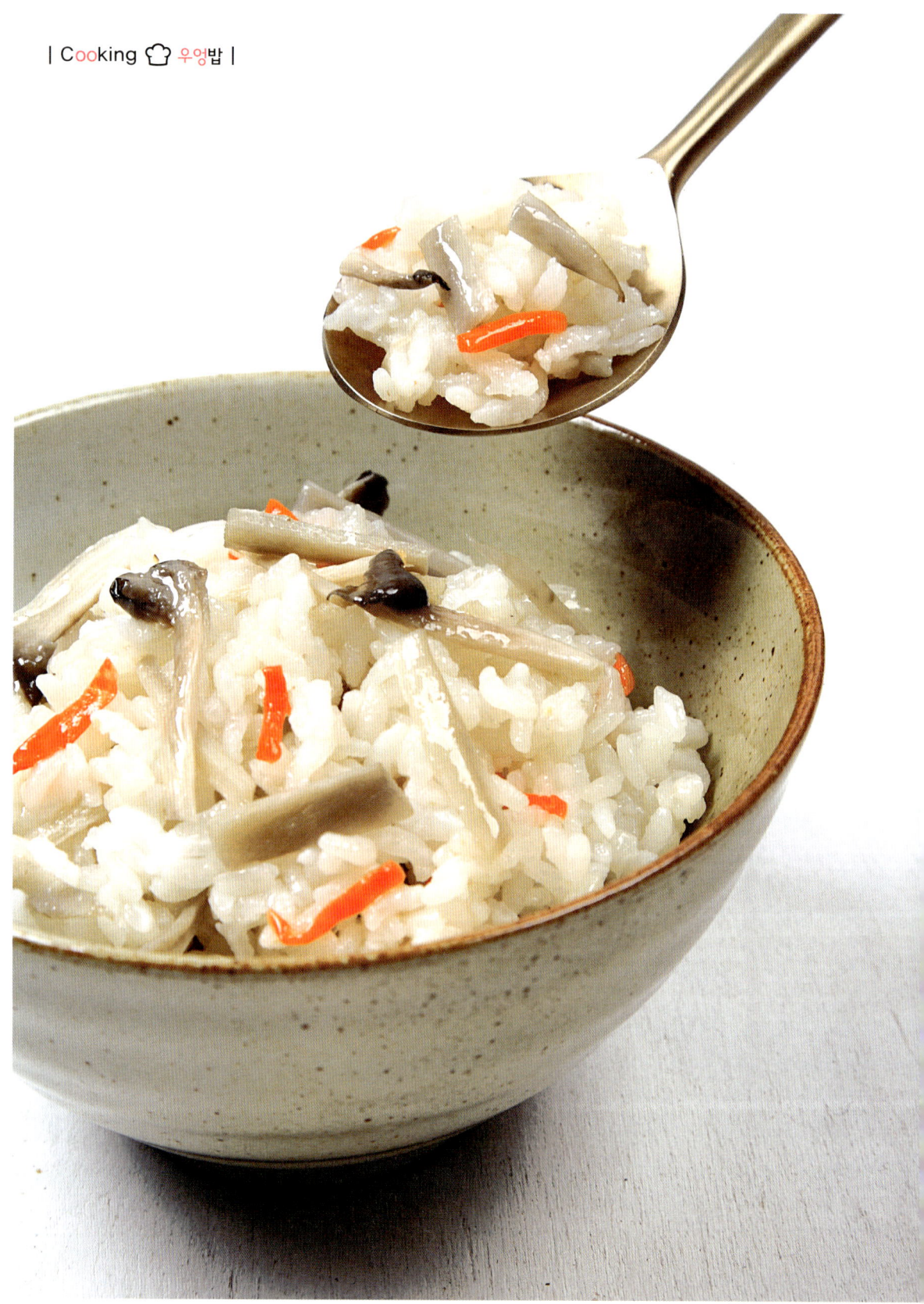

우엉밥 〈4인분 기준〉

1인분 섭취 시 열량 353kcal, 단백질 7g

| 요리 재료 | 백미(마른 것) 1과1/2컵(270g), 우엉 130g, 당근 대 2/3개(130g), 느타리버섯 3/4팩(130g), 물 1과2/3컵, 식용유 2큰술, 정제 소금 1/4작은술, 설탕 약간

| 조리법 |
1. 쌀은 씻어서 30분~1시간 정도 불려 놓는다.
2. 껍질을 벗긴 우엉은 0.3cm×0.3cm×5cm로 채를 썬다.
3. 잘 씻은 당근은 0.3cm×0.3cm×5cm로 채를 썬다.
4. 느타리버섯은 씻어서 뜯어 놓는다.
5. 프라이팬에 식용유를 두르고 준비된 (2), (3), (4)의 채소에 넣고 볶는다. 채소가 거의 익으면 정제 소금을 넣어 간을 하고 더 볶아둔다.
6. 불린 쌀의 무게와 동량으로 물을 붓고 볶은 재료를 골고루 섞은 후 밥을 지어낸다.

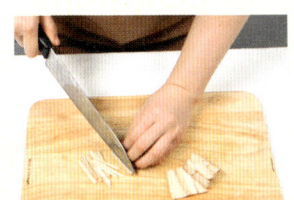 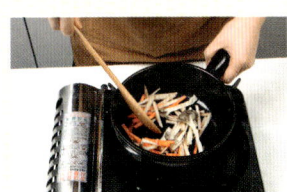 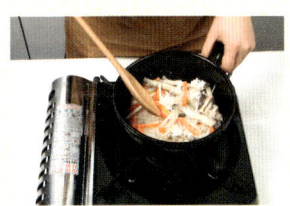

Tip
채소를 프라이팬에 볶을 때 설탕을 넣고 센 불에서 볶다가 소금을 넣어 주면 설탕이 캐러멜화가 일어나서 우엉의 색이 노릇해지므로 더욱 맛을 돋을 수 있다.

| Cooking 🍳 두부굴린만두 |

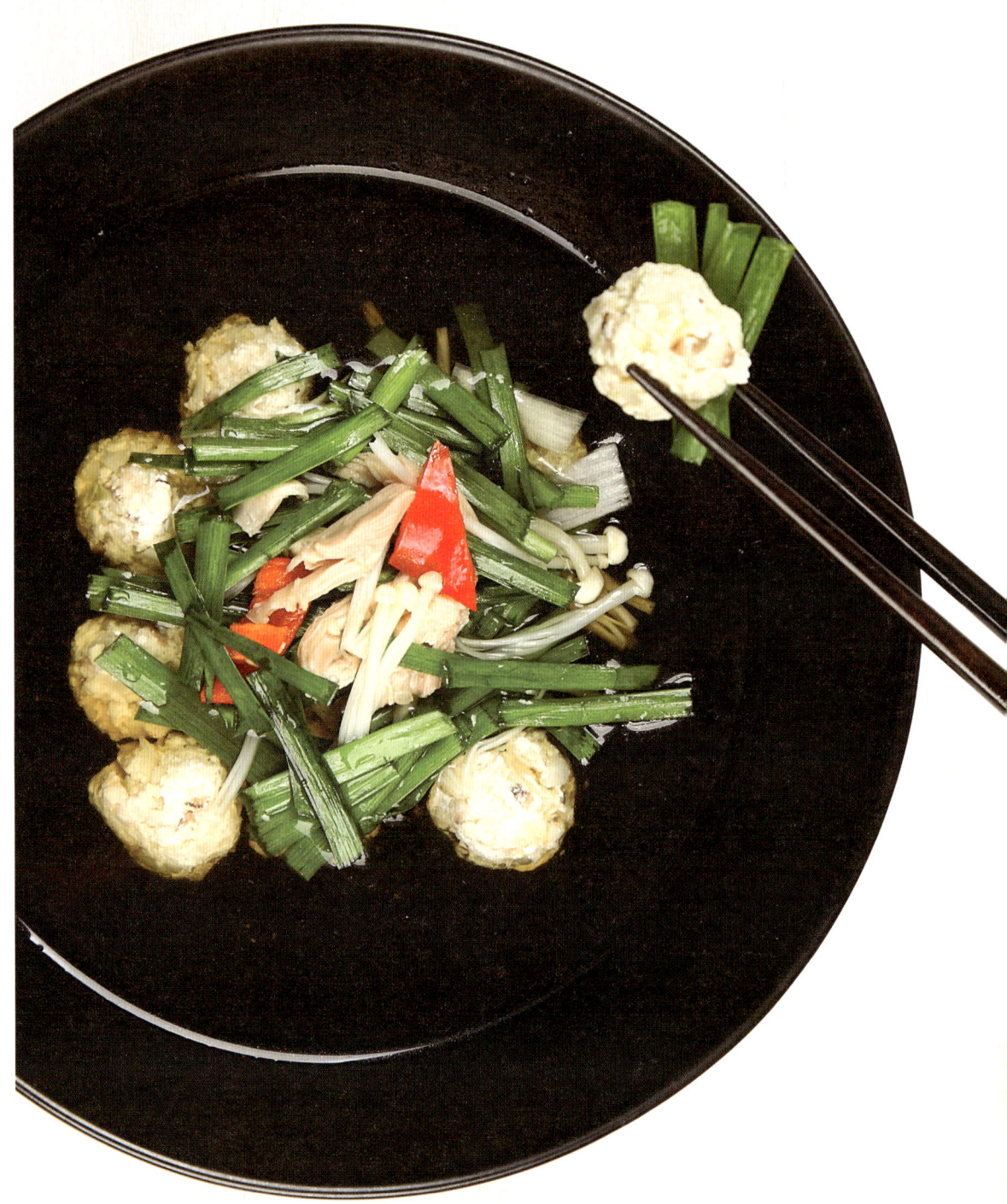

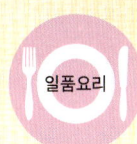

두부굴린만두 〈4인분 기준〉

1인분 섭취 시 열량 163kcal, 단백질 22g

| 요리 재료 | 닭고기 장각1개(280g), 대파 40g, 닭가슴살 60g, 부추 30g(만두속), 부추 70g(부재료), 양배추 50g(만두속), 양배추 40g(부재료), 표고버섯 40g(만두속), 표고버섯 3개 50g(부재료), 두부 1/2모(150g), 팽이버섯 1봉(90g), 청고추 2개(30g), 홍고추 2개(30g), 정제 소금 1/4작은술

| 닭육수 재료 | 장각(닭다리)1개, 월계수잎 1장, 샐러리 0.5대, 대파 0.5대, 마늘 3쪽, 통후추 2알, 물 1L

| 조리법 |
1. 닭육수 재료에 물 1,000㎖를 붓고 끓여 육수를 준비한 후 장각은 건져 살을 발라 잘게 찢는다.
2. 닭가슴살, 표고버섯, 양배추는 곱게 다지고 부추는 잘게 송송 썬다.
3. 두부는 칼등으로 으깬 후 베보자기로 싸서 물기를 완전히 짜낸다.
4. (2)와 (3)을 섞어 한참 치댄 후 한입 크기로 크지 않게 동글동글하게 빚는다.
5. 양배추, 부추, 표고버섯을 손질하여 5㎝ 길이로 썰고 고추는 송송 썬다. 팽이버섯은 가닥가닥 떼어놓는다.
6. 닭육수 3컵을 끓인 후 썰어둔 양배추, 표고버섯과 빚어둔 만두를 넣는다.
7. 만두가 익어서 떠오르면 팽이버섯, 부추, 고추, 발라둔 닭고기를 넣고 살짝 끓여 정제 소금으로 간을 하고 그릇에 담아낸다.

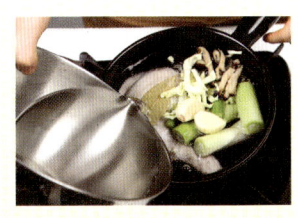
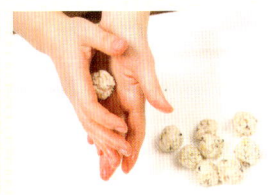
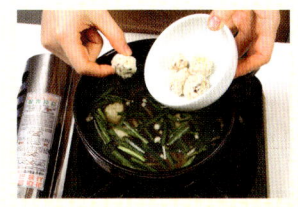

| Cooking 🍳 월남쌈 |

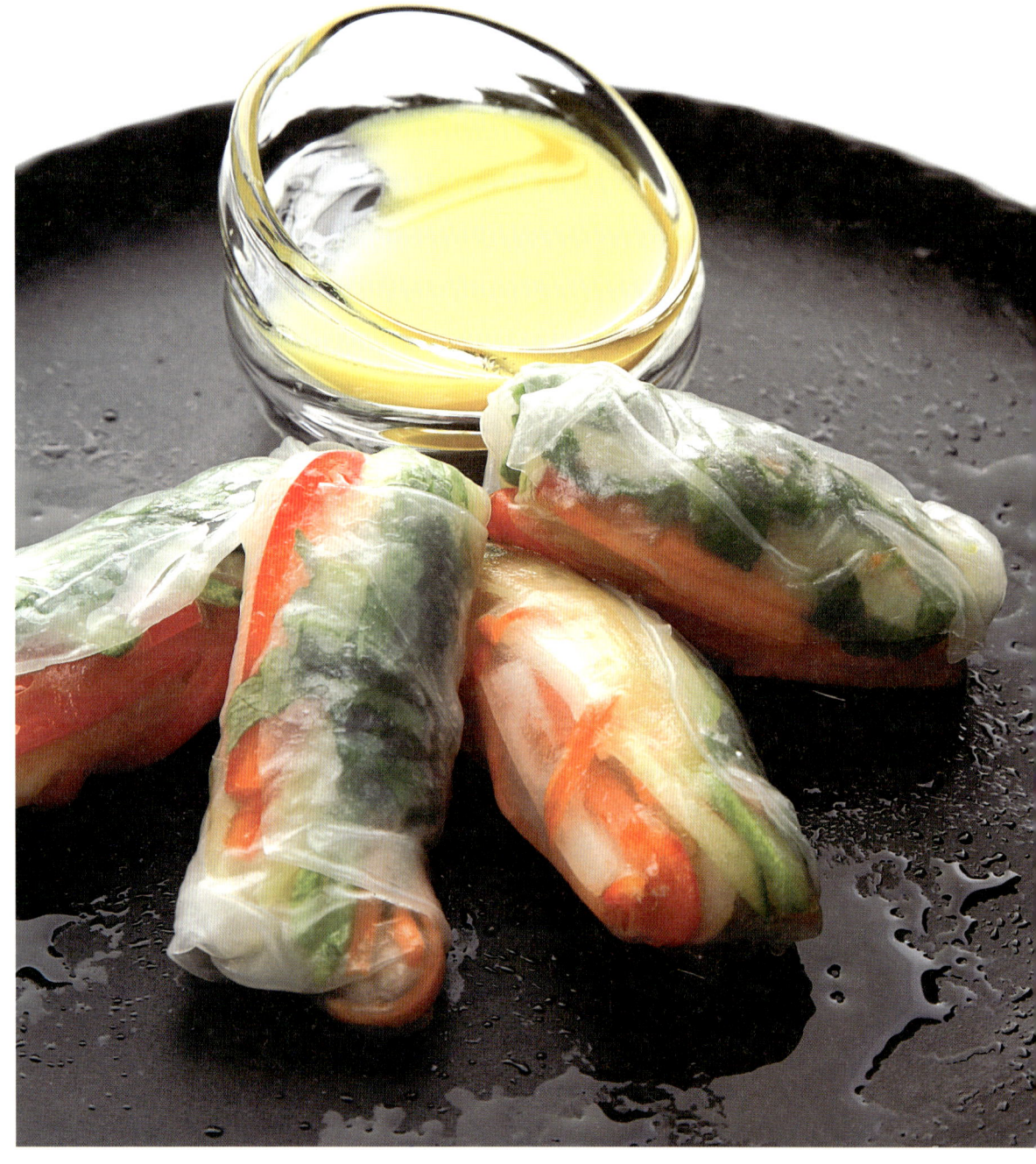

월남쌈 ⟨4인분 기준⟩

1인분 섭취 시 열량 157kcal, 단백질 3g

요리 재료 로메인 상추 40g, 당근 1/3개(65g), 양파 1/4개(40g), 오이 80g, 파프리카(빨간색) 1/3개(65g), 파프리카(노란색) 1/3개(65g), 깻잎 10장(13g), 파인애플 160g, 쌀국수(가는 면) 40g, 라이스페이퍼 12장, 참기름 1큰술

소스 재료 파인애플주스 1과1/3큰술, 정제 소금 1/4작은술, 사과즙 1과1/3큰술, 설탕 2/3큰술

조리법
1. 모든 채소는 깨끗이 씻어 4㎝ 길이로 곱게 채썬다.
2. 양파는 찬물에 담가서 매운 맛을 뺀다.
3. 파인애플은 과육만 이용하여 한입 크기로 썬다.
4. 쌀국수는 끓는 물에 삶아 찬물에 헹군 뒤 참기름에 버무려 놓는다.
5. 소스 재료를 모두 섞어 소스를 만든다.
6. 접시에 채 썰어 놓은 채소와 파인애플, 쌀국수를 돌려 담는다.
7. 라이스페이퍼를 뜨거운 물에 담가 부드럽게 만든 뒤, 상추와 깻잎, 당근, 오이, 양파, 파프리카, 파인애플, 쌀국수 등 재료를 올려 만 다음 소스를 곁들여 낸다.

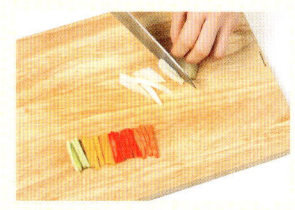 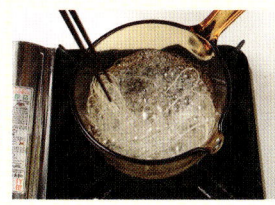 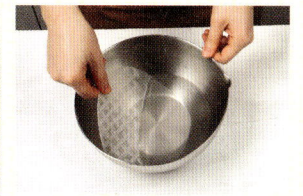

Tip
쌀국수는 미리 찬물에 충분히 불린 후 끓는 물에 삶아내야 냄새나 질감이 좋다.

| Cooking 오색비빔국수 |

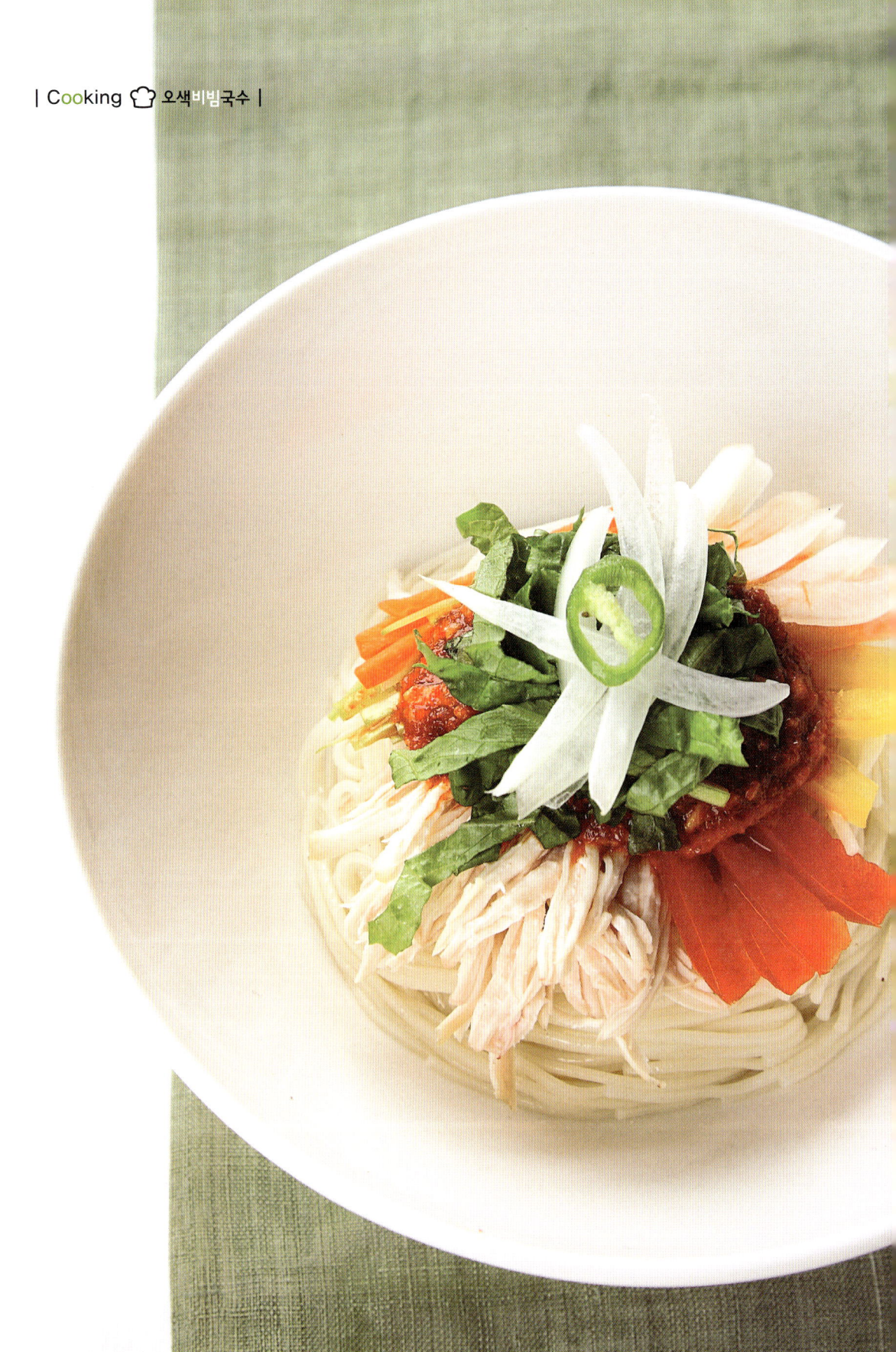

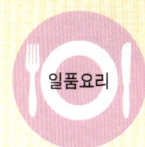

오색비빔국수 〈4인분 기준〉

1인분 섭취 시 열량 451kcal, 단백질 20g

| 요리 재료 | 소면 270g, 당근(4×6cm) 80g, 오이 1/2개(80g),
파프리카(노란색) 1/5개(40g), 파프리카(빨간색) 1/5개(40g), 상추 80g,
무 80g, 닭가슴살 1.5개(200g), 양파 1/2개

| 양념장 재료 | 고춧가루 3큰술, 설탕 2.5큰술, 정제 소금 1/2작은술, 닭육수 3큰술,
식초 2.5큰술, 통깨 1큰술, 참기름 1과 1/2큰술, 다진 마늘 1/2큰술,
다진 파 1/2큰술, 갈은 사과 1/2개, 다진 풋고추 1큰술

| 절이는 양념 | 물 1큰술, 식초 1큰술, 설탕 1큰술, 정제 소금 1/2작은술

| 조리법 |
1. 냄비에 물을 2ℓ를 붓고 국수를 삶아 헹구어 물기를 뺀다.
2. 오이, 당근은 5cm×0.2cm×0.2cm 크기로 채를 썬다.
3. 파프리카는 꼭지를 떼고 안의 씨 부분을 제거한 후
   5cm×0.2cm×0.2cm 크기로 채를 썬다.
4. 무는 5cm×1cm×0.2cm 크기로 채를 썰고, 양파는 가늘게
   채를 썰어 물 1큰술, 식초 1큰술, 설탕 1큰술, 정제 소금
   1/2작은술을 넣고 미리 절여둔다.
5. 상추는 0.5mm 두께로 채를 썬다.
6. 닭가슴살은 끓는 물에 데쳐 먹기 좋은 크기로 찢어 놓고,
   소금, 후추로 살짝 간을 해 놓는다.
7. 비빔국수 양념을 만들어 삶은 국수, 당근, 절인 무, 파프리카,
   오이, 닭가슴살을 넣고 고루 비벼 먹는다.

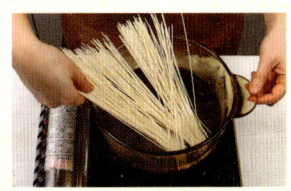 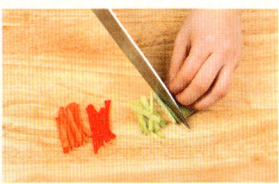 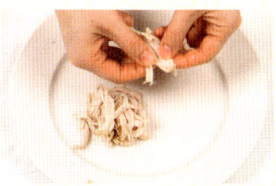

Tip

비빔 양념장은 미리 만들어 냉장고에 2~3일간 숙성시킨 후 사용하면 훨씬 맛이 좋으며, 나물 등 무침 양념으로도 사용한다.

| Cooking 🍳 쇠고기칼국수 |

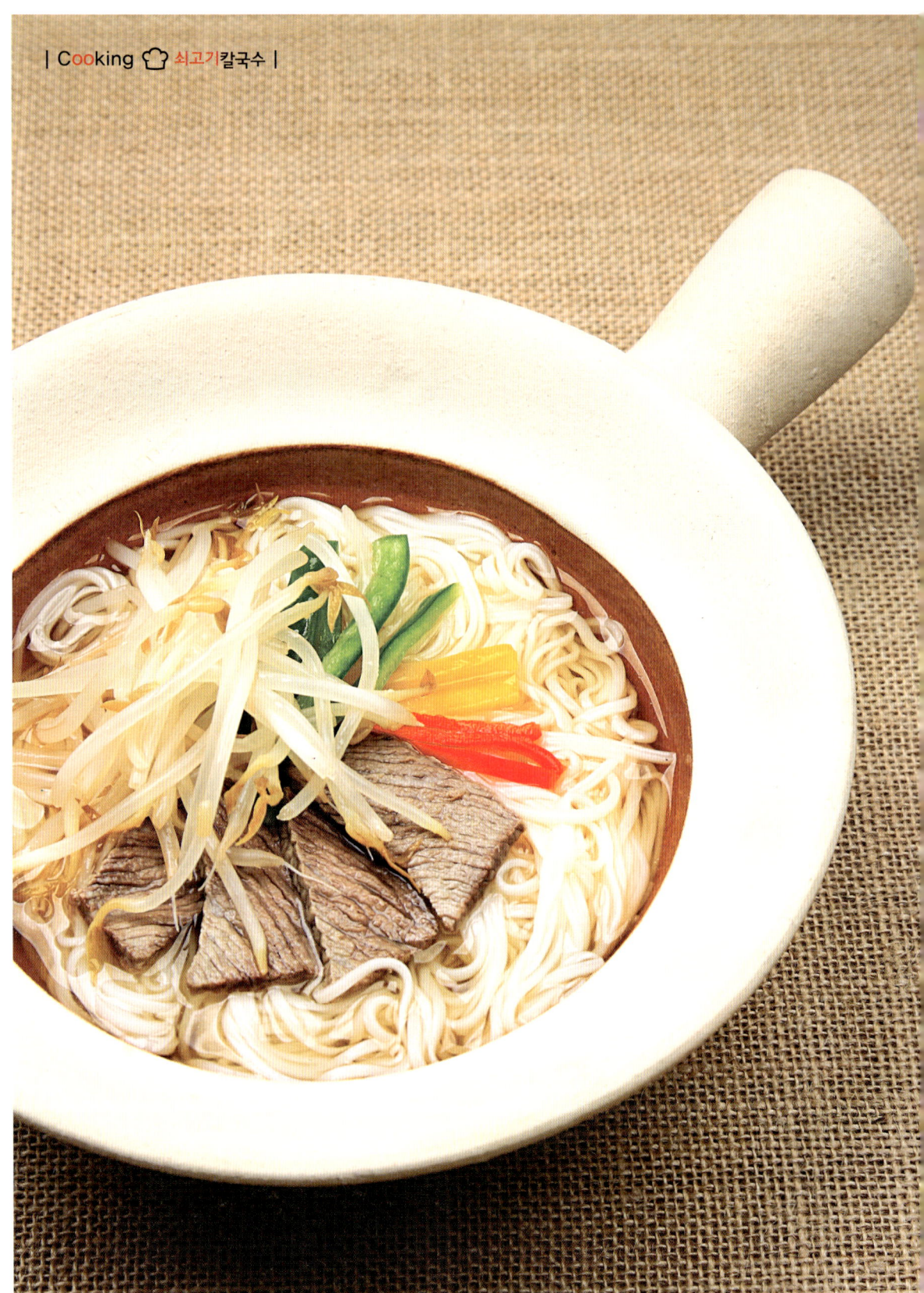

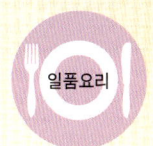

쇠고기쌀국수 〈4인분 기준〉

1인분 섭취 시 열량 194kcal, 단백질 23g

| 요리 재료 | 쌀국수 400g, 쇠고기(국거리, 덩어리) 200g, 대파 1.5뿌리, 양파 2개(고명용 1개, 육수용 1개), 마늘 4쪽, 숙주나물 130g, 홍고추 1.5개, 파프리카(노란색) 1/5개(40g), 청피망 1/2개(40g), 정제 소금 1/2작은술

| 미트소스재료 | 양파 1개를 곱게 채썰어 식초 1큰술, 정제 소금 1/4작은술, 설탕 1큰술을 넣어 30분간 절인다.

| 조리법 |
1. 쇠고기는 1시간 동안 찬물에 담가 핏물을 뺀 다음 물 2*l*에 대파 1.5뿌리, 마늘, 양파 1개를 넣고 1시간 정도 푹 끓인다.
2. 쌀국수는 끓는 물에 살짝 데쳐 찬물에 헹군 후 체에 받쳐 놓는다.
3. 숙주나물은 꼬리를 떼어내고 깨끗이 씻어 놓는다.
4. 청피망, 파프리카는 4㎝ 정도로 곱게 채를 썰어 놓는다.
5. 홍고추는 송송 썰어 놓는다.
6. 쇠고기는 한 김 식힌 후 얇게 썰어 준비한다.
7. 육수는 정제 소금으로 간을 맞춘다.
8. 쌀국수를 그릇에 담고 쇠고기, 양파, 피망, 파프리카, 고추, 숙주를 얹은 후 끓는 육수를 붓는다.

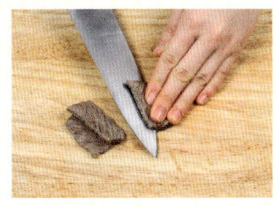
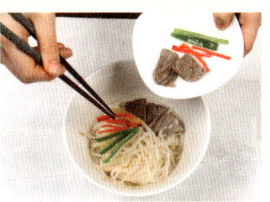

| Cooking 🍳 팥칼국수 |

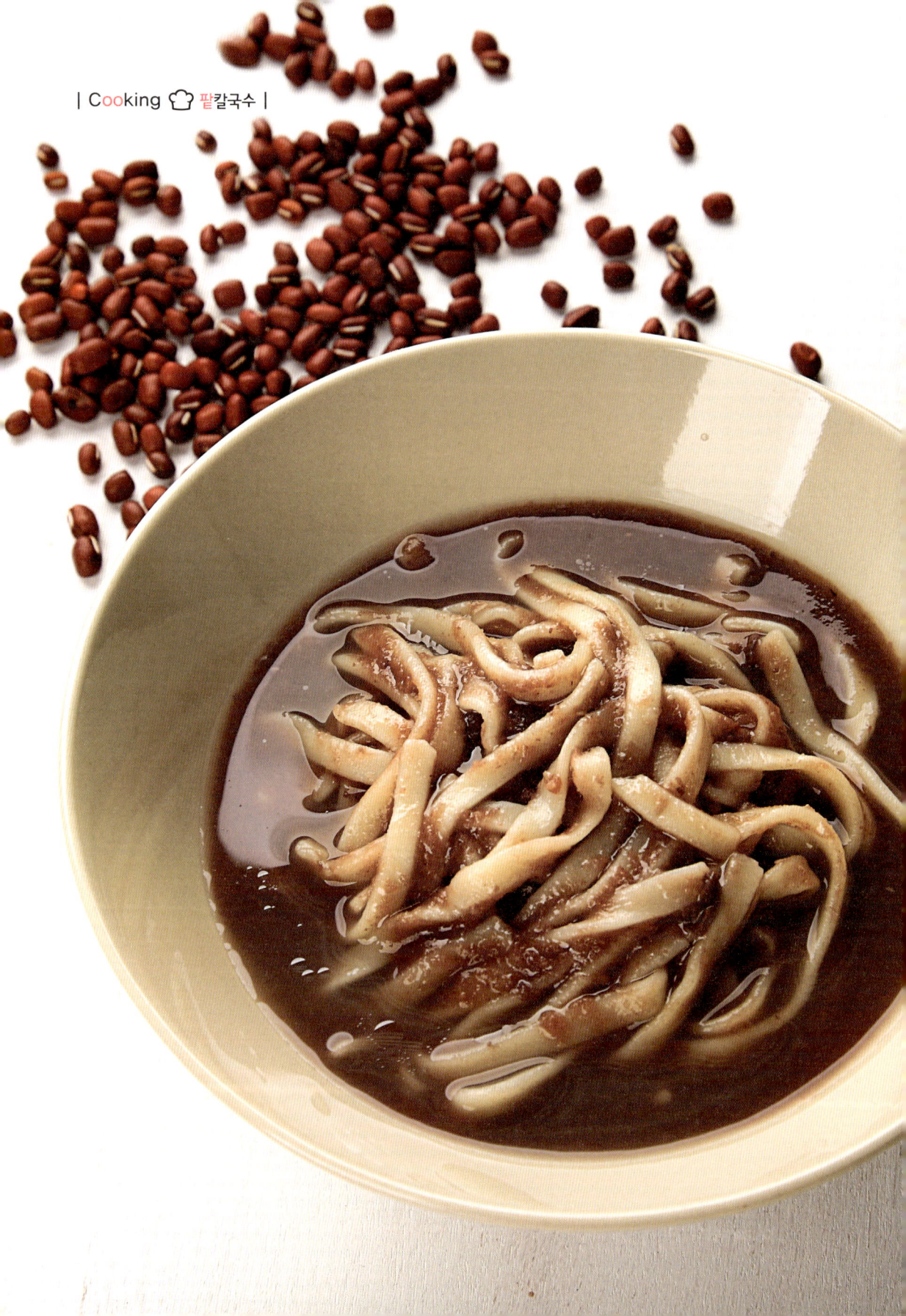

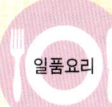

팥칼국수 〈4인분 기준〉

1인분 섭취 시 열량 619kcal, 단백질 29g

| 요리 재료 | 생칼국수면 600g, 팥 3.5컵(500g), 정제 소금 약간, 설탕 약간

| 조리법 |
1. 팥을 하루 밤 정도 불린다.
2. 불린 팥이 충분히 잠길 정도로 물을 부어 한소끔 끓인 후 첫 물은 버리고 3~4ℓ 정도의 물을 다시 부어 팥이 푹 익을 때까지 1시간 정도 더 끓인다.
3. 팥을 체에 받쳐 팥 삶은 물(따로 보관)을 거른 뒤 삶은 팥, 정제 소금, 물 2.5ℓ 정도를 넣어 믹서에 곱게 간다. 그리고 고운 체에 베 보자기를 깔고 한 번 내린다(팥앙금).
4. 따로 보관한 팥 삶은 물이 끓으면 국수를 넣고 익히다가 국수가 반쯤 익으면 (3)의 팥앙금을 넣고 천천히 저어가며 끓인다.
5. 기호에 따라 정제 소금과 설탕으로 간을 맞춘다.

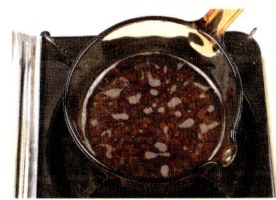 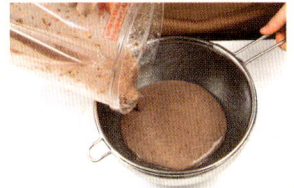

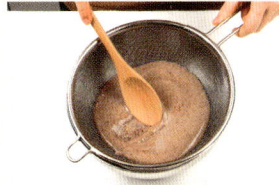 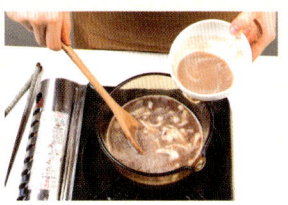

Tip
1. 팥앙금을 처음부터 넣고 끓이면 바닥에 눌어 붙으므로 팥 삶은 물에 국수를 먼저 반 정도 익힌 후에 앙금을 넣는다.
2. 앙금과 국수가 바닥에 눌어 붙지 않도록 잘 저어주어야 한다.

| Cooking 가지토마토스파게티 |

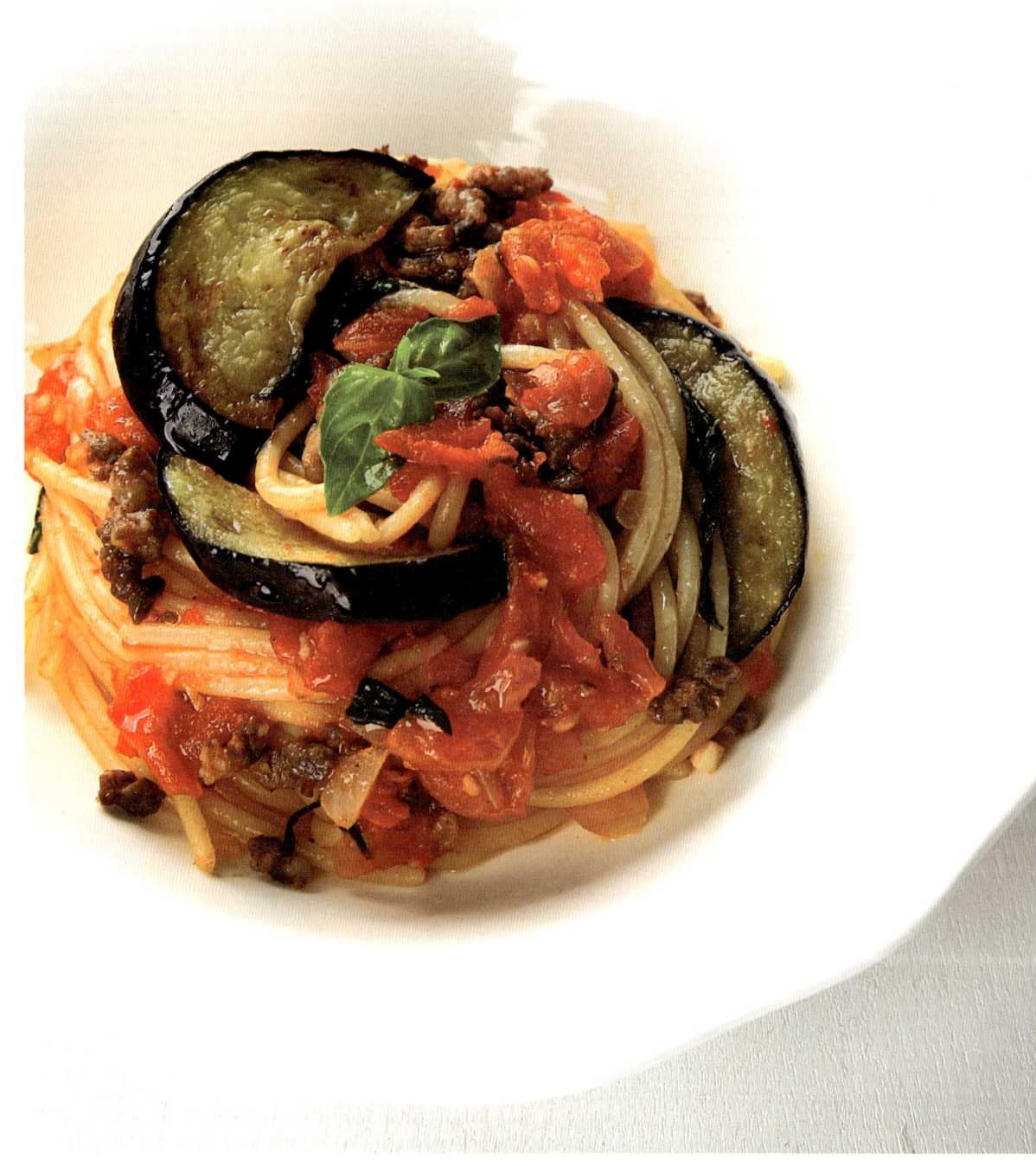

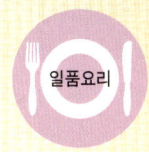

가지토마토스파게티 〈4인분 기준〉

1인분 섭취 시 열량 643kcal, 단백질 27g

| 요리 재료 | 스파게티면 320g, 가지 2개(320g), 정제 소금 1/2작은술, 올리브유 2큰술

| 미트소스 재료 | 다진 쇠고기 1컵(200g), 올리브유 2큰술, 다진 마늘 2쪽(10g),
다진 양파 중 3/4개(120g), 토마토홀 4캔(1600g), 월계수잎 2장, 바질 8잎,
스파게티 삶은 물 1/2컵

| 쇠고기 양념 | 정제 소금 1/4작은술, 후춧가루 약간

| 조리법 |
1. 가지는 반으로 가른 후 반달크기로 썬다.
2. 마른 팬에 가지를 넣고 약한 불에 구워 수분을 날린 다음 올리브유를 두르고 노릇하게 볶는다.
3. 쇠고기는 정제 소금과 후춧가루로 밑간을 해둔다.
4. 냄비에 물 2ℓ를 넣고 끓으면 면을 넣고 10분 정도 삶는다.
5. 올리브유를 두른 팬에 다진 마늘, 다진 양파, 다진 쇠고기를 넣어 볶는다.
6. (4)에 으깬 토마토홀을 넣고 월계수잎, 스파게티 삶은 물 1/2컵을 넣어 졸인다.
7. (5)에서 볶은 가지와 바질을 넣고 끓이다가 정제 소금, 후춧가루를 넣어 간한다.
8. (6)에 삶은 스파게티를 넣어 버무리면 된다.

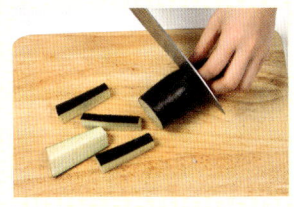 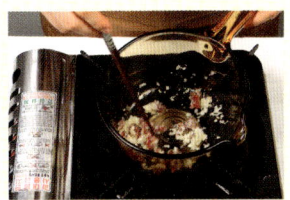 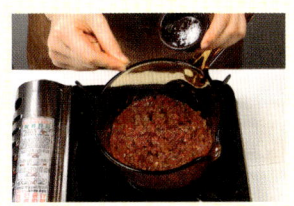

Tip
토마토 홀 캔 대신 잘 익은 토마토를 사용하면 훨씬 맛이 산뜻하다.

| Cooking 닭가슴살샌드위치 |

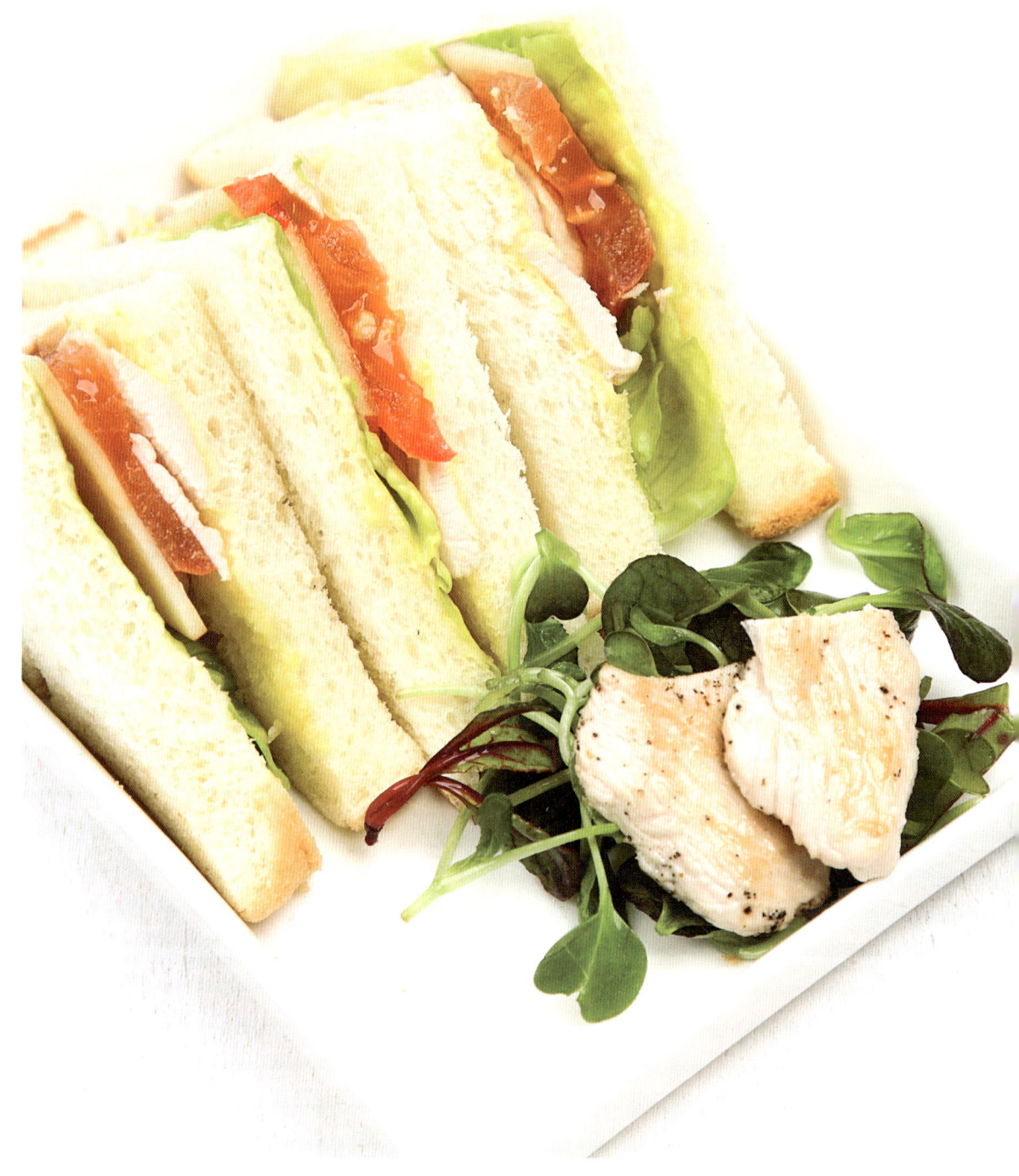

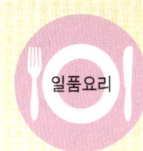

닭가슴살샌드위치 <4인분 기준>

1인분 섭취 시 열량 534kcal, 단백질 30g

| 요리 재료 | 식빵 8장, 토마토 2개, 양상추 4장, 사과 1개, 닭가슴살 400g, 올리브유 4큰술, 정제 소금 1/4 작은술, 후추 약간

| 소스 만들기 | 연겨자 1작은술, 꿀 2큰술, 올리브유 2와2/3큰술, 정제 소금 1/4작은술, 레몬주스 2/3큰술

| 조리법 |
1. 닭가슴살을 얇게 반으로 갈라서 올리브유 4큰술, 정제 소금 1/4작은술, 후추를 넣고 30분 정도 재운 뒤 프라이팬에 굽는다.
2. 토마토는 5mm 두께로 썰어 물기를 닦은 후 정제 소금을 약간 뿌린다.
3. 양상추는 씻어서 물기를 털고 닦은 후 납작하게 눌러 놓는다.
4. 사과는 껍질을 벗기고 씨를 발라낸 다음 5mm 두께로 썬다.
5. 빵 각각의 한쪽 면에 허니머스터드소스를 바른 뒤 양상추, 토마토, 사과, 닭고기를 얹고 식빵을 마주 덮는다.

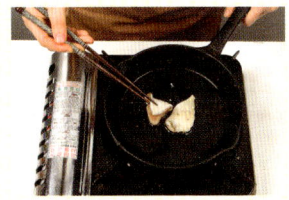
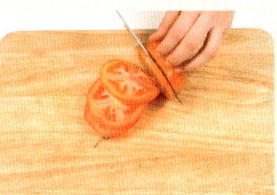
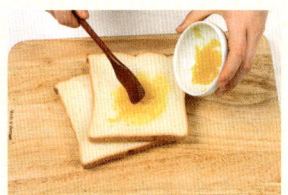

| Cooking 🍳 버섯육개장 |

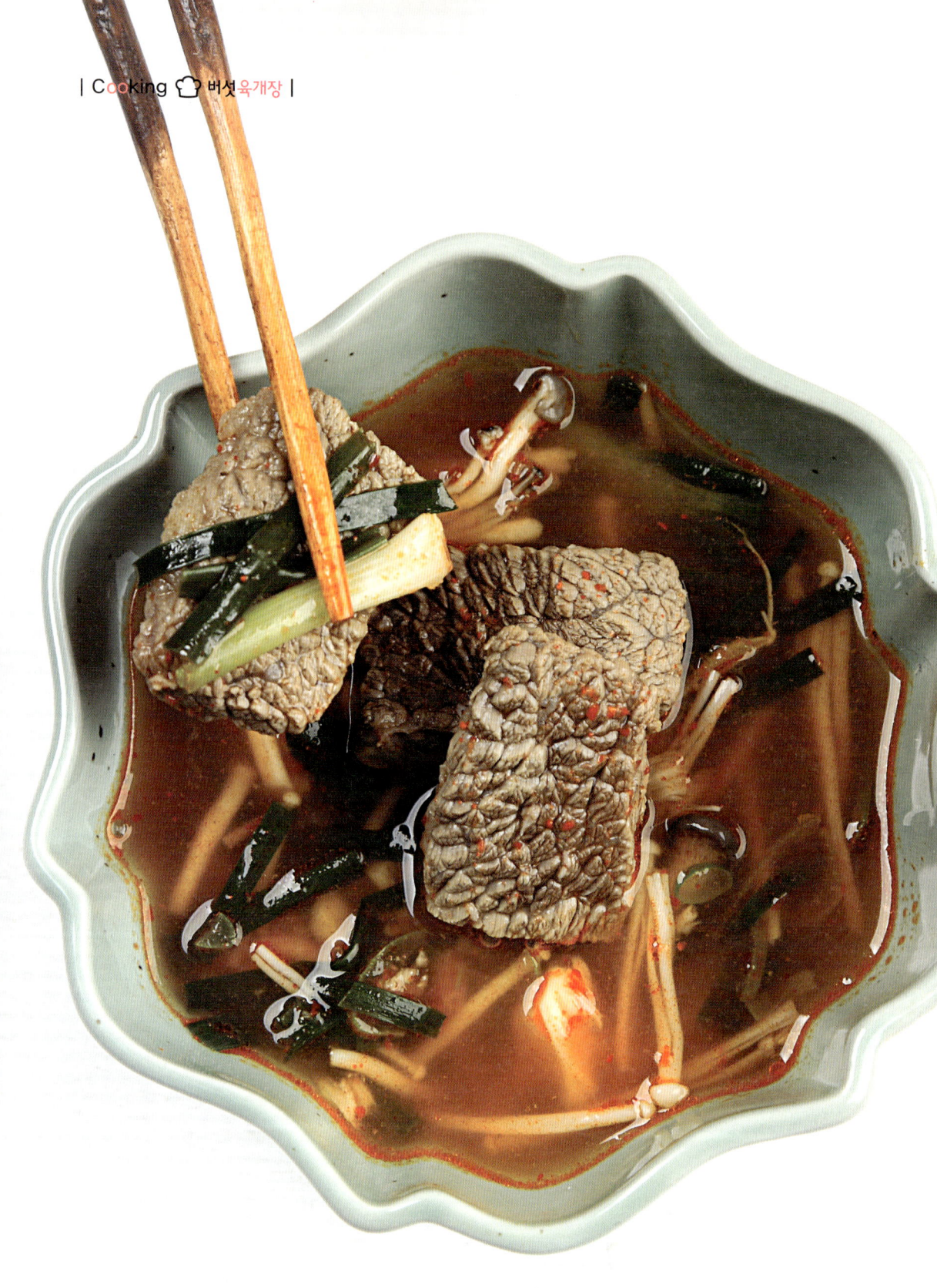

버섯육개장 〈4인분 기준〉

1인분 섭취 시 열량 172kcal, 단백질 13g

| 요리 재료 | 쇠고기(양지) 200g, 실파 70g, 팽이버섯 3/4봉(70g),
느타리버섯 2/5봉(70g), 부추 20g, 양파 1/2개(70g), 통마늘 1/2톨(15g),
대파(흰부분) 1/2뿌리(15g)

| 양념장 재료 | 고춧가루 1과1/2큰술, 정제 소금 1/4작은술, 참기름 1과1/2큰술,
다진 파 1과1/2큰술, 다진 마늘 2/3큰술, 설탕 2/3작은술, 후춧가루 약간

| 조리법 |
1. 물 1ℓ에 쇠고기(덩어리), 양파, 대파, 통마늘을 넣고 팔팔 끓인다.
2. 실파는 깨끗이 씻어 5cm 길이로 썰고 끓는 물에 데쳐낸다.
3. 느타리버섯은 다듬은 후 끓는 물에 데쳐 먹기 좋게 찢는다.
4. 부추는 깨끗이 씻어 5cm 길이로 썰어둔다.
5. 쇠고기는 건져낸 후 5cm 길이로 채 썬다.
6. 쇠고기, 실파, 느타리는 양념을 넣고 조물조물 버무려둔다.
7. 육수에 양념해 둔 (6)과 부추, 팽이버섯을 넣고 한소끔 끓인 후 정제 소금으로 간을 한다.
8. 그릇에 보기 좋게 담아낸다.

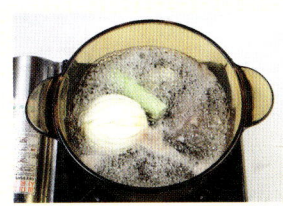
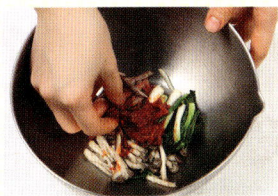
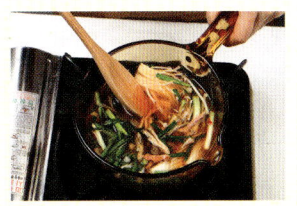

Tip
실파는 썰어서 데쳐 끈적끈적한 파액을 제거한 후 사용해야 국의 국물이 맑고 쓰지 않다.

| Cooking 쇠고기 샤브샤브 |

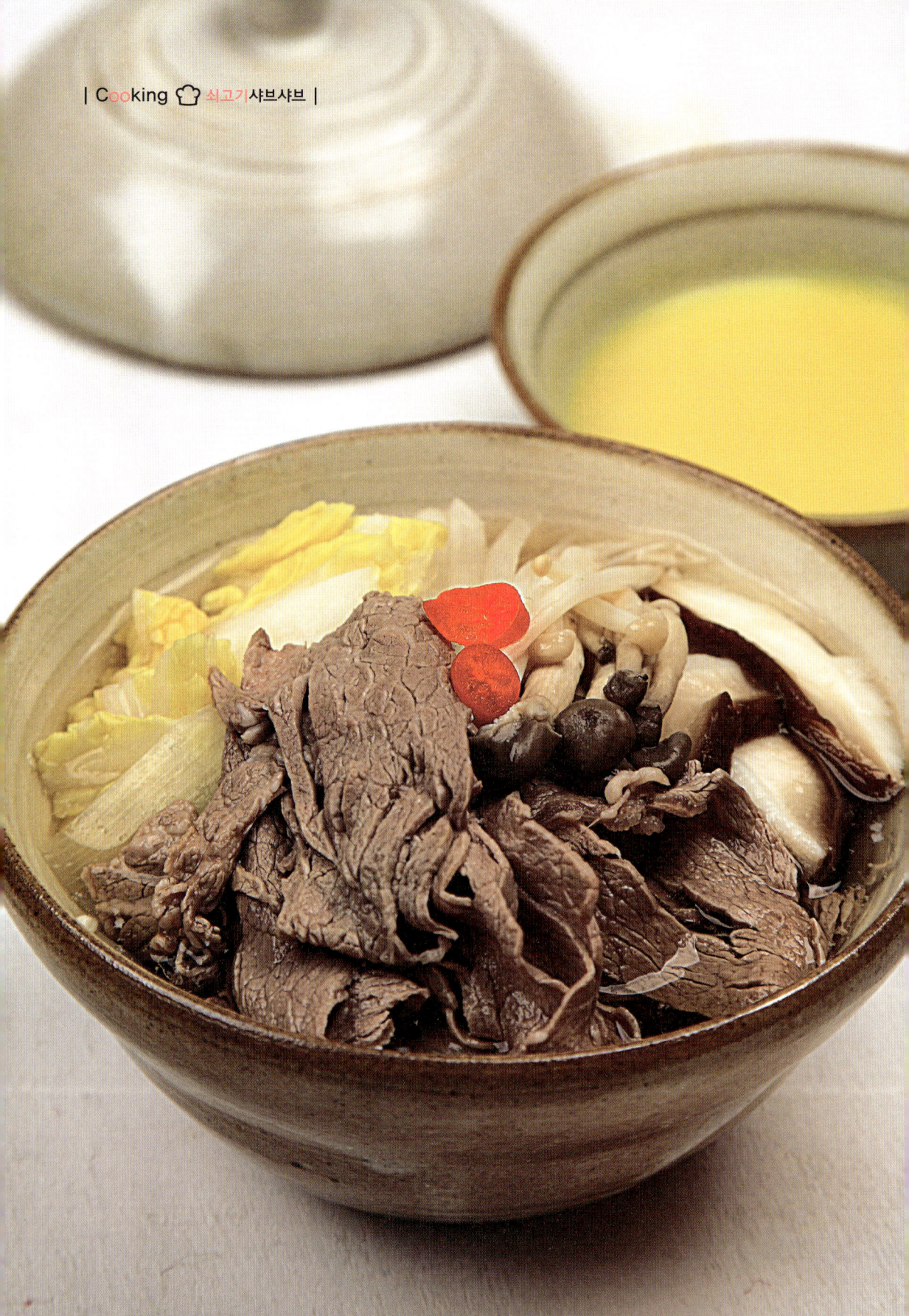

쇠고기샤브샤브 <4인분 기준>

1인분 섭취 시 열량 166kcal, 단백질 18g

| 요리 재료 | 쇠고기 안심(샤브샤브용) 270g, 표고버섯 4장(70g), 애느타리버섯 2/5팩(70g), 팽이버섯 1.3봉(130g), 쑥갓 130g, 무 1/4개(270g), 배춧속 중 12장(270g), 대파 3뿌리 90g, 마늘 7쪽(30g), 양파 중 1과1/4개(200g), 물 6컵

| 소스 재료 | 파인애플주스 1과1/3큰술, 정제 소금 1/2작은술, 사과즙 1과1/3큰술, 설탕 2/3큰술, 연겨자 1과1/3큰술

| 조리법 |
1. 찬물 6컵에 무, 양파, 대파, 마늘을 넣고 푹 끓여 육수를 만든다.
2. 팽이버섯, 애느타리 버섯은 밑동을 자르고 씻어서 가닥을 분리해 둔다.
3. 표고버섯은 씻어서 먹기 좋은 크기로 자른다.
4. 배추는 속 부분을 이용하고 큰 것은 5㎝×3㎝ 크기로 자른다.
5. 쑥갓은 씻어서 다듬어둔다.
6. 파인애플주스, 정제 소금, 사과즙, 설탕, 연겨자를 넣어 섞어서 소스를 만든다. 쇠고기, 팽이버섯, 애느타리버섯, 표고버섯, 배추, 쑥갓을 접시에 담고 육수가 끓으면 담가서 익힌 후 소스에 찍어 먹는다.

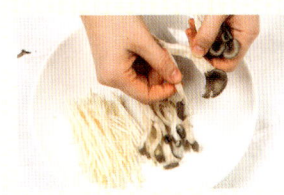
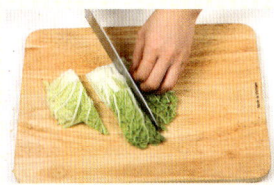
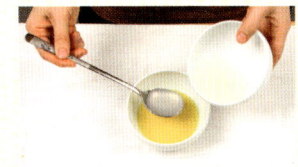
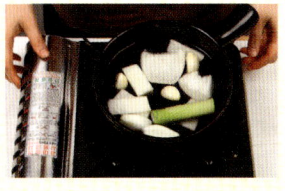

| Cooking 호박맑은국 |

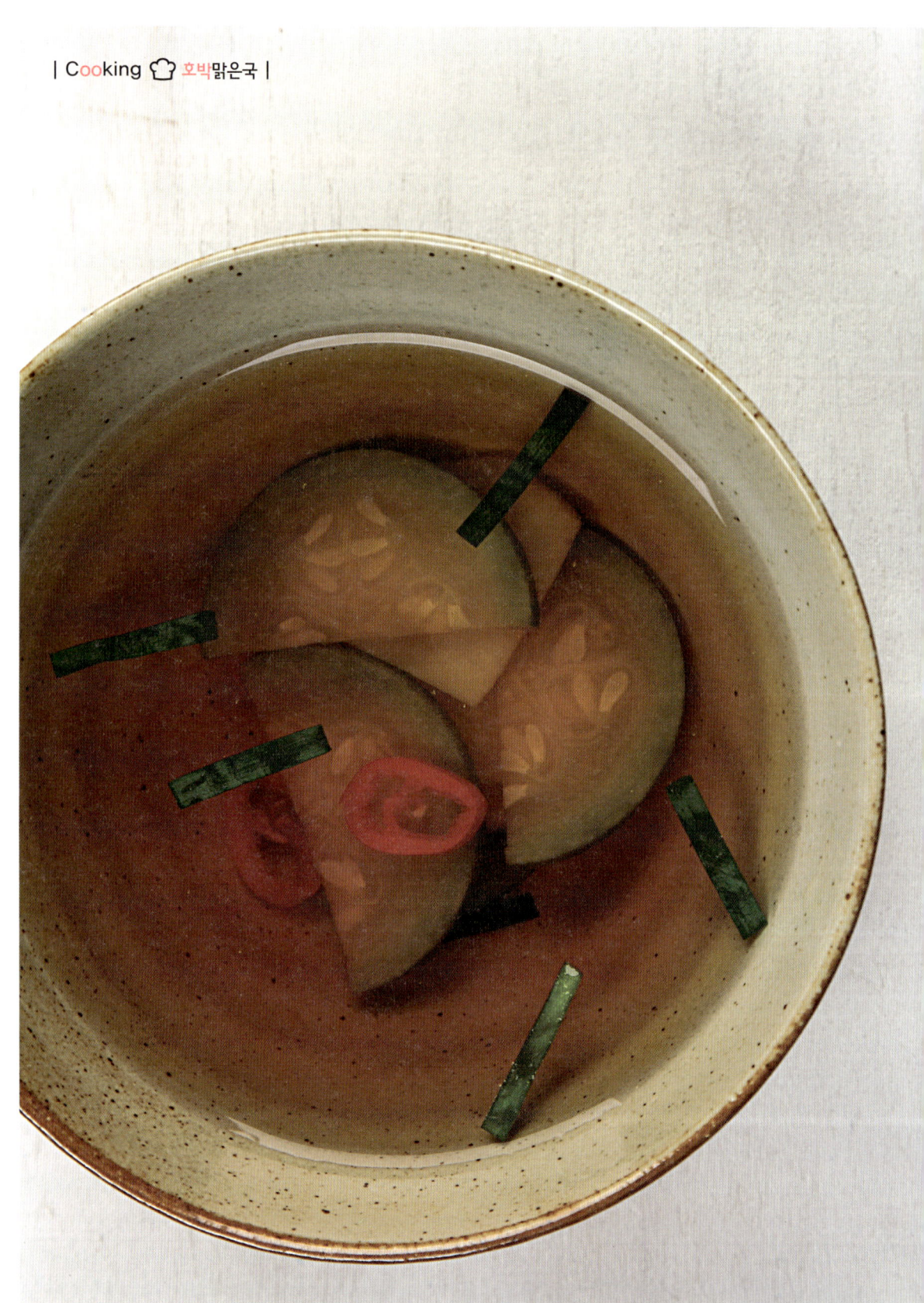

호박맑은국 〈4인분 기준〉

1인분 섭취 시 열량 31kcal, 단백질 2g

| 요리 재료 | 애호박 3/4개(160g), 감자 중 1개(120g), 부추 10g, 홍고추 1개(10g), 물 3컵, 정제 소금 1/2작은술

| 육수 만들기 | p117 참조

| 조리법 |
1. 닭육수 재료를 넣고 육수를 끓인다.
2. 호박과 감자는 반달모양으로 썬다.
3. 부추는 3cm 길이로 자르고 홍고추는 어슷하게 썬다.
4. 분량의 육수에 호박, 감자를 넣고 끓인 다음 정제 소금으로 간을 한다.
5. 부추, 홍고추를 넣고 한소끔 끓인 후 그릇에 담아낸다.

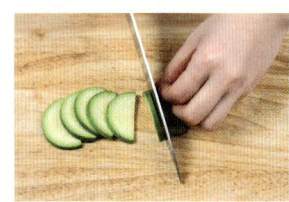 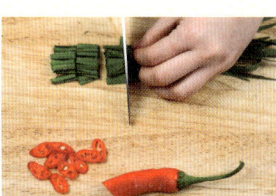 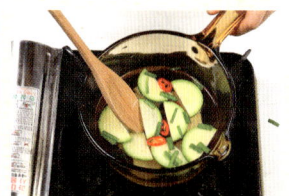

| Cooking 🍳 사태카르파초 |

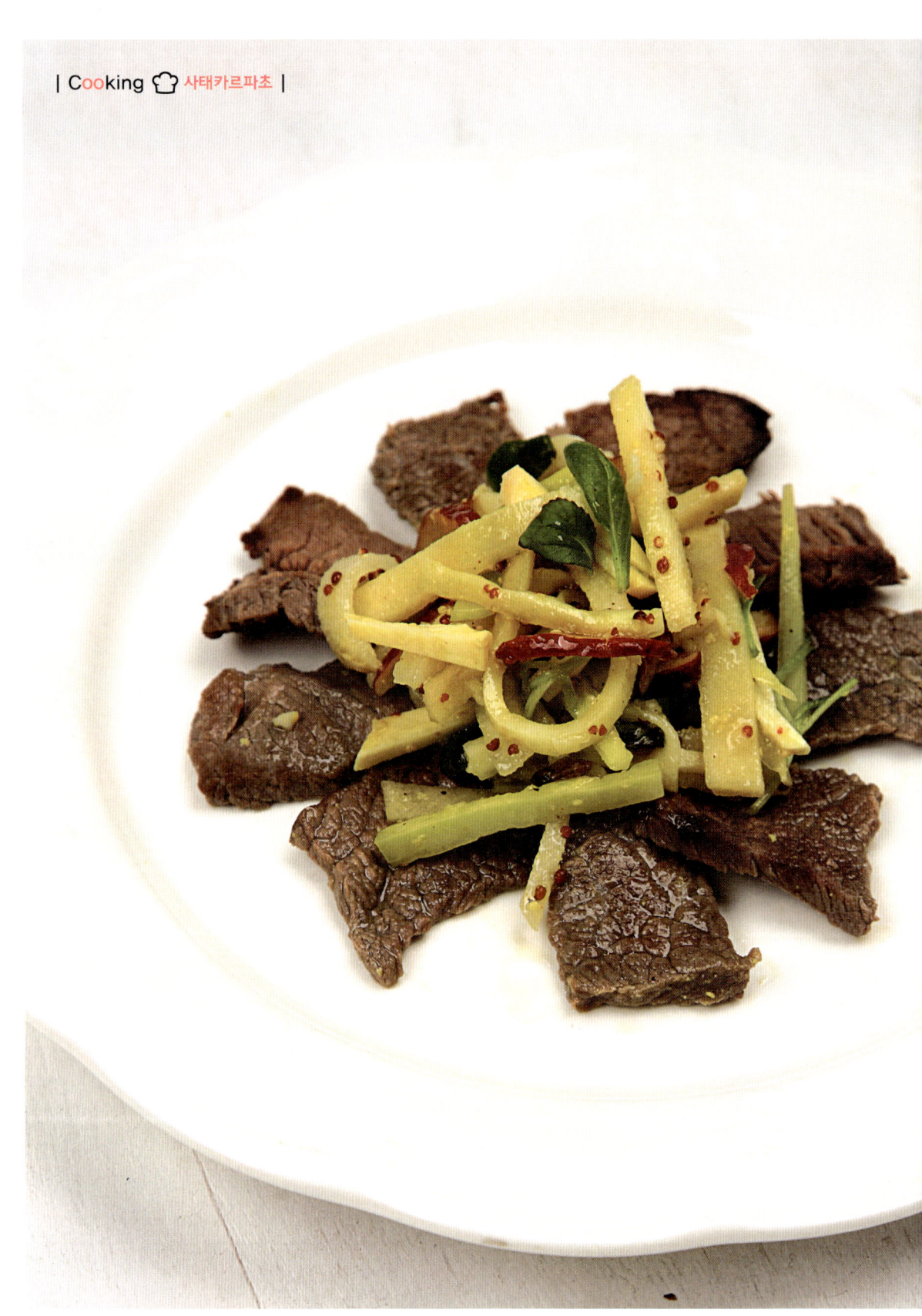

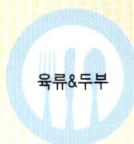

사태카르파초 <4인분 기준>

1인분 섭취 시 열량 290kcal, 단백질 17g

| 요리 재료 | 쇠고기 사태 280g, 사과 1/3개(85g), 배 1/3개(175g), 대추 7개(16g), 깐밤 4개(30g), 오이 1/3개(70g), 어린잎 채소 40g, 참기름 1작은술

| 사태 삶을 때 | 대파 1/2대, 월계수잎 2잎, 통후추 5알

| 참깨소스 재료 | 통깨 간 것 3큰술(20g), 올리브유 1과1/3큰술(19g), 식초 1과1/3큰술(20g), 연겨자 2/3작은술(5g), 홀그레인머스타드 1과1/3작은술(11g), 참기름 1과1/3작은술(8g), 다진 마늘 2/3작은술(5g), 정제 소금 1/4작은술, 설탕 1과1/3큰술, 후추 약간

| 조리법 |
1. 사태살은 흐르는 물에서 핏물을 빼고 대파, 월계수잎, 통후추를 넣고 약 30분간 삶는다(삶은 후 건져내어 랩에 싸서 냉장고에 넣어 식힌다).
2. 사과, 배, 오이, 깐밤은 채 썰고 대추는 돌려 깎은 후 채썬다.
3. 참깨소스를 만들어 (2)의 재료를 넣고 무친다.
4. (1)의 사태를 얇게 저며 썰은 후 접시에 돌려 담고, 가운데 부분에 (3)을 올린다.
5. 어린잎 채소를 깨끗이 씻어 참기름 1작은술에 살짝 무친 다음 맨 위에 올려서 완성한다.

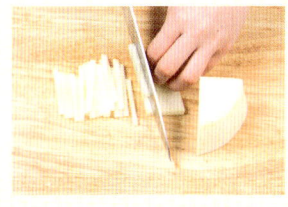
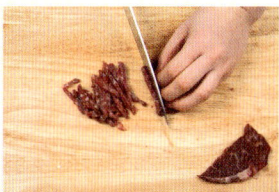
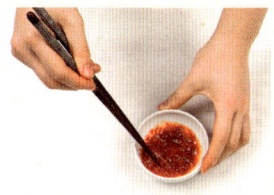

Tip
카르파초는 고기를 표면만 익혀서 안에는 덜 익은 상태로 먹는 요리를 말하는데, 갑상선암환자를 위한 메뉴에서는 덜 익은 고기는 감염의 우려가 있으므로 완전히 익힌 사태 편육을 사용하는 것이 좋다.

| Cooking 🍳 쇠고기파산적 |

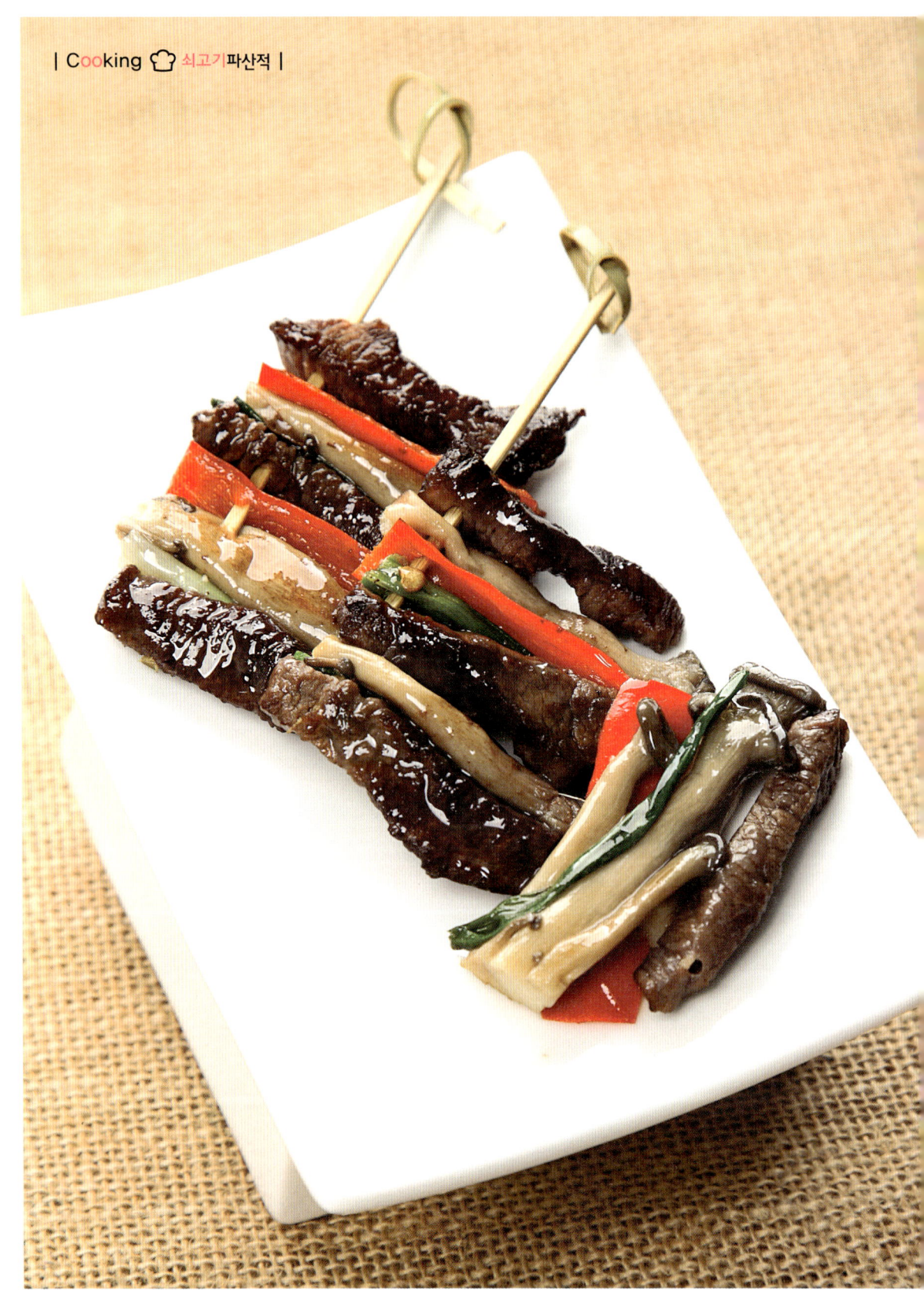

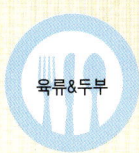

쇠고기파산적 〈4인분 기준〉

1인분 섭취 시 열량 213kcal, 단백질 22g

| 요리 재료 | 쇠고기 사태(1cm 두께로 넙적하게 손질된 것) 400g, 느타리버섯 1팩(180g), 쪽파 60g, 홍고추 1개, 포도씨유 1큰술, 산적용 꼬치 8개

| 밑간 양념 재료 | 청주 4큰술, 정제 소금 소량, 양파즙(양파 2/3 개 갈은 것) 6큰술, 다진 마늘 1큰술, 다진 생강 2작은술

| 구이 양념 재료 | 고춧가루 2작은술(4g), 물 2작은술, 정제 소금 1/4작은술, 후춧가루 약간, 설탕 2작은술, 참기름 1작은술

| 조리법 |
1. 쇠고기를 손가락 굵기 정도의 길이로 썬다. 밑간 양념 재료를 잘 섞어 썰어둔 쇠고기에 30분 정도 재워둔다.
2. 쪽파와 홍고추는 쇠고기와 비슷한 길이로 썬다.
3. 구이 양념에 사용할 재료들을 분량대로 섞어 양념장을 만든다.
4. 꼬치에 쇠고기, 버섯, 쪽파, 홍고추를 번갈아 가면서 꿴다. 이때 양쪽 꼬치 끝에는 쇠고기가 오도록 한다.
   (예: 쇠고기 - 쪽파 - 홍고추 - 버섯 - 쇠고기 - 버섯 - 쪽파 - 홍고추 - 쇠고기)
5. 달군 팬에 기름을 두르고 꼬치를 놓은 후 양념장을 고루 발라 가며 약한 불에서 굽는다. 쪽파가 살짝 숨이 죽으면 꺼내어 접시에 담는다.

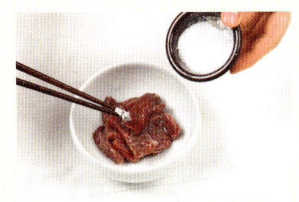 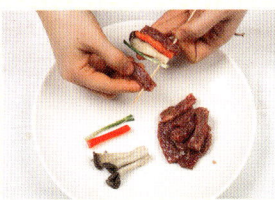 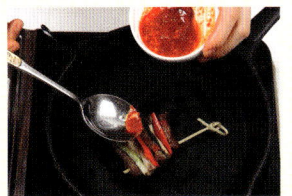

| Cooking 🍳 쇠고기 방자구이 |

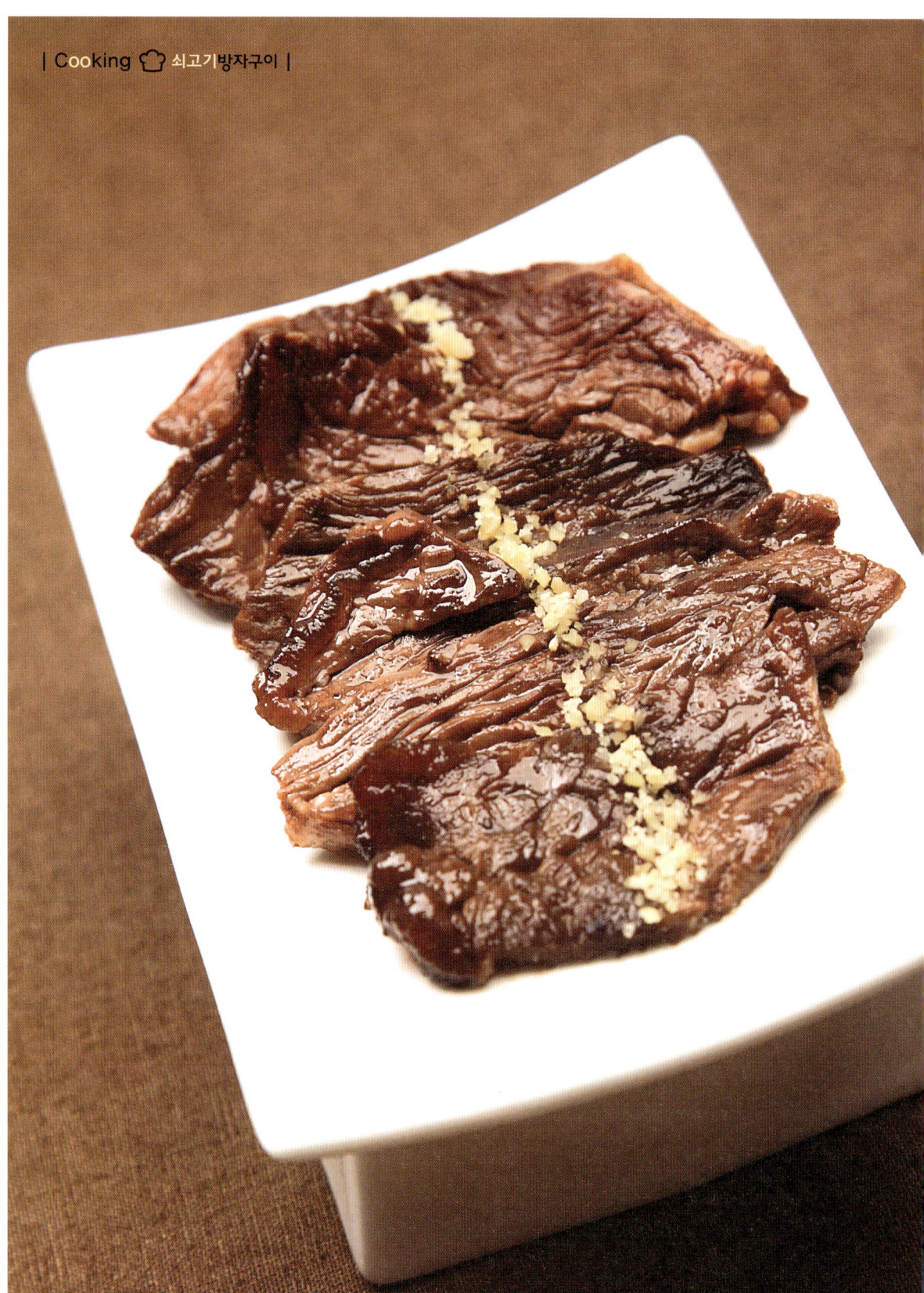

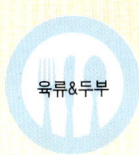

쇠고기방자구이 <4인분 기준>

1인분 섭취 시 열량 233kcal, 단백질 12g

| 요리 재료 | 쇠고기 토시살 300g, 정제 소금 약간, 후추 약간, 참기름 약간

| 조리법 | 1. 쇠고기 토시살은 0.5cm 두께로 썰어 준비한다.
2. 정제 소금, 후추로 간을 한 후 참기름을 두른 팬에 굽는다.

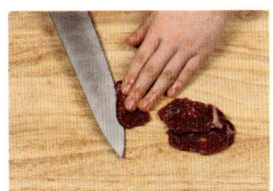
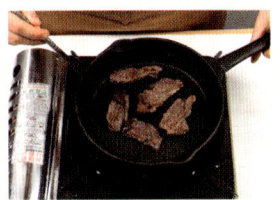

Tip

1. 토시살은 갈비와 내장을 연결하는 안심살 옆에 붙어 있어 안창살과 같이 부드럽다. 쫄깃한 질감으로 기름기가 적으며 갈비살보다 부드럽고 색깔이 짙다.
2. 로스구이, 불고기, 전골용으로 많이 쓰인다.

| Cooking 🍳 쇠고기편채 |

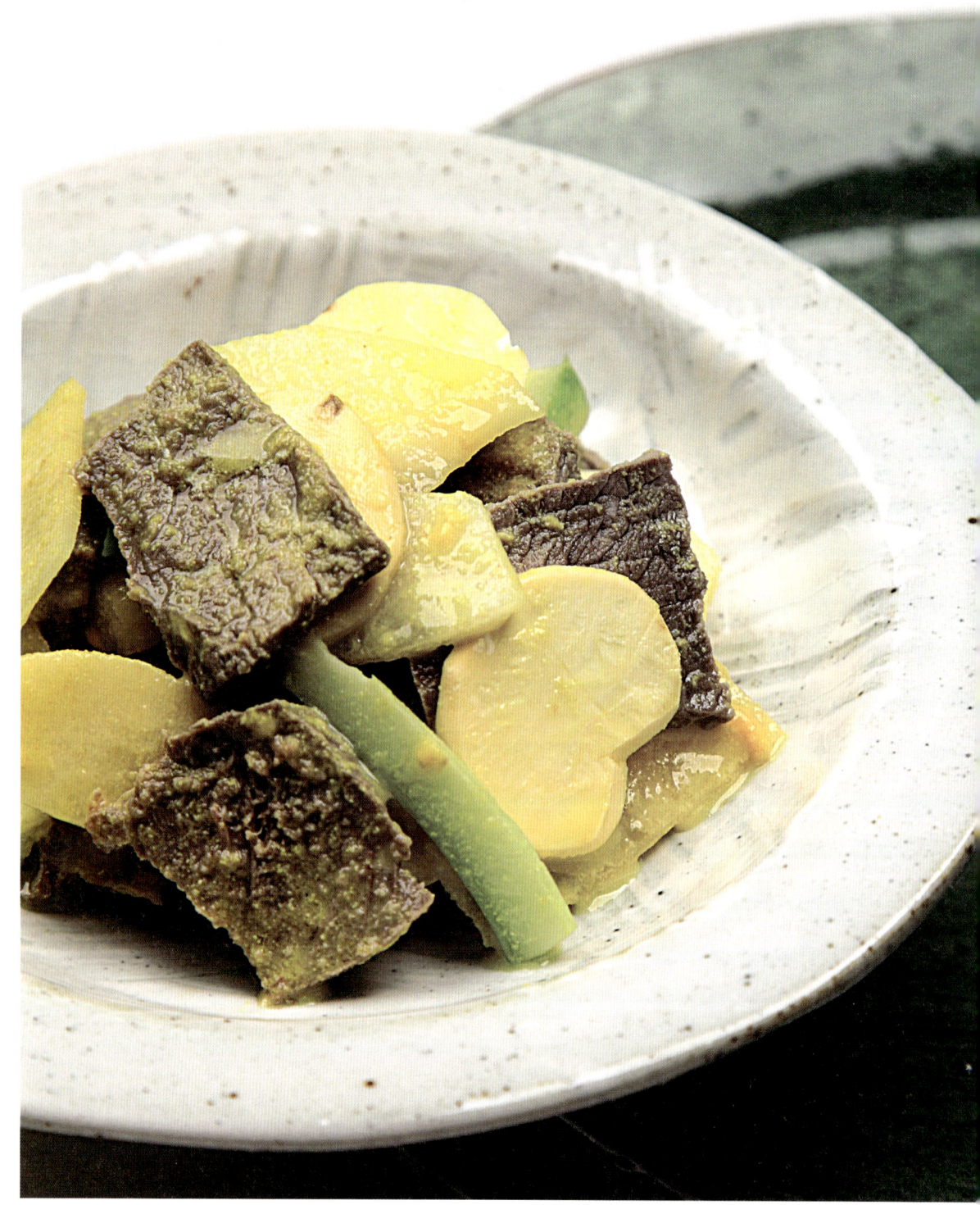

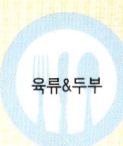

쇠고기편채 <4인분 기준>

1인분 섭취 시 열량 149kcal, 단백질 17g

| 요리 재료 | 쇠고기 우둔살 300g, 대파(뿌리 부분, 6~7cm)14g, 양파 1/4개 정도(50g), 마늘 작은 것 4쪽(10g), 생강 1/2개(4g), 배 1/8개(60g), 오이 1과1/5개(40g), 사과 1/5개(60g), 샐러리 30g, 깐밤 대 1.5개(30g)

| 소스 재료 | 정제 소금 1/4작은술, 육수 1큰술, 식초 1큰술, 설탕 1작은술, 연겨자 1작은술

| 조리법 |
1. 양파는 사각 썰기, 파는 1~2cm 길이로 썬다.
2. 끓는 물에 분량의 파, 양파, 마늘, 생강을 넣고 쇠고기를 삶는다.
3. 삶은 고기를 최대한 얇게 썬다(두께 1~2mm 내외).
4. 배, 오이, 사과, 샐러리는 1.5cm×5cm×0.1cm의 두께로 얇게 썬다.
5. 밤은 채를 썬다.
6. 고기를 얇게 돌려서 접시에 담은 후 (4)에 썰어둔 채소를 보기 좋게 담는다.
7. 겨자소스를 곁들여 제공한다.
8. 고기와 소스를 버무려서 먹는다.

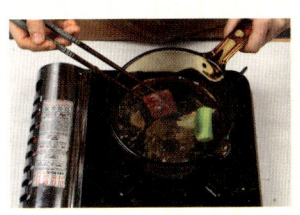
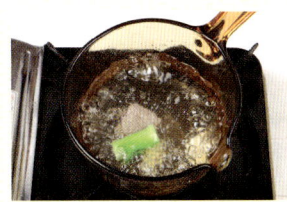
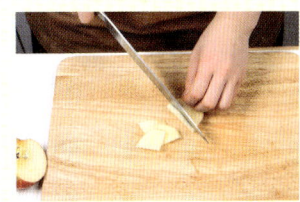
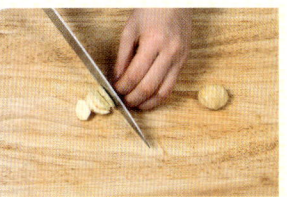

| Cooking 돼지고기생강구이 |

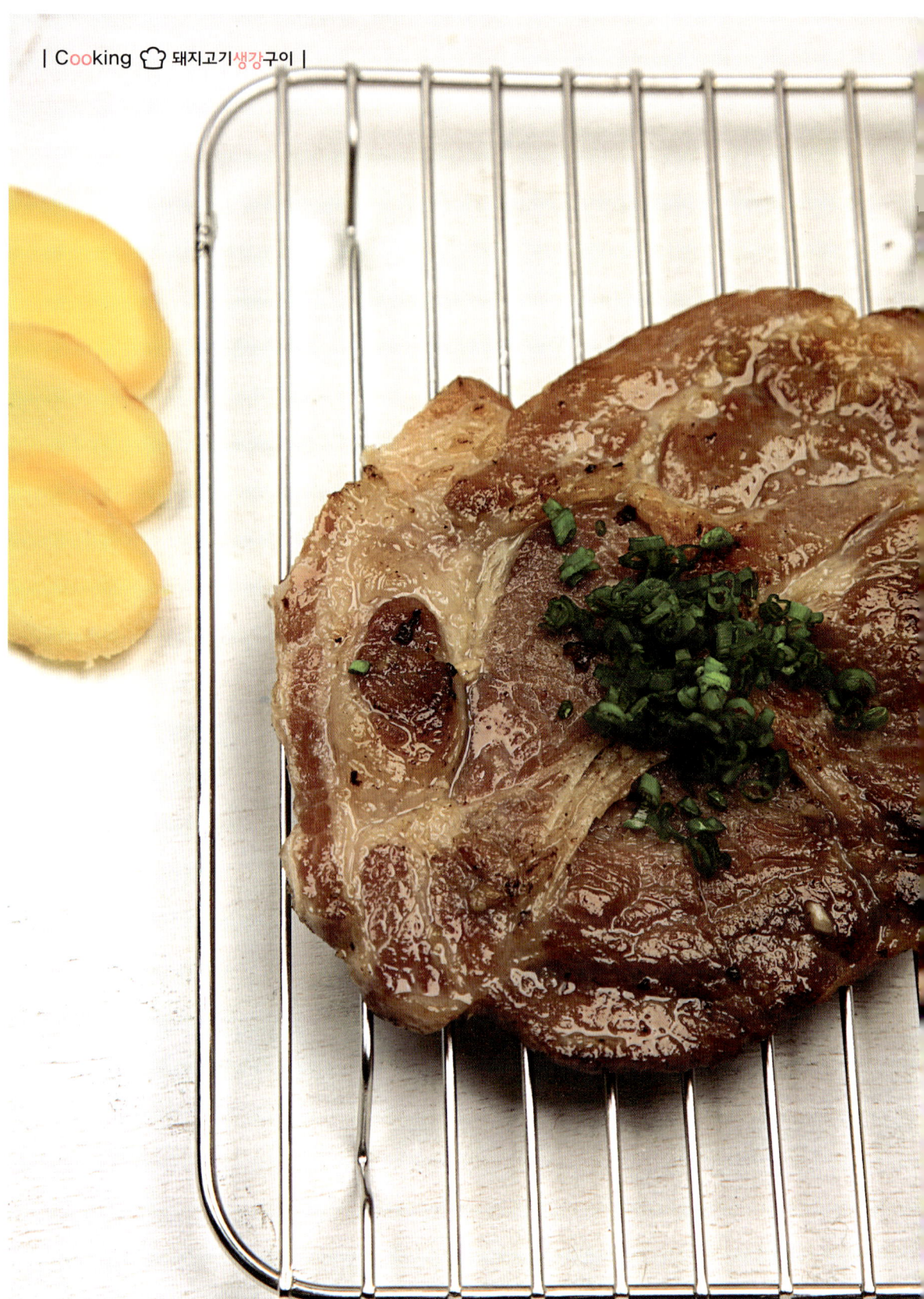

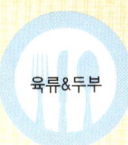

돼지고기생강구이 〈4인분 기준〉

1인분 섭취 시 열량 277kcal, 단백질 17g

요리 재료
돼지고기 목살 300g, 무 1/5개(200g), 양파 중 1개(150g), 생강 1톨(20g), 대파 1뿌리(50g), 마늘 5쪽(25g), 설탕 1큰술, 정제 소금 1/4작은술, 식용유 3큰술

조리법
1. 무, 양파, 생강, 파, 마늘을 간다.
2. (1)에 설탕, 정제 소금을 넣고 고기를 30분 정도 재운다.
3. 프라이팬에 식용유를 두르고 노릇노릇하게 구워낸다.

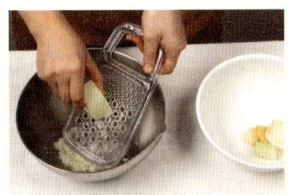 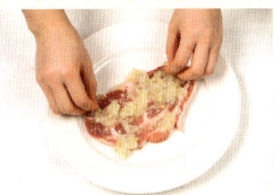 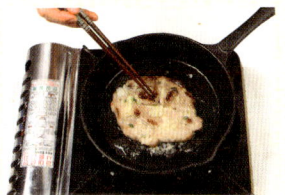

Tip
생강은 돼지고기의 누린내 제거에 효과가 있고 정균작용 효과가 뛰어나 식중독 등 위험을 방지할 수 있다.

| Cooking 돼지완자토마토조림 |

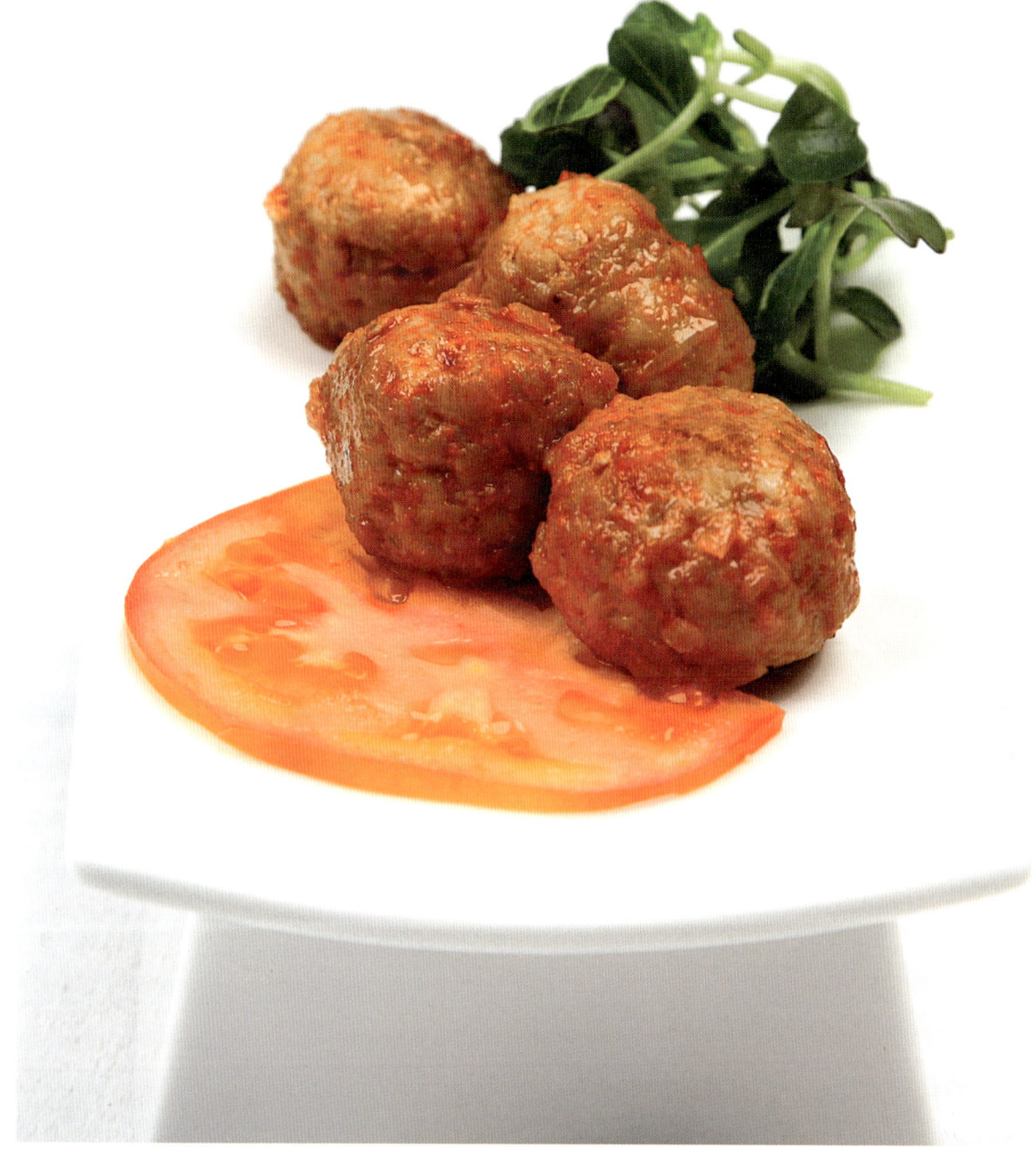

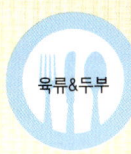

돼지완자토마토조림 <4인분 기준>

1인분 섭취 시 열량 266kcal, 단백질 16g

| 요리 재료 | 돼지고기 다진 것 300g, 양파 간 것 1/4컵(50g), 감자 전분 2큰술, 정제 소금 1/4작은술

| 조림 양념 재료 | 토마토 통조림 2/3컵(130g), 마늘 4쪽(20g), 올리브유 3큰술, 다진 양파 3큰술(40g), 정제 소금 약간, 후춧가루 약간

| 조리법 |
1. 돼지고기에 양파 갈은 것 1/4컵, 감자 전분, 정제 소금을 넣고 치댄다.
2. 2cm 정도 크기로 완자를 빚는다.
3. 프라이팬에 식용유를 두르고 완자를 살짝 익힌다.
4. 마늘은 편으로 썰고, 양파는 다진다.
5. 프라이팬에 올리브유를 두르고 마늘을 넣은 후 노릇하게 될 때까지 볶다가 다진 양파를 넣고 부드러워질 때까지 볶는다.
6. 토마토 통조림을 넣어 잘 섞은 후 불을 약하게 줄여 10분 정도 끓인다.
7. (6)에 살짝 익힌 완자를 넣고 조려낸다.

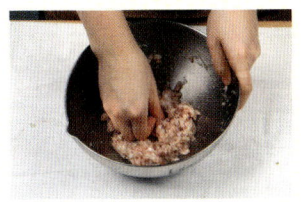
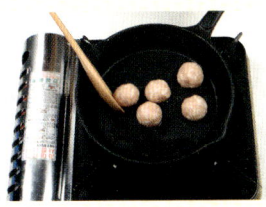
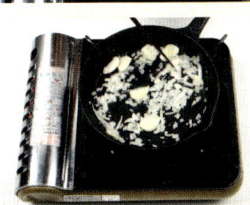
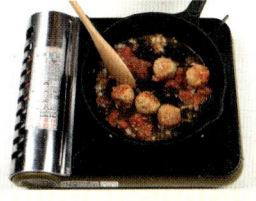

| Cooking 닭안심구이 |

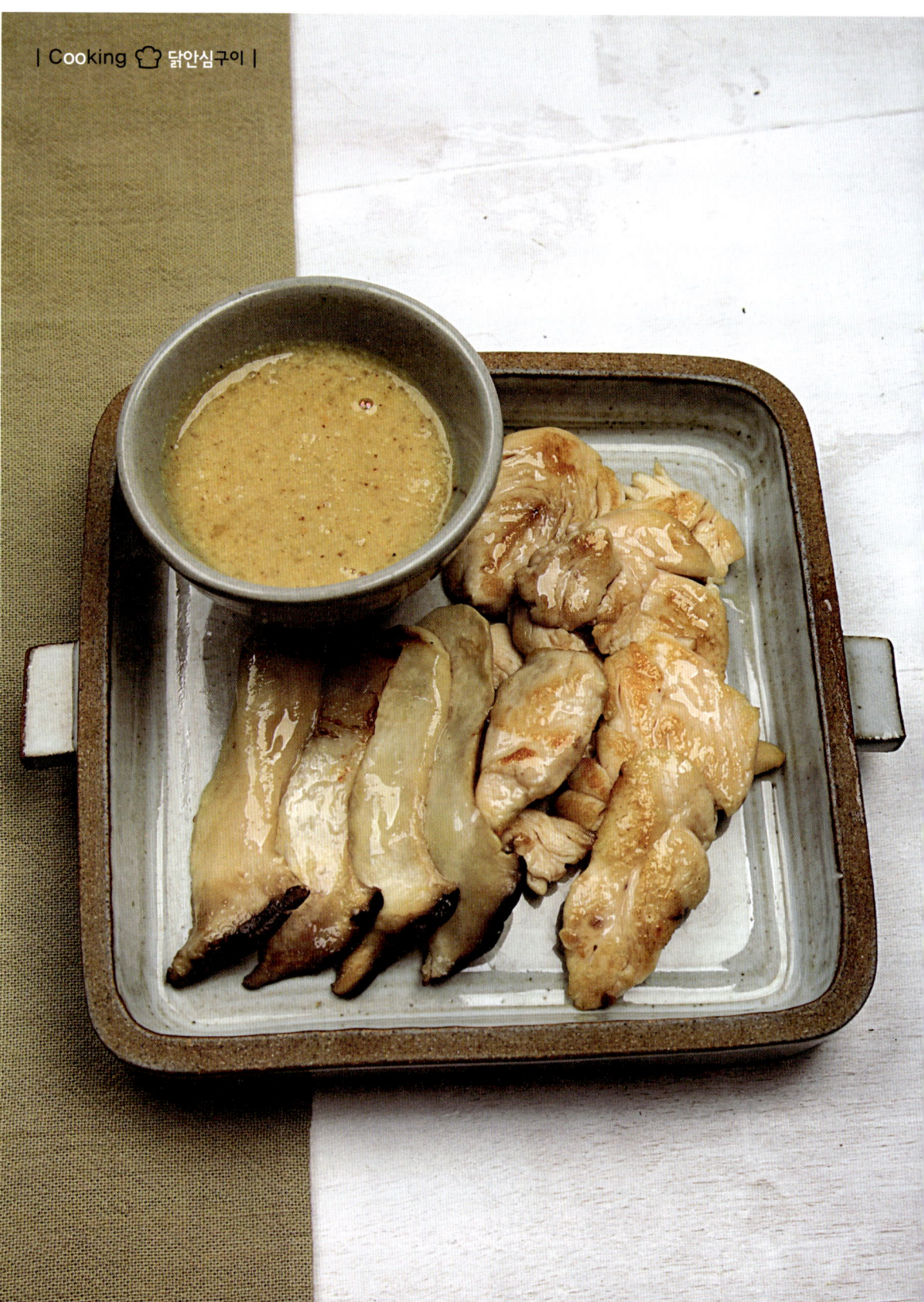

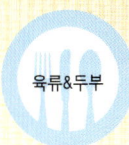

닭안심구이 <4인분 기준>

1인분 섭취 시 열량 362kcal, 단백질 16g

| 요리 재료 | 닭안심 300g, 새송이버섯 1/2봉(200g), 식용유 2큰술

| 양념 재료 | 올리브유 1큰술, 정제 소금 약간, 후추 약간

| 드레싱 재료 | 들깨가루 1.5큰술, 설탕 1큰술, 올리브유 1과1/2큰술, 레몬즙 1과1/2큰술,
꿀 1/2큰술, 연와사비 1/2작은술, 화이트와인 1/2큰술, 정제 소금 1/4작은술,
화이트발사믹식초 1/2큰술

| 조리법 |
1. 닭안심은 0.5cm 두께, 한입 크기로 썰어 잔 칼집을 넣은 후 정제 소금 약간, 후추 약간, 올리브유 1큰술에 30분 정도 재웠다가 프라이팬에 구워낸다.
2. 새송이버섯은 길이로 썰어서 식용유를 두르고 프라이팬에 굽는다.
3. 들깨소스 재료는 모두 넣고 골고루 섞어준다.
4. 구운 닭고기와 버섯을 소스와 곁들여 낸다.

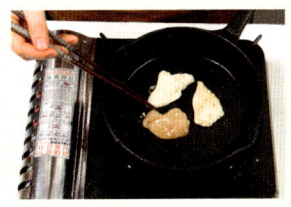 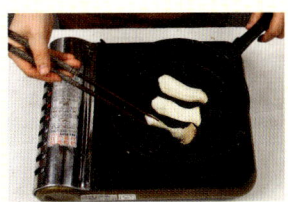 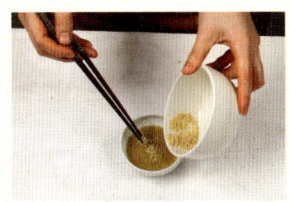

Tip
들깨가루는 포장상태와 유통기한을 확인하고 구매해야 하며 개봉 후에는 2개월 이내로 사용하고 2개월 이후에는 불포화지방산이 산패되므로 사용하지 말아야 한다.

| Cooking 🍳 닭안심아스파라거스볶음 |

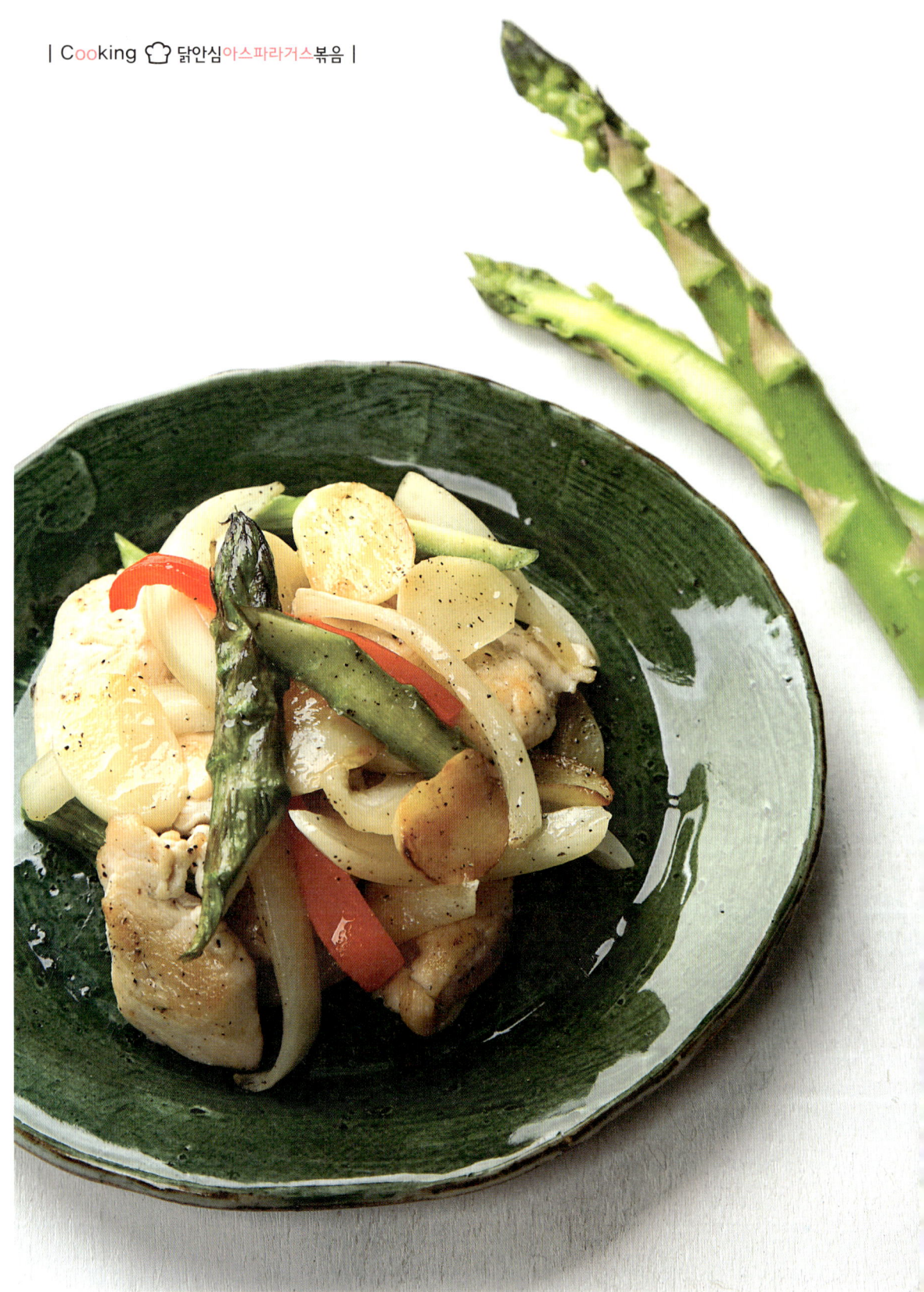

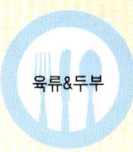

닭안심아스파라거스볶음 <4인분 기준>

1인분 섭취 시 열량 185kcal, 단백질 15g

| 요리 재료 | 닭안심 270g, 아스파라거스 7개(100g), 양파 3/4개(130g),
홍피망 2개(200g), 마늘 12쪽 60g, 올리브유(볶음용) 3큰술, 정제 소금 약간,
후추 약간

| 조리법 | 1. 아스파라거스는 여린 것은 그냥 사용하지만 센 것은 밑동을
자른 후 길이를 반으로 어슷하게 다듬어 끓는 소금물에 1분간
데친 다음 찬물에 담가 열기를 없앤다.
2. 홍피망은 0.5cm 두께로 굵게 채썬다.
3. 양파는 길게 썰고 마늘은 얇게 썬다.
4. 닭안심은 한입 크기로 얇게 썬 후 프라이팬에서 노릇노릇하게
지져낸다.
5. 마늘을 올리브유에 볶다가 홍피망, 양파, 데친 아스파라거스,
소금, 후춧가루 순으로 넣고 볶는다.
6. 마지막으로 노릇하게 지져낸 닭안심을 넣고 살짝 볶아낸다.

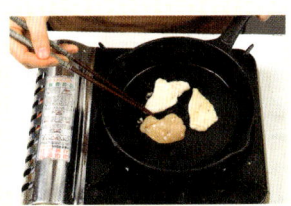 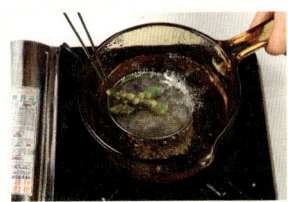 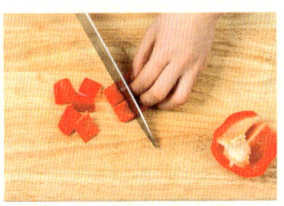

| Cooking 단호박닭가슴살구이 |

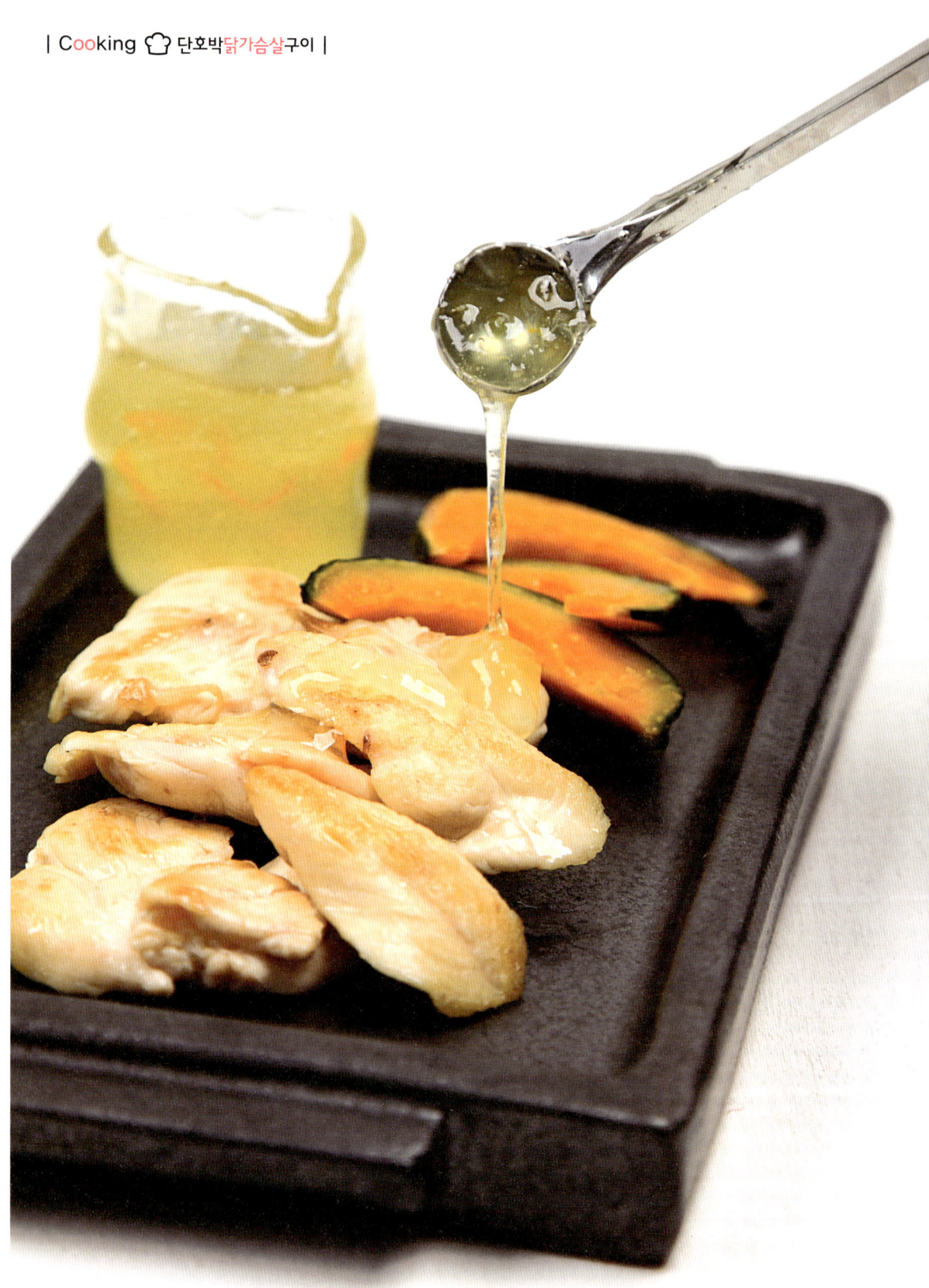

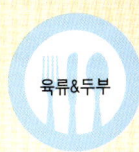

단호박닭가슴살구이 <4인분 기준>

1인분 섭취 시 열량 340kcal, 단백질 16g

| 요리 재료 | 닭안심 300g, 단호박 300g, 식용유 2큰술

| 밑간 재료 | 올리브유 1큰술, 정제 소금 약간, 후추 약간

| 소스 재료 | 유자청 1큰술, 레몬즙 2큰술, 설탕 1큰술, 정제 소금 1/2작은술, 무 갈은 것 1/3컵, 화이트 발사믹식초 1큰술, 실파 다진 것 25g, 청주 2와1/2큰술, 연와사비 1/2큰술

| 조리법 |
1. 닭가슴살은 0.5cm 두께, 한입 크기로 썰어 정제 소금과 후추, 올리브유 1큰술에 30분 정도 재웠다가 프라이팬에 구워낸다.
2. 단호박은 씨를 제거한 후 0.5cm 두께로 얇게 썰어 찜기에 살짝 찐다.
3. 분량의 재료를 넣고 유자소스를 만든다.
4. 구운 닭고기와 단호박을 소스와 곁들여 낸다.

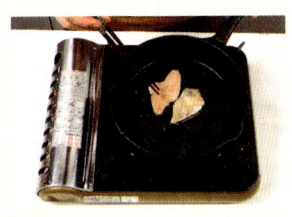
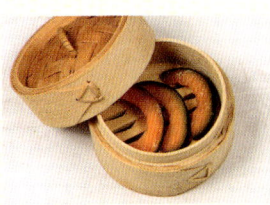
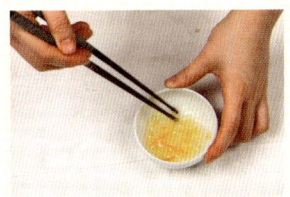

| Cooking 🧑‍🍳 닭꼬치구이 |

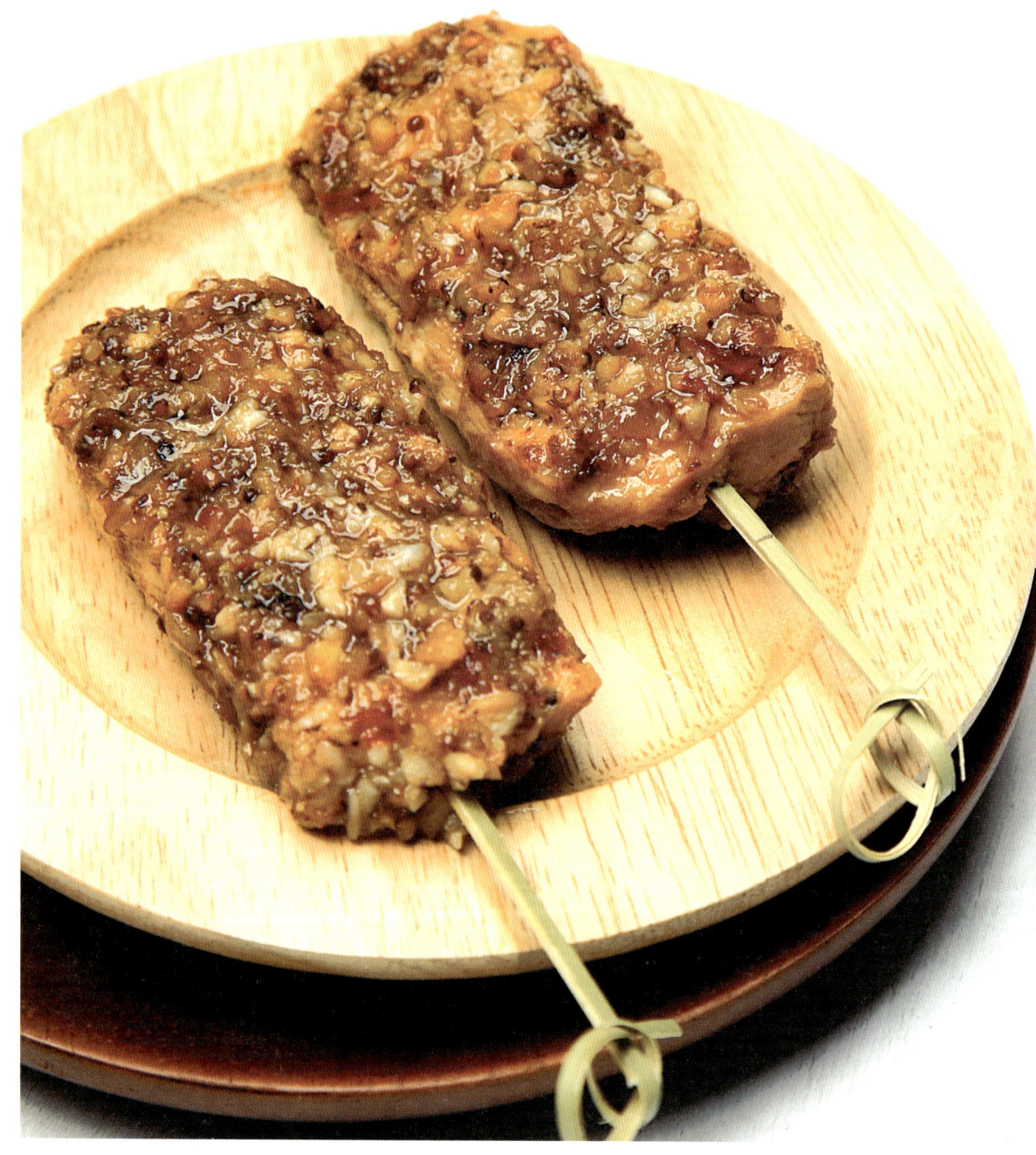

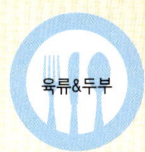

닭꼬치구이 〈4인분 기준〉

1인분 섭취 시 열량 206kcal, 단백질 22g

| **요리 재료** | 닭가슴살 330g

| **양념 재료** | 대파(흰부분) 30g(20cm), 마늘 1쪽(2g), 생강 1톨(12g), 레몬즙 1과2/3큰술, 흑설탕 2와1/3큰술, 구운 땅콩 5큰술, 마른 고추(씨 제외) 1개, 씨겨자 1과1/3작은술, 정제 소금 1/4작은술, 물 2/3컵

| **드레싱 재료** | 올리브유 1큰술, 정제 소금 약간, 후춧가루 약간

| **조리법** |
1. 닭고기는 반으로 얇게 저며 썬 다음 올리브유 1큰술, 정제 소금, 후추를 약간 넣고 재워둔다(닭가슴살 하나에 4조각 나옴).
2. 소스에 첨가되는 재료들을 곱게 갈아준다.
3. 닭고기는 만들어 놓은 소스를 잘 묻혀 30분간 냉장보관 한다.
4. 보관해 둔 닭고기를 대나무 꼬치에 꽂는다.
5. 두꺼운 프라이팬을 달군 후 닭꼬치를 약한 불에서 구워준다.

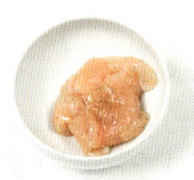 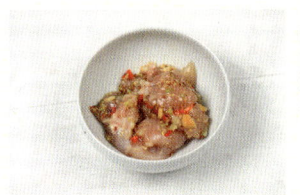 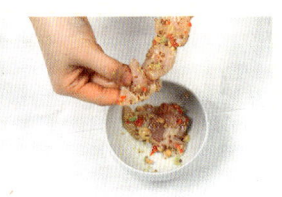

Tip
양념은 타기 쉬우므로 두꺼운 팬을 먼저 달군 후 닭고기를 올리고 불을 낮추어 골고루 익힌다.

| Cooking 🍳 닭가슴살채소말이 |

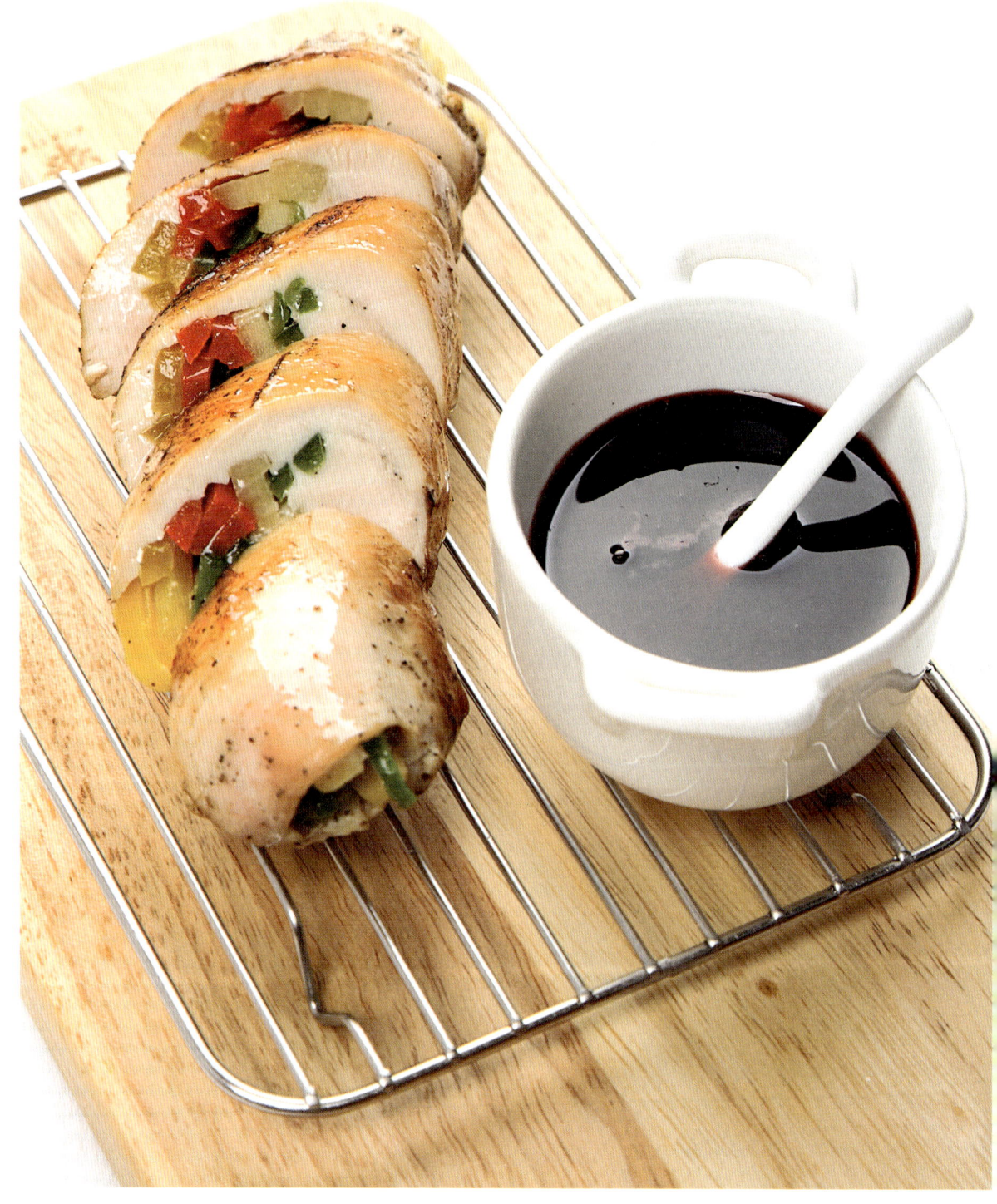

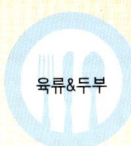

닭가슴살채소말이 〈4인분 기준〉

1인분 섭취 시 열량 209kcal, 단백질 20g

| 요리 재료 | 닭가슴살 320g, 파프리카(빨간색) 1/3개(70g), 파프리카(노란색) 1/3개(70g), 파프리카(초록색) 1/3개(70g), 사과 2/5개(130g), 샐러리 30g, 올리브유 3큰술, 발사믹식초 1과1/3컵

| 밑간 재료 | 올리브유 2큰술, 화이트 와인 2큰술, 정제 소금 약간, 후춧가루 약간

| 조리법 |
1. 닭가슴살을 얇게 포를 뜨면서 넓게 펼쳐놓고 칼집을 넣는다.
2. 닭고기 밑간 양념을 (1)의 닭고기에 넣고 잘 주물러서 재워둔다.
3. 색색의 파프리카는 꼭지와 씨를 빼고 세로 길이대로 0.5cm 두께로 길게 썬다.
4. 사과, 샐러리는 0.5cm×0.5cm×7cm 길이로 썬다.
5. 재워둔 닭가슴살의 구멍에 (3), (4)의 채소를 가운데에 채워넣는다.
6. 프라이팬에 올리브유를 두르고 앞뒤로 노릇노릇하게 구워낸다.
7. 발사믹식초를 처음 분량의 1/3 분량으로 조린다.
8. 닭가슴살 구워낸 것을 먹기좋은 크기로 잘라서 접시에 담은 후 발사믹소스를 뿌린다.

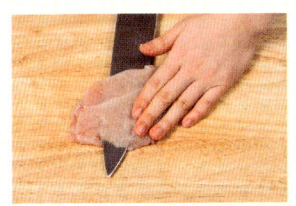 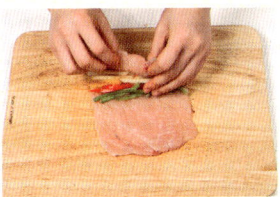 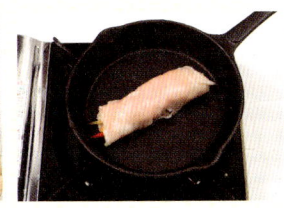

Tip
닭가슴살을 포를 뜨지 않고 가운데에 칼집을 넣어 구멍을 낸 후 채소 재료를 넣어 구우면 편리하다.

| Cooking 🍳 두부스테이크 |

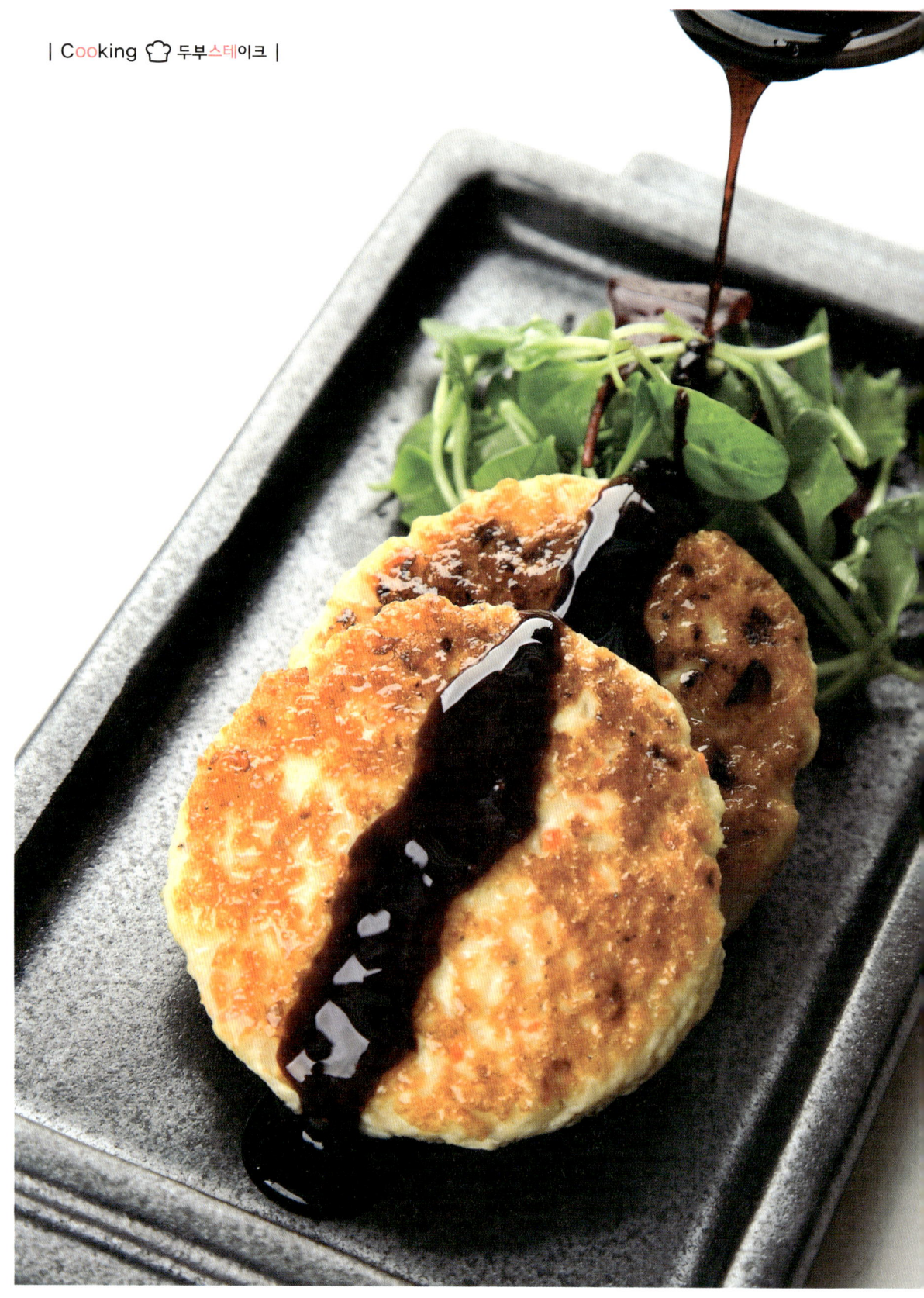

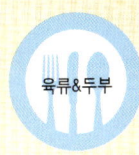

두부스테이크 〈4인분 기준〉

1인분 섭취 시 열량 302kcal, 단백질 23g

| 요리 재료 | 두부 1과2/3모(520g), 양파 1/3개(50g), 당근 1/3개(60g), 닭가슴살 100g, 포도씨유 2큰술, 올리브유 2큰술, 화이트 와인 2큰술, 정제 소금 약간, 후춧가루 약간

| 양념장 재료 | 정제 소금 1/4작은술, 다진 마늘 1/4큰술, 달걀흰자 2개, 밀가루 1/2큰술, 후춧가루 약간

| 와인소스 재료 | 레드 와인 400ml, 올리고당 2큰술, 정제 소금 약간

| 조리법 |
1. 두부를 거즈로 꼭 짜고 칼로 으깬다.
2. 양파와 당근은 다진다.
3. 닭가슴살은 곱게 다진다.
4. (1), (2), (3)을 섞어서 양념장에 무친다.
5. (4)를 지름 10cm의 크기로 동그랗게 빚는다.
6. 약간의 기름칠을 하여 오븐에 굽거나
   (170~180℃에서 5분 정도) 기름 두른 팬에 노릇하게 굽는다.
7. 와인소스 만들기: 와인이 1/2로 줄어들 때까지 끓인 후 올리고당, 정제 소금을 넣고 걸쭉하게 될 때까지 졸인다.

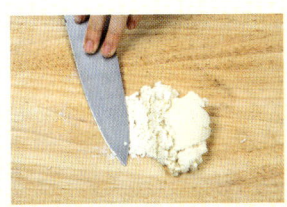 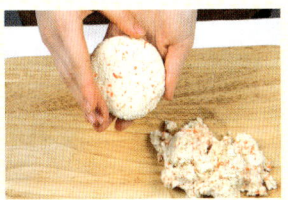 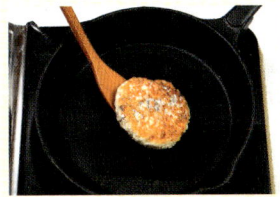

| Cooking 두부선 |

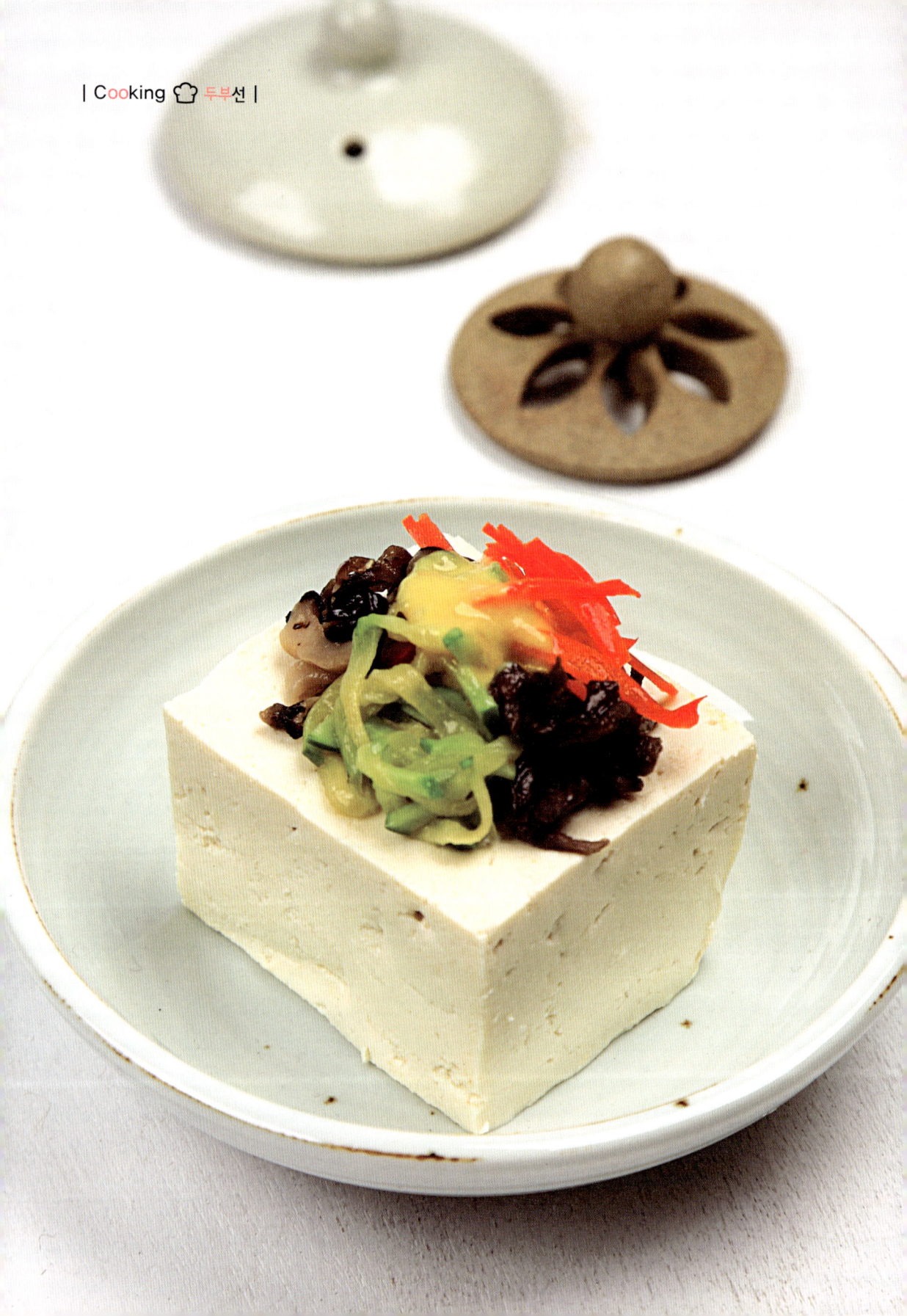

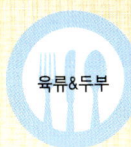

두부선 〈4인분 기준〉

1인분 섭취 시 열량 110kcal, 단백질 10g

| 요리 재료 | 두부 1모(320g), 표고버섯((불린 것) 20g, 쇠고기 40g, 애호박 1/5개(40g), 파프리카 1/10개(20g), 식용유 1작은술, 정제 소금 약간

| 양념 재료 | 설탕 1/8작은술, 정제 소금 약간

| 겨자소스재료 | 정제 소금 1/4작은술, 물 2큰술, 식초 1큰술, 설탕 1작은술, 연겨자 1/2작은술

| 조리법 |
1. 두부 한 모를 4등분 한 후 윗면에 칼집을 넣는다.
2. 호박, 표고, 파프리카는 0.3cm×3cm 크기로 곱게 채썬다.
3. 호박은 정제 소금을 약간 넣고 살짝 절여 식용유 1/3작은술에 볶는다.
4. 표고와 파프리카도 식용유 1/3작은술에 볶는다.
5. 쇠고기 양념한 것을 식용유 1/3작은술을 넣고 볶는다.
6. 두부 위에 (3), (4), (5)를 얹는다.
7. (6)을 오븐 또는 냄비에 찐다.
8. 겨자소스는 분량의 재료를 섞어 만든다.

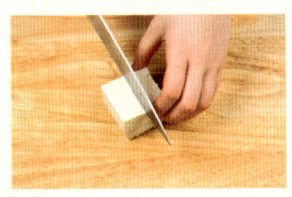
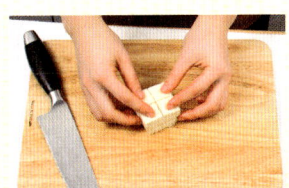
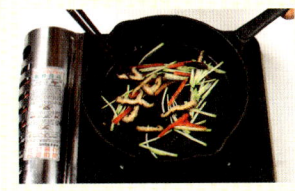
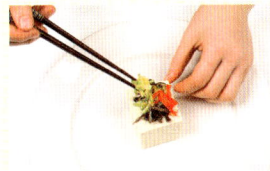

| Cooking 🍳 오방색묵잡채 |

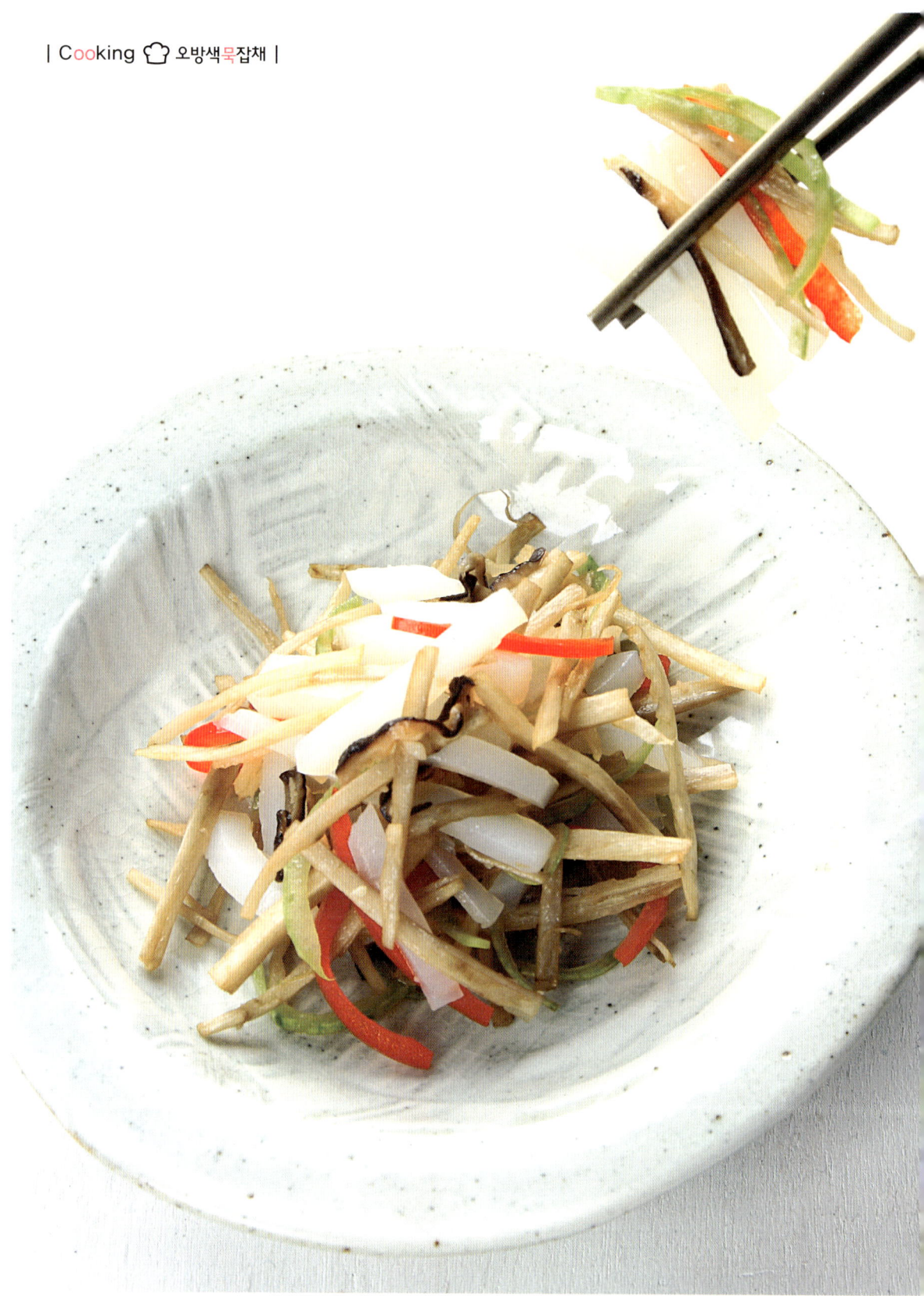

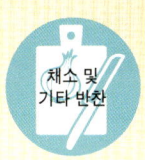

오방색묵잡채 <4인분 기준>

1인분 섭취 시 열량 94kcal, 단백질 2g

| 요리 재료 | 청포묵 265g, 우엉 145g, 파프리카(빨간색) 1/5개(40g), 오이 2/3개(120g), 흑임자 약간

| 볶음 양념 | 정제 소금 1작은술, 참기름 1작은술, 포도씨유 1작은술, 다진 마늘 2/3작은술, 흙설탕 1큰술

| 무침 양념 | 참기름 1과1/3작은술, 정제 소금 약간

| 조리법 |
1. 청포묵은 곱게 채를 썰어둔다(0.3㎝×0.3㎝×6㎝).
2. 우엉은 껍질을 벗기고 곱게 채썰어(0.2㎝×0.2㎝×6㎝) 볶음 양념 재료를 넣고 볶는다.
3. 파프리카, 오이(돌려깎기)도 곱게 채썬다(0.3㎝×0.3㎝×6㎝).
4. 채 썰은 청포묵은 끓는 물에 살짝 데친 후 참기름과 정제 소금을 약간 넣고 버무려 놓는다.
5. 모든 재료를 섞은 후 무침 양념을 넣고 골고루 버무린 후 접시에 담고 흑임자를 뿌려서 낸다.

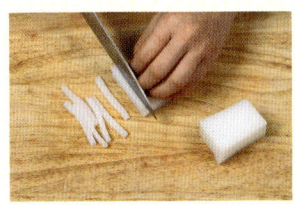
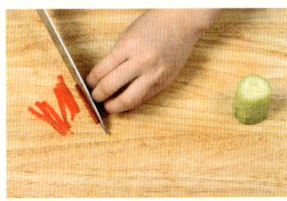
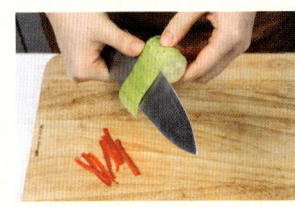
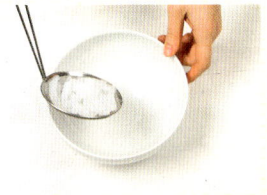

| Cooking 🍳 마늘은행버섯볶음 |

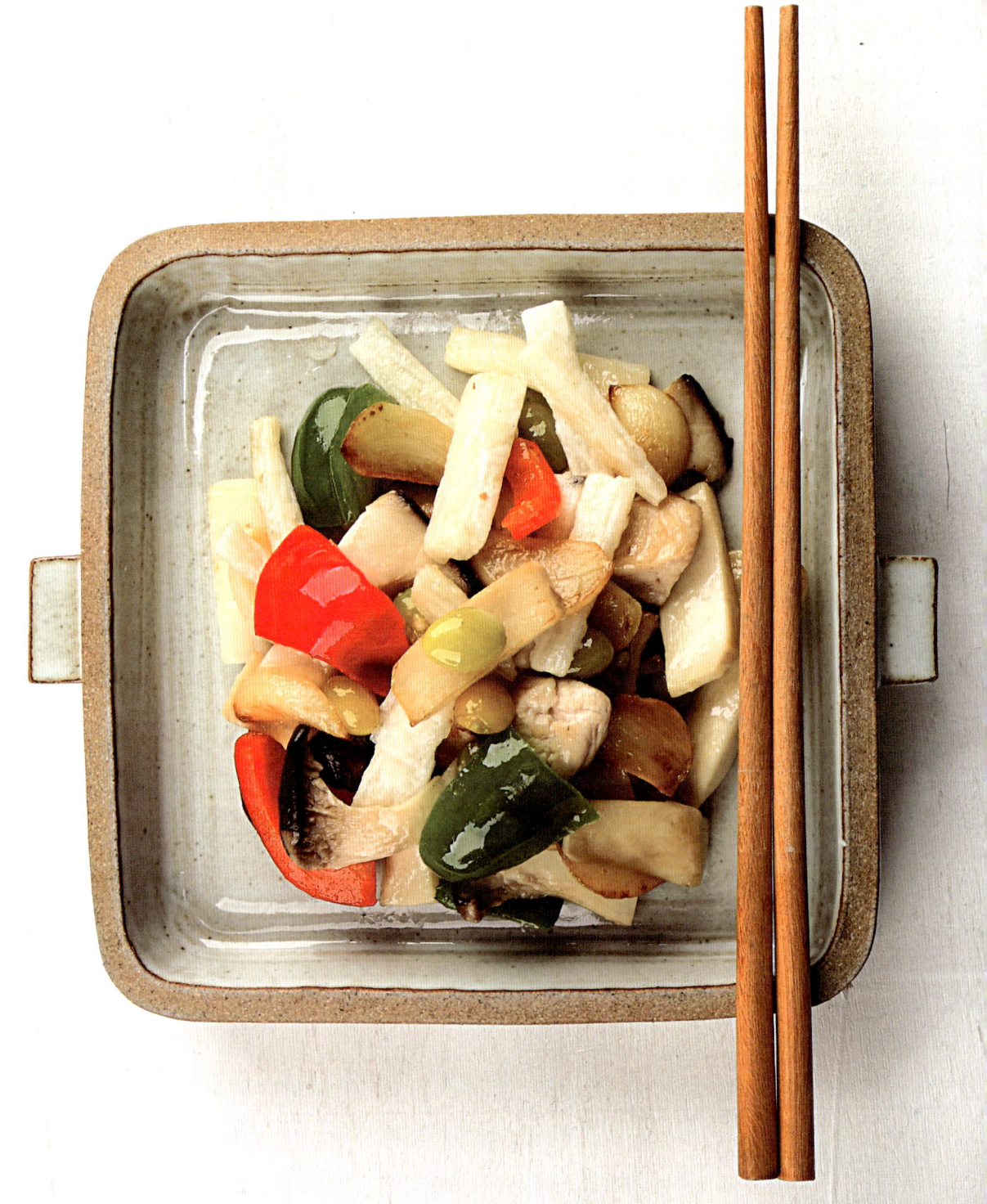

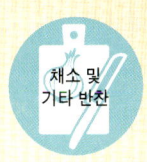

마늘은행버섯볶음 <4인분 기준>

1인분 섭취 시 열량 489kcal, 단백질 22g

| 요리 재료 | 닭가슴살 270g, 올리브유 1과1/3큰술, 정제 소금 약간, 마 깐 것 135g, 새송이버섯 1/2봉(200g), 홍피망 1/2개(60g), 청피망 2/3개(80g), 마늘 1과1/2컵(165g), 깐 은행 1/3컵(60g), 녹말가루 1과2/3큰술(15g), 참기름 1과1/3큰술, 식용유 1과1/3큰술

| 소스 재료 | 정제 소금 1/4작은술, 올리고당 2큰술, 생강즙 1작은술, 잣가루 2큰술, 참기름 2큰술, 들기름 1큰술, 후추 약간

| 조리법 |
1. 닭가슴살을 5cm×0.5cm×0.5cm 크기로 썰어 올리브유, 정제 소금, 약간의 후추를 넣고 재운다.
2. 마를 5cm×0.5cm×0.5cm 크기로 썰어 녹말가루를 묻힌다.
3. 새송이와 피망은 마와 같이 길쭉하게 썬다. 마늘은 편으로 썬다.
4. 양념소스 재료를 모두 섞어 준비한다.
5. 달군 팬에 식용유를 두르고 마늘을 볶아 향을 낸 후 닭고기를 볶아, 익으면 버섯과 참기름을 넣어 볶는다.
6. 버섯의 숨이 죽으면 준비한 마, 피망, 은행을 넣고 볶은 후 불에서 내리고 준비한 양념소스를 부어 잘 섞은 다음 그릇에 담는다.

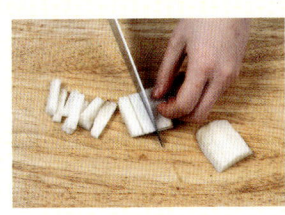 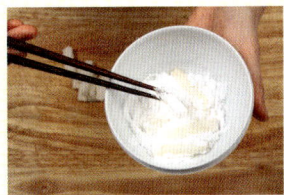 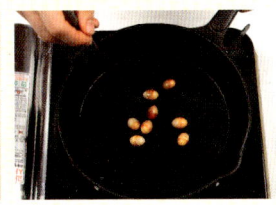

Tip
마는 손질 후 물에 씻어야만 손이 가렵지 않다. 혹시 가려울 땐 식초를 조금 발라주면 된다.

| Cooking 표고버섯가지볶음 |

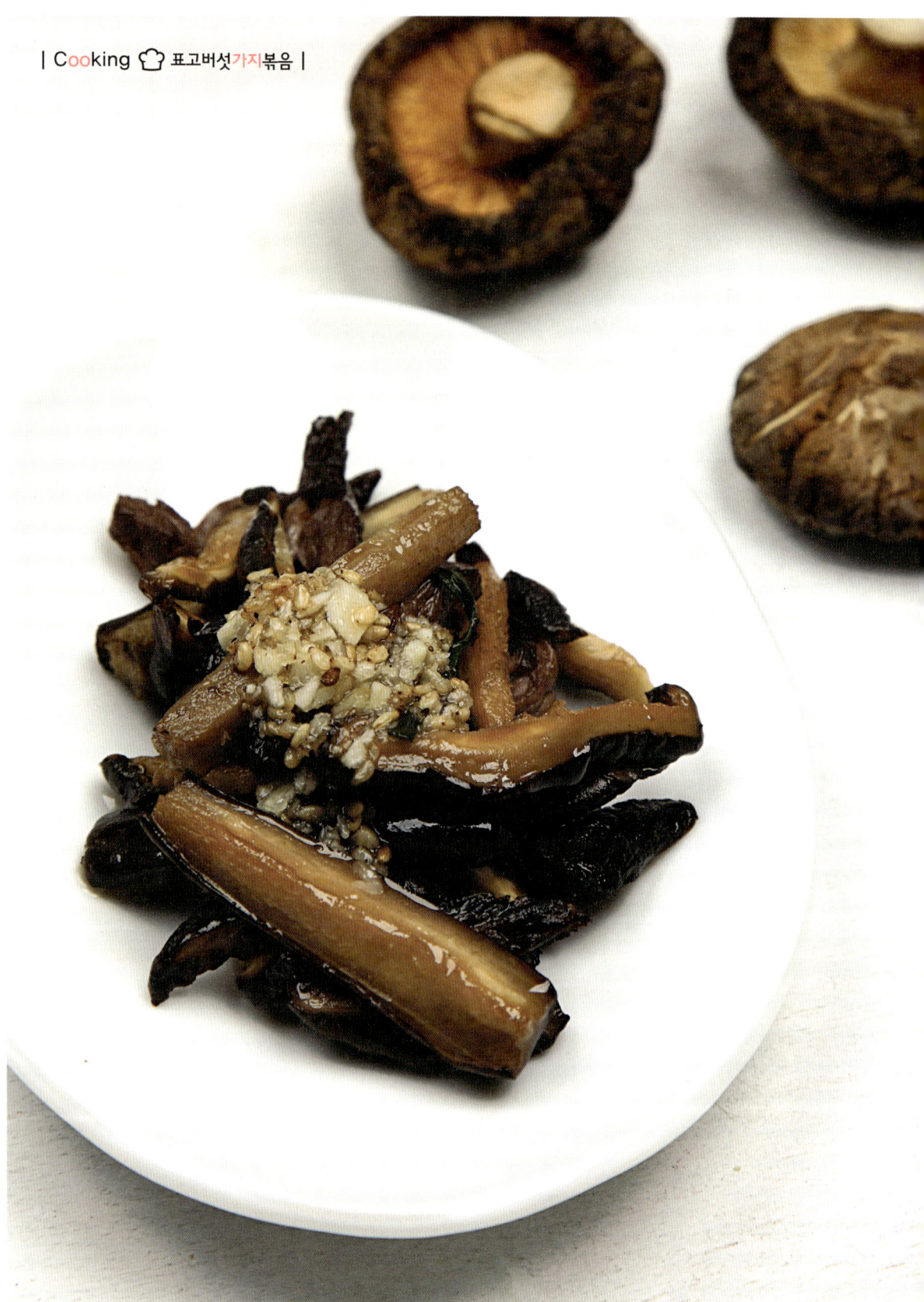

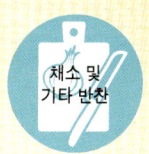

표고버섯가지볶음 〈4인분 기준〉

1인분 섭취 시 열량 201kcal, 단백질 8g

| 요리 재료 | 불린 표고 11개(265g), 우 채끝살 135g, 가지 2/3개(135g), 녹말가루 2/3큰술, 실파 20g

| 소스 재료 | 깨소금 2큰술, 다진 마늘 1과1/3큰술, 물 1과1/3큰술, 정제 소금 1/4작은술, 꿀 1과1/3큰술, 포도씨유 1과1/3큰술, 참기름 2/3큰술, 청주 2/3큰술, 설탕 2/3큰술, 생강즙 2/3작은술, 후추 약간

| 조리법 |
1. 건표고를 미지근한 물에 불려 물기를 꼭 짠 후 밑동을 떼고 어슷하게 편을 썬다.
2. 쇠고기는 핏물을 뺀 후 곱게 채썬다.
3. 가지는 4cm 길이로 자른 후 0.5cm 두께로 납작하게 썬다.
4. 실파를 5cm 길이로 썬다
5. 소스 재료를 모두 섞어 준비한다.
6. 준비한 모든 재료와 준비한 소스를 달군 팬에 넣고 볶아 조린 후 녹말가루를 뿌리고 실파와 통깨로 마무리한다.

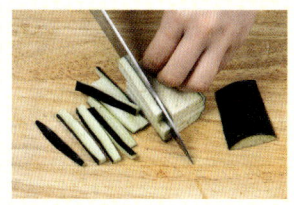
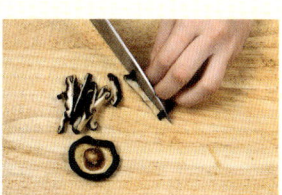
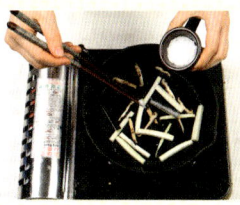

| Cooking 🧑‍🍳 샐러리오이무침 |

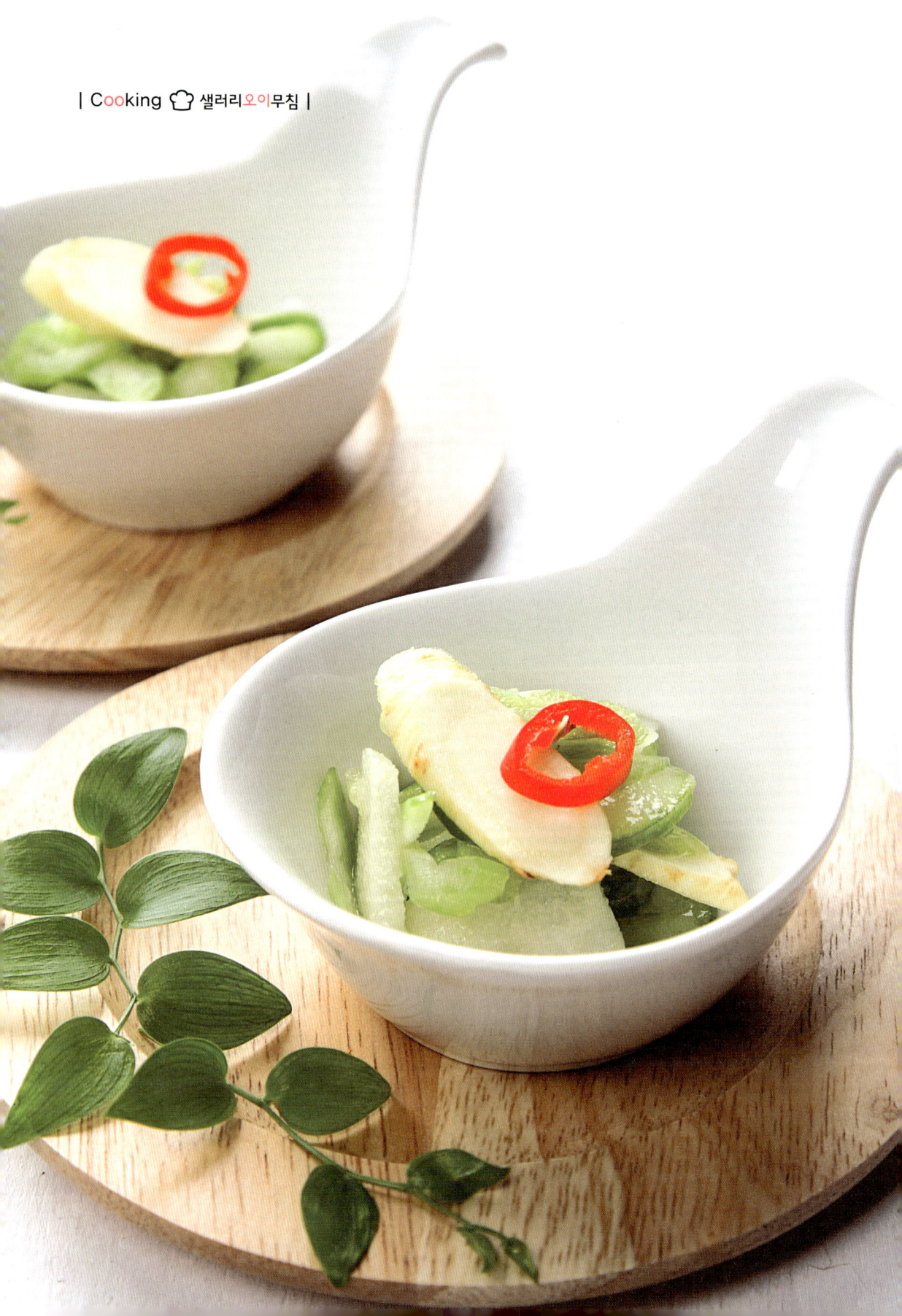

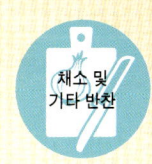

샐러리오이무침 〈4인분 기준〉

| 1인분 섭취 시 열량 49kcal, 단백질 1g |

| 요리 재료 | 샐러리 100g, 백오이 1/2개(100g), 배 100g, 수삼 50g

| 소스 재료 | 유자청 2작은술, 식초 2작은술, 설탕 1작은술, 정제 소금 1/3작은술,
연겨자 1/2작은술

| 조리법 | 1. 샐러리, 배, 수삼은 0.2㎝ 두께로 어슷하게 썬다.
2. 오이는 0.2㎝ 두께로 동그랗게 썬다.
3. 소스에 들어갈 유자청은 건더기만 건져서 곱게 다진다.
   여기에 식초 2작은술, 설탕 1작은술, 정제 소금 1/3작은술,
   연겨자 1/2작은술을 넣고 섞는다.
4. 만들어진 소스에 (1)과 (2)의 재료로 만든 소스에 무친다.

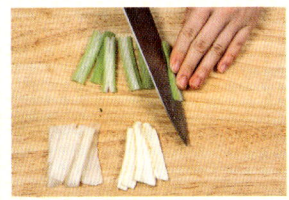 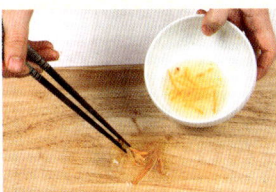 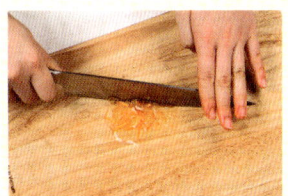

| Cooking 애호박호두선 |

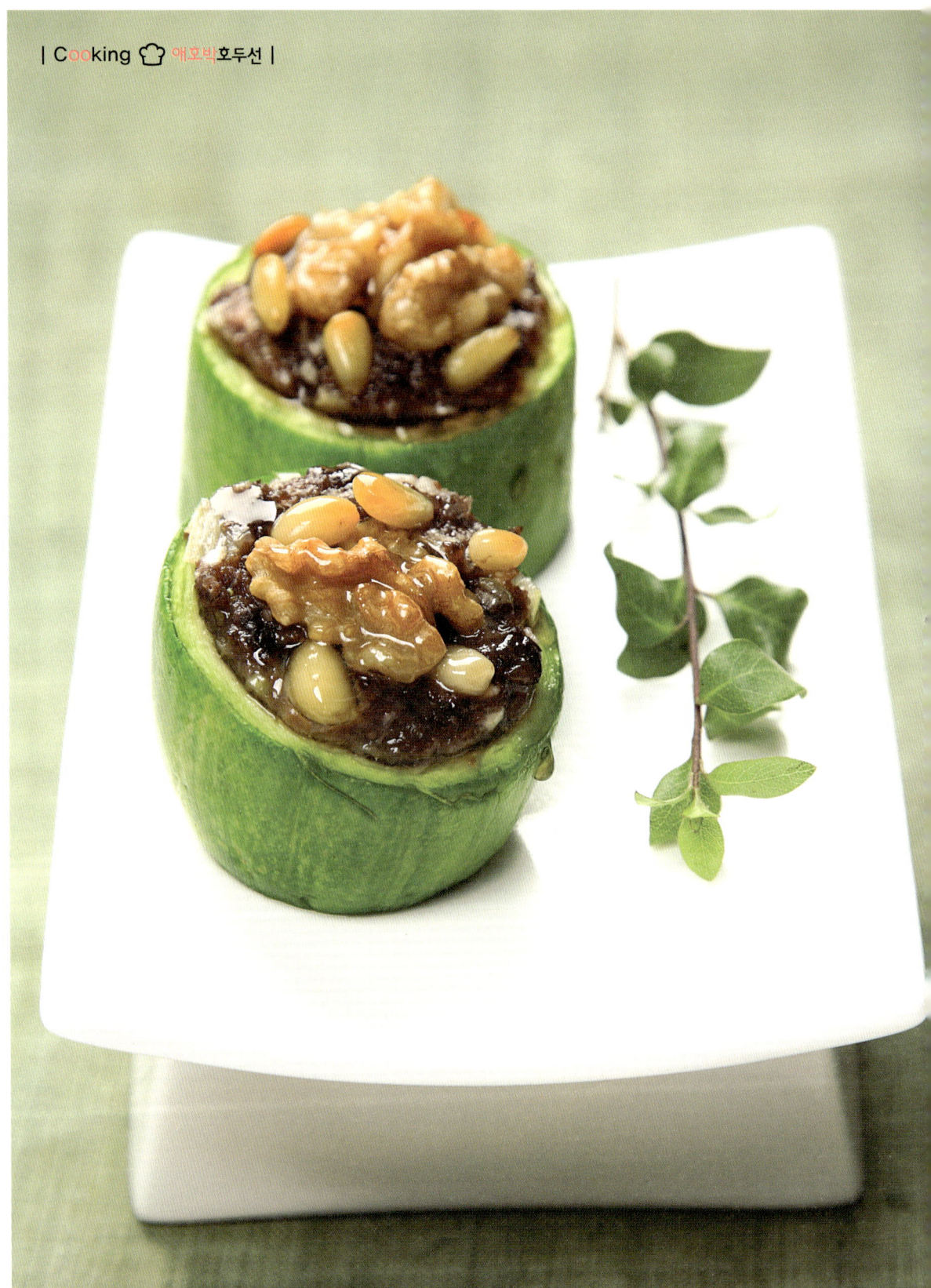

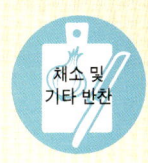

애호박호두선 <4인분 기준>

1인분 섭취 시 열량 170kcal, 단백질 9g

| 요리 재료 | 애호박 2개(480g), 쇠고기(다진 것) 130g, 호두 4.5개(28g), 잣 1/2큰술(4g), 다진 파 1/2큰술(7g), 다진 마늘 2/3작은술(2.5g), 정제 소금 1/2작은술, 물 2컵

| 양념 재료 | 정제 소금 약간, 설탕 2작은술, 참기름 1작은술, 파 다진 것 1작은술, 다진 마늘 1/2작은술

| 소스 재료 | 물 2큰술, 정제 소금 1/4작은술, 식초 1과1/3큰술, 설탕 2/3작은술, 연겨자 1/2작은술

| 조리법 |
1. 애호박을 5cm 두께로 자른 뒤(1인분 2개씩) 2/3정도의 깊이로 십자 칼집을 넣은 뒤 물 2컵에 정제 소금 1작은술을 넣고 담가둔다.
2. 호두 1개를 두 조각으로 자른다.
3. 쇠고기는 양념 재료를 넣고 양념한다.
4. 절여진 호박의 속을 약간 파낸다(2작은술 정도).
5. 호박에 양념한 고기를 십자 칼집에 넣고 호두 2쪽, 잣 3~4알 정도를 박는다.
6. 오븐에 찐다(스팀 100℃, 10분). 오븐이 없다면 찜기 또는 국솥에 물을 약간 넣고 익힌다.
7. 겨자소스를 분량대로 넣어 잘 섞은 후 곁들여 낸다.

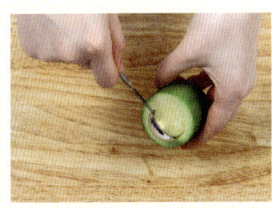
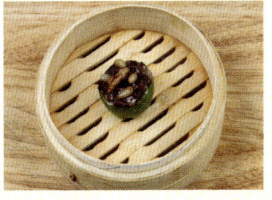

| Cooking 🍳 연근초 |

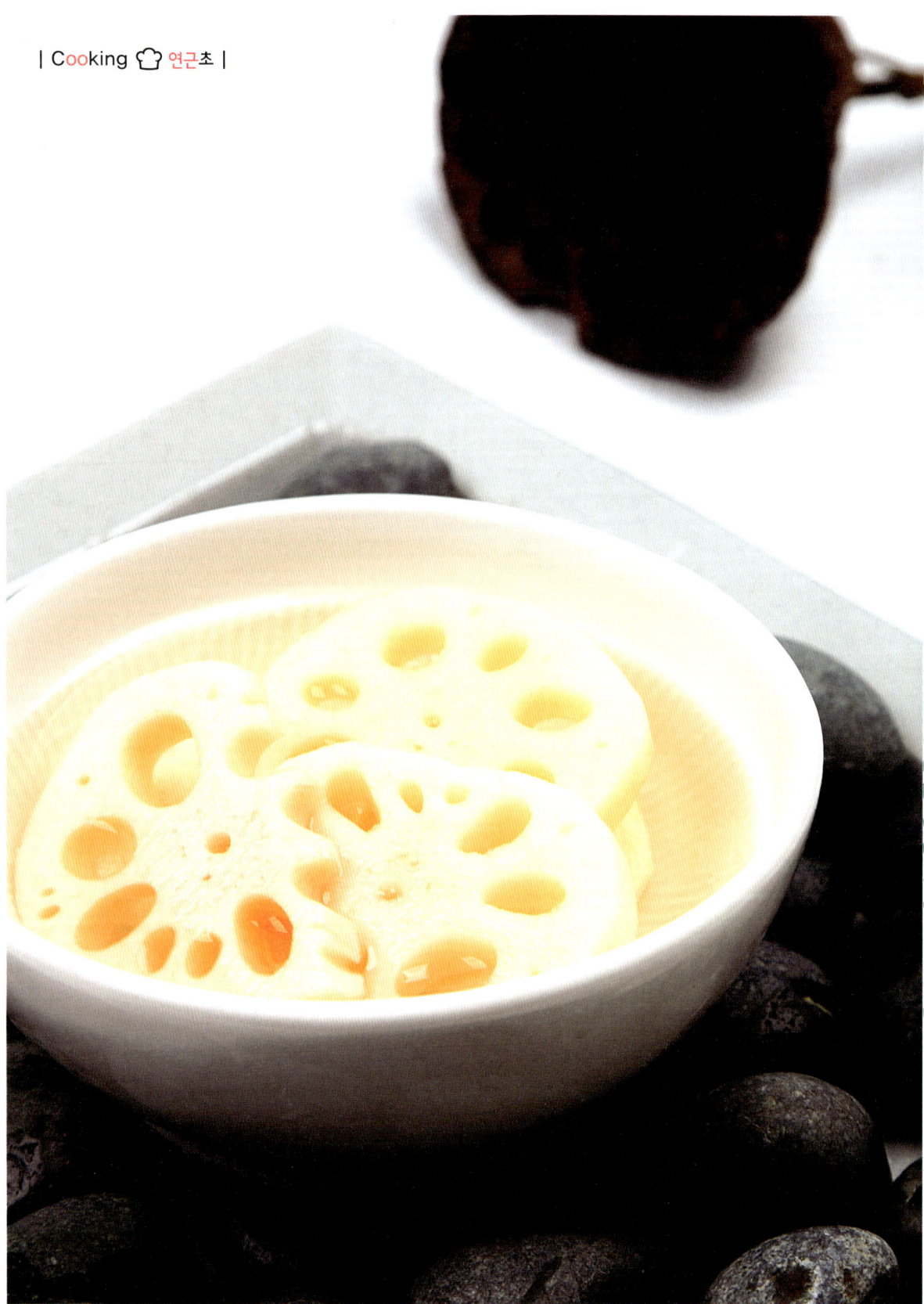

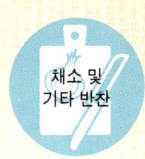

연근초 〈4인분 기준〉

1인분 섭취 시 열량 96kcal, 단백질 1g

| 요리 재료 | 연근(채를 썬 것) 20개(200g), 정제 소금 1/2작은술, 식초 1/3컵, 설탕 1/3컵, 물 1과1/3컵

| 조리법 | 1. 연근은 0.3cm 두께로 썬다.
2. 식초, 설탕, 소금을 녹인 물에 연근을 넣고 함께 절여놓는다.
3. 12시간 이상 재워 두었다가 차게 해서 먹는다.

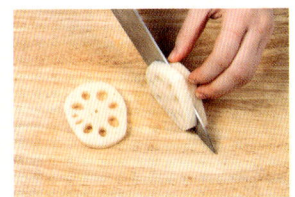 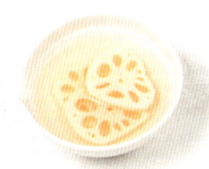 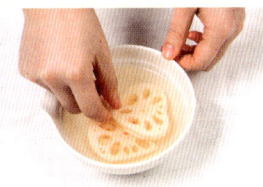

Tip
연근은 쉽게 갈색으로 변하므로 바로 양념 물에 담가야 한다.

| Cooking 봄나물무침 |

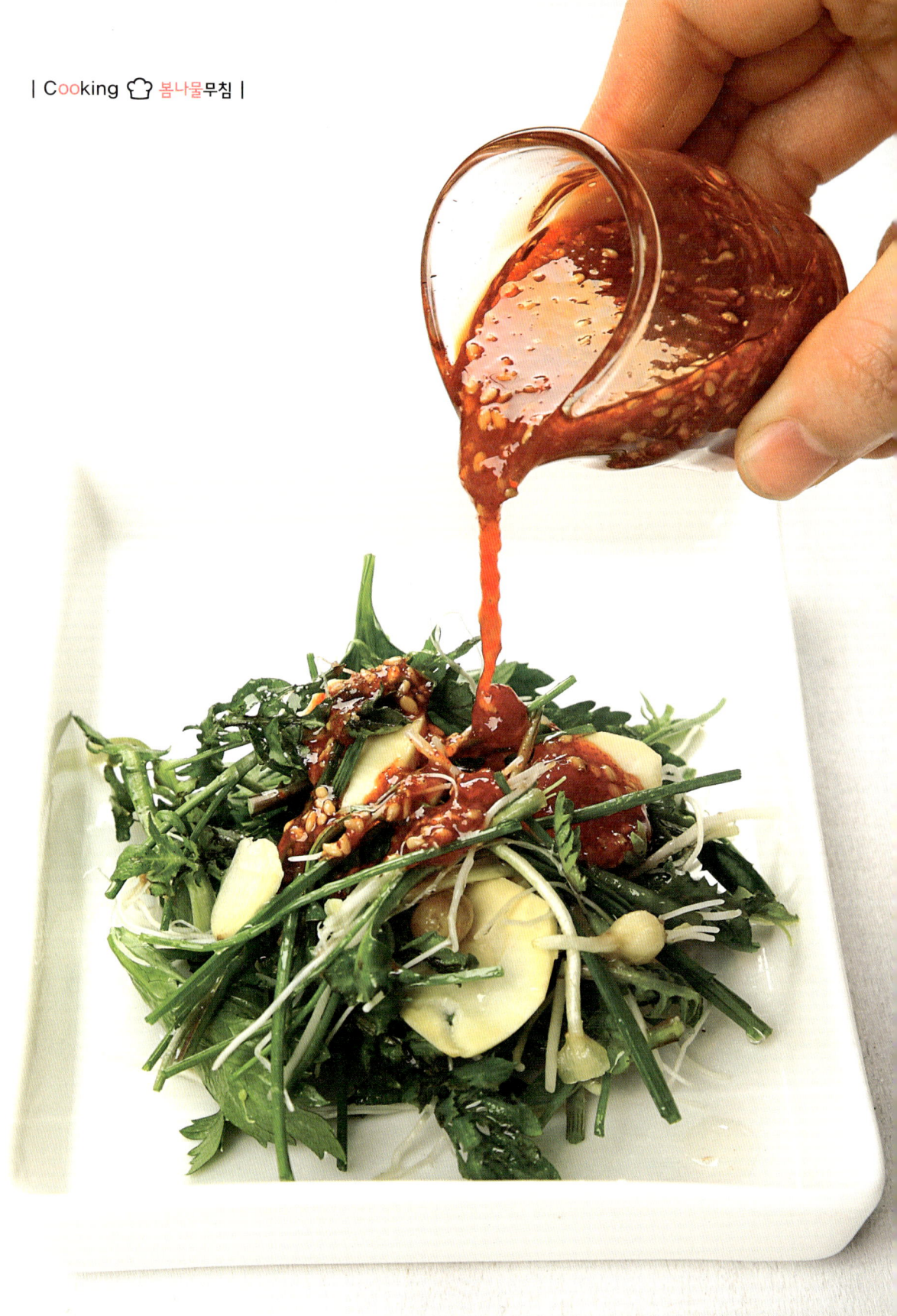

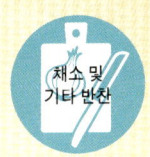

봄나물무침 〈4인분 기준〉

1인분 섭취 시 열량 170kcal, 단백질 3g

| 요리 재료 | 참나물 40g, 달래 40g, 냉이 80g, 깐 밤 60g, 올리브유 1과1/3큰술, 정제 소금 약간, 후추 약간

| 양념 재료 | 설탕 2와2/3큰술, 식초 1과1/3큰술, 레몬즙 1과1/3큰술, 참기름 1과1/3큰술, 고춧가루 1과1/3작은술, 연겨자 1/2작은술, 깨소금 1과1/3작은술, 정제 소금 1/4작은술

| 조리법 |
1. 깐 밤은 편으로 썰고, 냉이는 다듬어서 살짝 데친다.
2. 달래와 참나물은 2㎝ 길이로 썬다.
3. 양념장을 만들어 봄나물을 넣고 무친다.
4. 접시에 봄나물을 담아낸다.

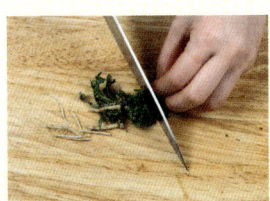 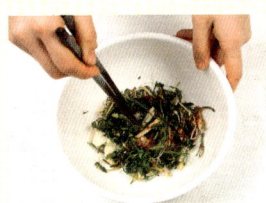

| Cooking 살코기파인애플샐러드 |

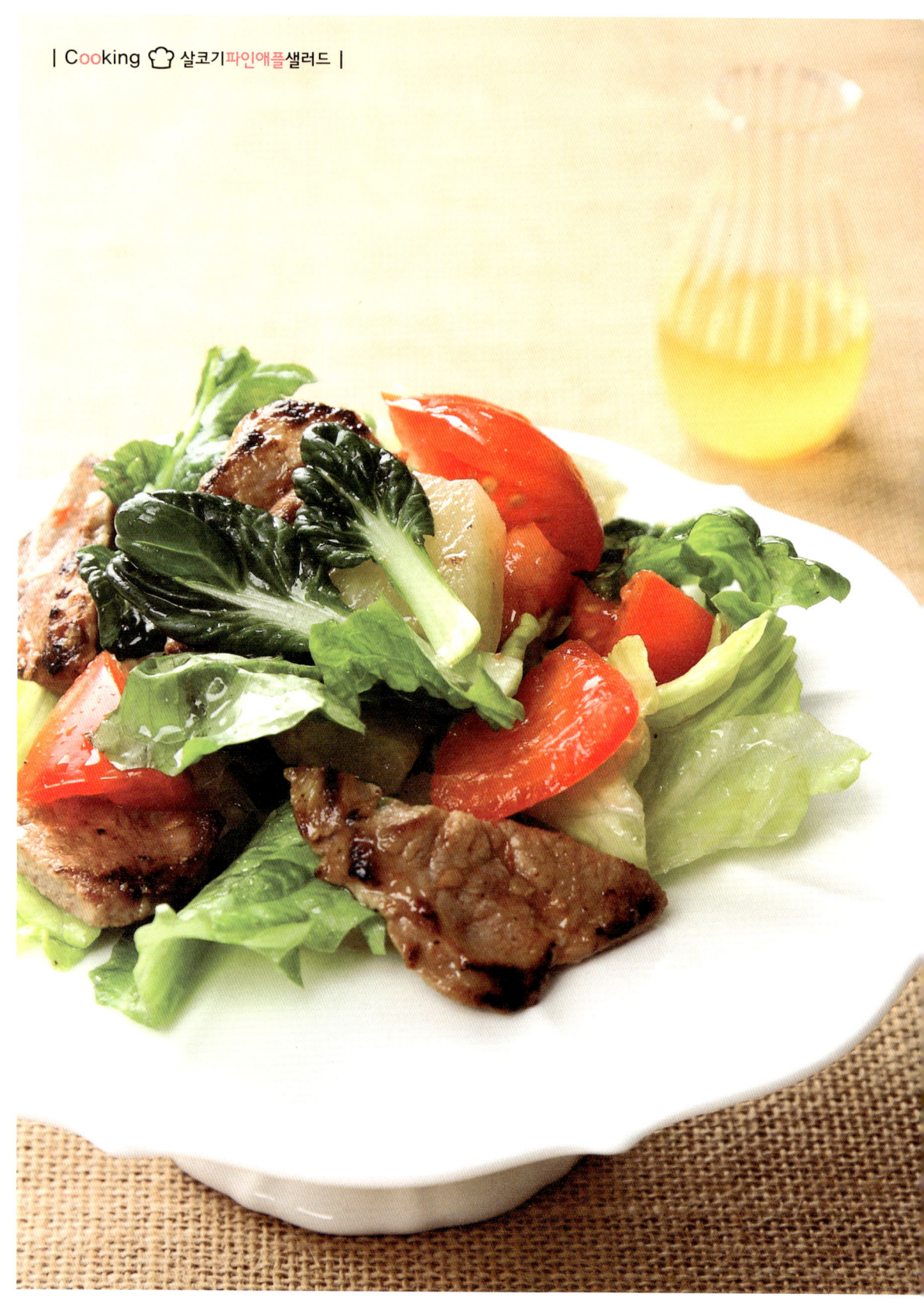

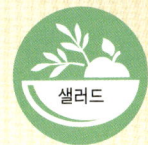

살코기파인애플샐러드 <4인분 기준>

1인분 섭취 시 열량 262kcal, 단백질 15g

| 요리 재료 | 돼지목살 저민것 270g, 토마토 1개(갈기용, 185g), 파인애플 145g, 비타민 65g, 로메인 80g, 양상추 80g, 토마토 1개(185g)

| 드레싱 재료 | 포도씨유 3큰술, 유자청 2큰술, 화이트 와인식초 1과1/3큰술, 식초 1과1/3큰술, 정제 소금 1/4작은술, 참기름 2/3작은술, 후추 약간

| 조리법 |
1. 돼지고기는 살코기로 준비해 한입에 먹기 좋은 크기로 저며 썬다.
2. 토마토 1개를 믹서에 곱게 갈아 썰어 놓은 돼지고기를 넣고 2시간 정도 재운 다음 팬에 바싹 굽는다.
3. 파인애플은 한입 크기로 자른다.
4. 비타민, 로메인, 양상추 등 샐러드 채소는 물에 살짝 씻은 뒤 얼음물에 담갔다가 물기를 빼고 한입 크기로 자른다.
5. 유자 드레싱은 분량의 재료를 넣고 골고루 잘 섞어준다.
6. 샐러드 접시에 채소와 과일, 고기가 어우러지도록 담은 뒤 드레싱을 골고루 뿌린다.

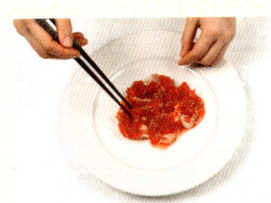 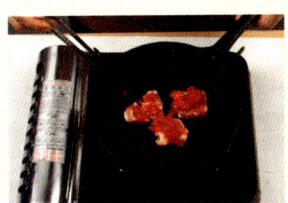 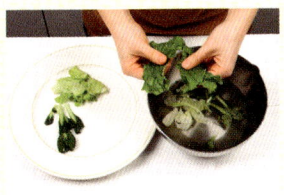

| Cooking 스테이크샐러드 |

스테이크샐러드 <4인분 기준>

1인분 섭취 시 열량 103kcal, 단백질 12g

| **요리 재료** | 쇠고기 안심 200g, 아스파라거스 9개(120g), 샐러리잎 20g, 느타리버섯 3/4팩(130g), 무순 60g, 생바질잎 20g

| **양념 재료** | 올리브유 약간, 정제 소금 약간, 후춧가루 약간

| **드레싱 재료** | 유자청 다진 것 2/3큰술, 레몬즙 1과1/3큰술, 정제 소금 1/4작은술, 무 갈은 것 1/3컵, 다진 실파 1과1/3큰술, 생수 4큰술, 발사믹식초 1과1/3큰술

| **조리법** |
1. 쇠고기는 칼등으로 두들겨 부드럽게 한 후 소금, 후춧가루, 올리브유에 재워둔다.
2. 아스파라거스는 5㎝ 길이로 썰어 끓는 물에 살짝 데친다.
3. 느타리버섯은 물에 씻어서 물기를 닦은 후 센 불에 볶으면서 소금 간을 한다.
4. 바질잎은 깨끗이 씻어서 물기를 닦아둔다.
5. 고기를 프라이팬에 구워낸 후 한입에 먹기 좋은 크기로 썬다.
6. 드레싱 재료를 골고루 섞어 유자 드레싱을 만든다.
7. 접시에 샐러리잎, 무순과 아스파라거스, 바질, 버섯을 섞어 담은 후 고기를 올려 유자 드레싱과 곁들여 낸다.

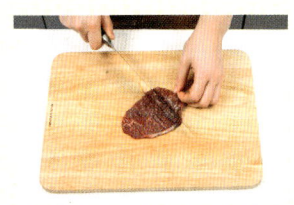
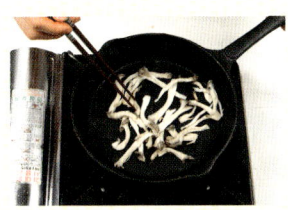
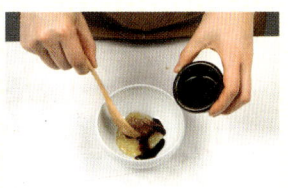

| Cooking 서리태살사샐러드 |

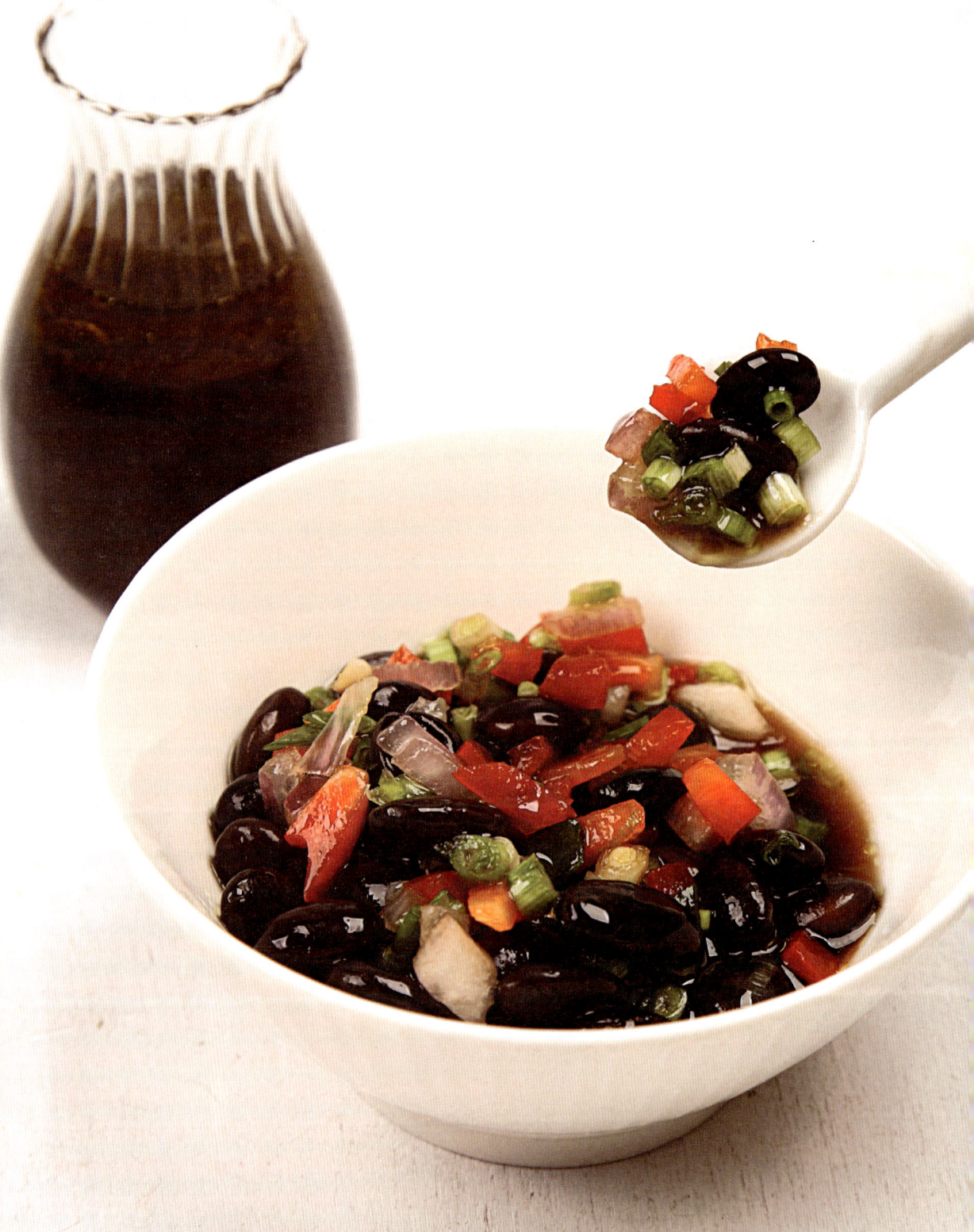

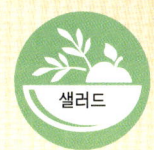

서리태살사샐러드 <4인분 기준>

1인분 섭취 시 열량 198kcal, 단백질 10g

| 요리 재료 | 서리태(불린 것) 2/3컵(220g), 홍피망 1/2개(50g), 홍양파 2/3개(160g), 실파(다진 것) 50g

| 살사소스 재료 | 레몬 1과1/3개(160g), 올리브유 1과1/3큰술(20g), 발사믹식초 1과1/3큰술(20g), 설탕 1과1/3큰술(20g), 정제 소금 1/4작은술

| 조리법 |
1. 서리태(검은콩)는 깨끗이 씻어서 6시간 물에 불린 뒤 10배 정도의 끓는 물에 넣어 40분 정도 약한 불에 끓인다.
2. 콩을 손으로 눌렀을 때 쉽게 부숴질 정도까지 익으면 찬물에 한번 씻은 다음, 체에 받쳐 물기를 뺀다.
3. 홍피망은 꼭을 털어 잘게 다진다.
4. 레몬의 표면을 필러로 얇게 긁고 속은 즙을 짜서 따로 둔다.
5. 홍양파는 잘게 다진다.
6. 준비한 모든 재료를 그릇에 넣고 고루 섞어준 다음, 소스 재료를 넣고 버무려 준다. 랩을 씌워 냉장실에 넣고 차가워지면 그릇에 담아낸다.

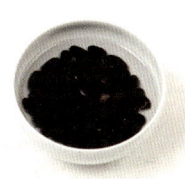
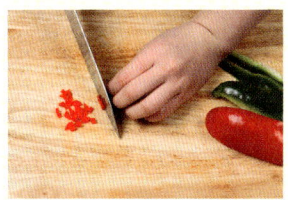
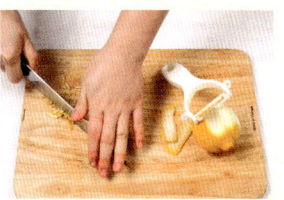

| Cooking 🍳 닭안심마늘샐러드 |

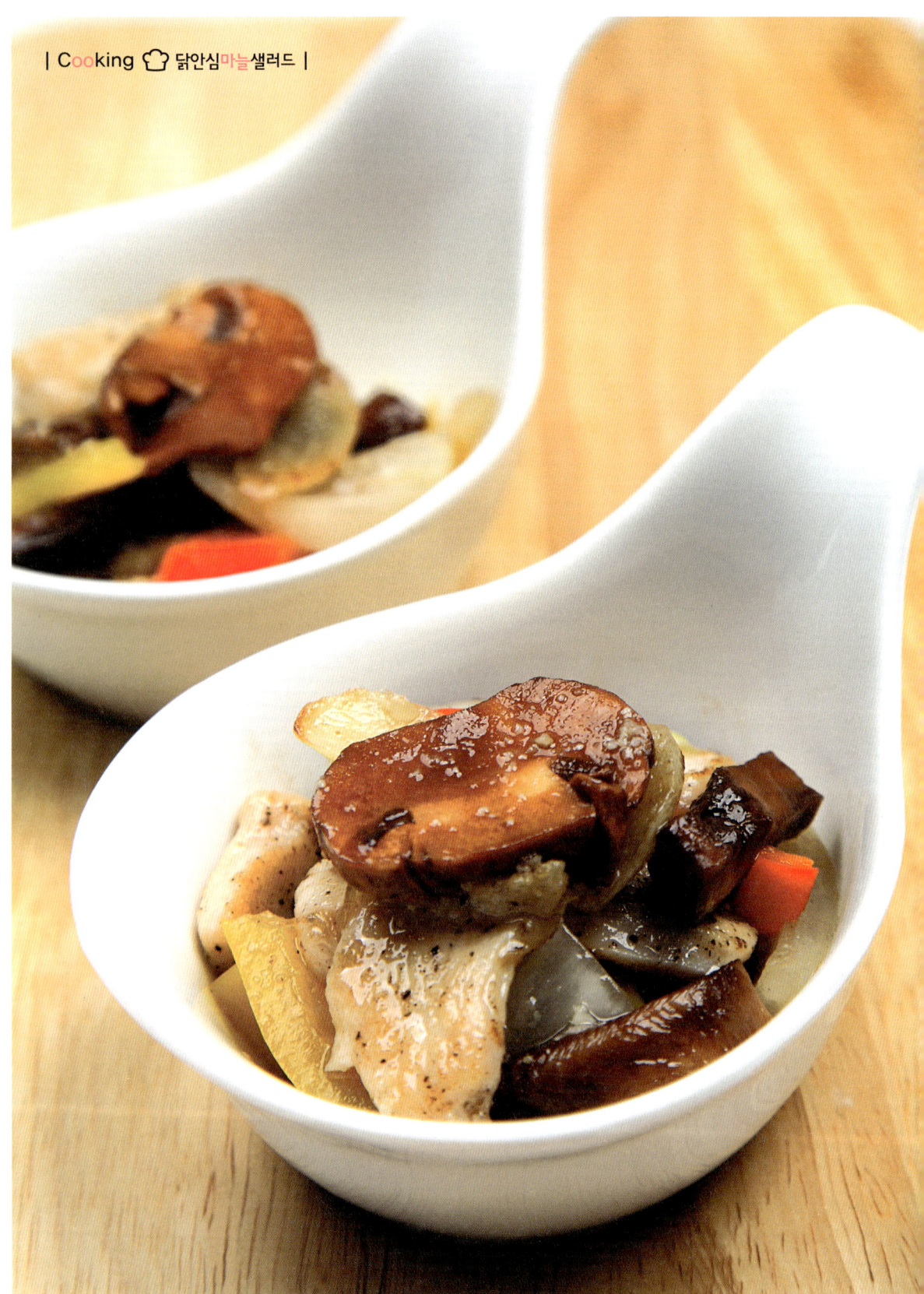

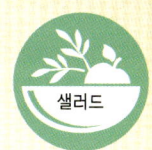

닭안심마늘샐러드 〈4인분 기준〉

1인분 섭취 시 열량 200kcal, 단백질 10g

| 요리 재료　표고버섯 7개(240g), 양송이버섯(줄기 제외) 7개(120g), 마늘 8쪽(40g), 양파 3/4개(135g), 홍피망 2/5개(40g), 파프리카(노란색) 2/5개(80g), 닭안심140g, 발사믹식초 2/3컵, 소금 1/4작은술, 식용유 1과1/3큰술

| 소스 재료　올리브유 1작은술, 꿀 1과1/3작은술, 정제 소금 약간

| 조리법
1. 표고, 양송이버섯, 양파, 홍피망, 파프리카는 깨끗이 씻어 2cm×2cm 크기로 자른다.
2. 버섯은 끓는 소금물에 살짝 데친다(체로 건져서 찌꺼기를 제거한다).
3. 마늘은 약한 불에 튀기듯이 구워 완전히 익힌다.
4. 닭안심을 한입 크기로 자른 다음 프라이팬에 노릇노릇하게 굽는다.
5. 발사믹식초 2/3컵에 버섯, 마늘을 넣어 냉장고에서 30분 동안 재운다.
6. 양파, 피망은 팬에 살짝 볶는다.
7. (4)의 내용물을 건져내고 발사믹식초를 1/3양으로 졸인다.
8. (6)에 샐러드 소스 재료를 넣고 소스를 만든다.
9. 믹싱볼에 재료와 소스를 넣어 버무려 완성한다.

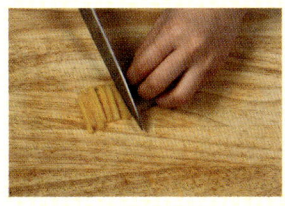
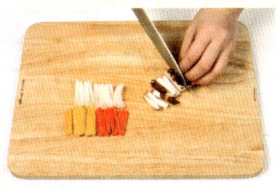
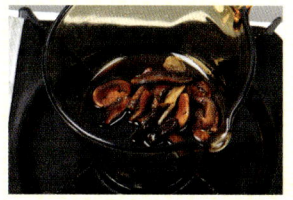

| Cooking 🍳 닭안심유자샐러드 |

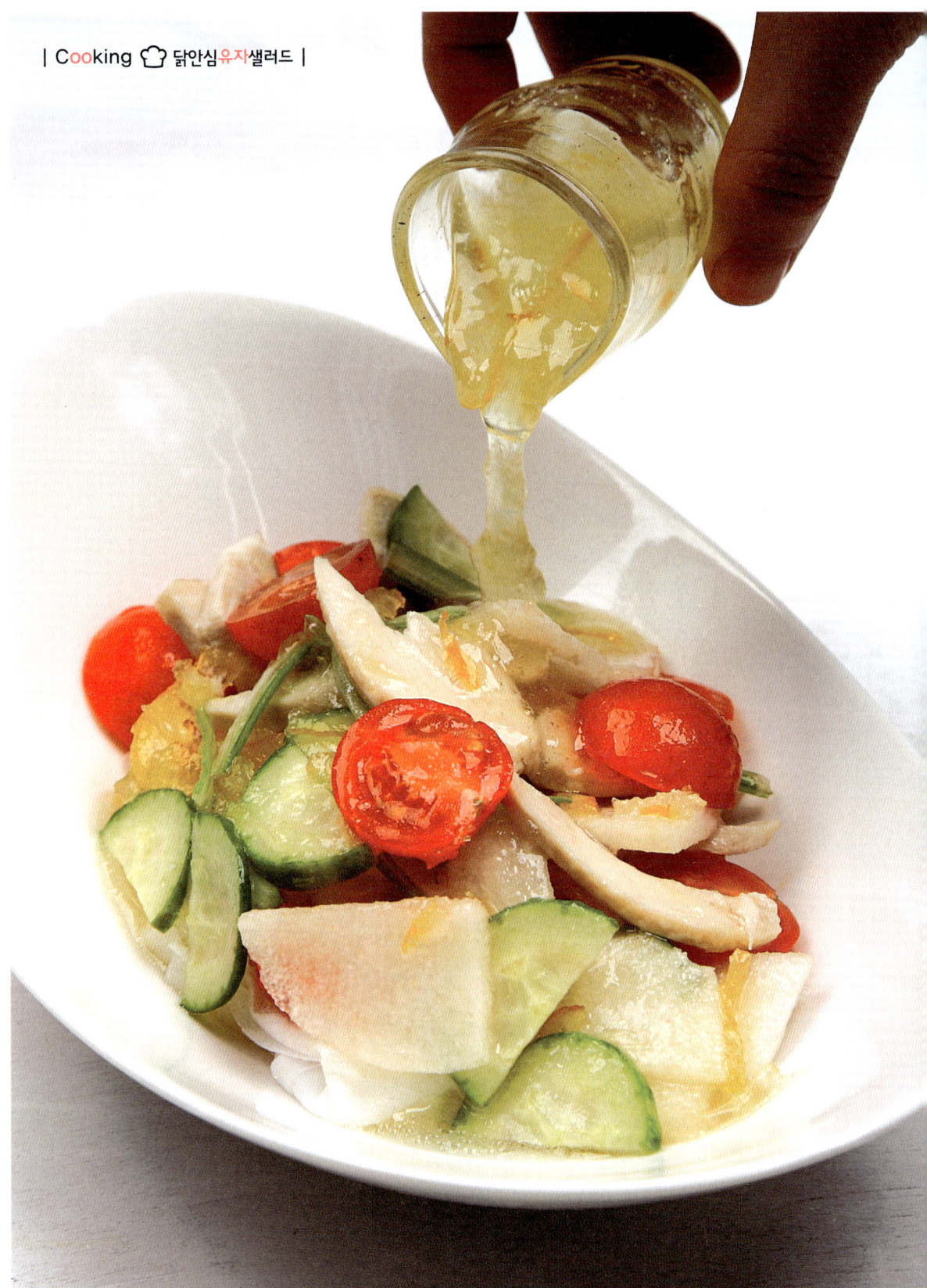

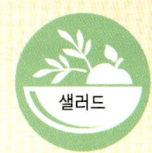

닭안심유자샐러드 〈4인분 기준〉

1인분 섭취 시 열량 170kcal, 단백질 14g

| 요리 재료 | 닭가슴살 200g, 샐러리 55g, 배 1/2개(240g), 오이 1/2개(95g), 방울토마토 6개(65g)

| 드레싱 재료 | 닭육수 1과1/3큰술, 유자청 1과1/3큰술, 잣 4큰술, 정제 소금 1/4작은술, 화이트발사믹식초 2와1/2큰술, 씨겨자 1과1/3큰술, 설탕 1과1/3큰술, 레몬즙 1과1/3큰술

| 조리법 |
1. 닭가슴살은 끓는 물에 삶아내어 손으로 잘게 찢는다.
2. 샐러리, 오이, 배는 0.2cm 두께로 납작하게 썬다.
3. 방울토마토는 반으로 가른다.
4. 분량의 소스 재료를 넣고 곱게 간다.
5. 만들어진 소스에 (1), (2), (3), (4)의 재료를 골고루 담고 버무려준다.
6. 그릇에 예쁘게 담아 낸다.

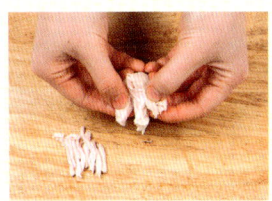
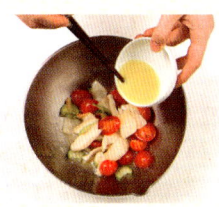

Tip
소스의 양이 너무 작을 때는 믹서기로 잘 갈리지 않으므로 분마기에 넣어 잣을 찧어서 골고루 섞어주면 편리하다.

| Cooking 🍳 쌀국수치킨샐러드 |

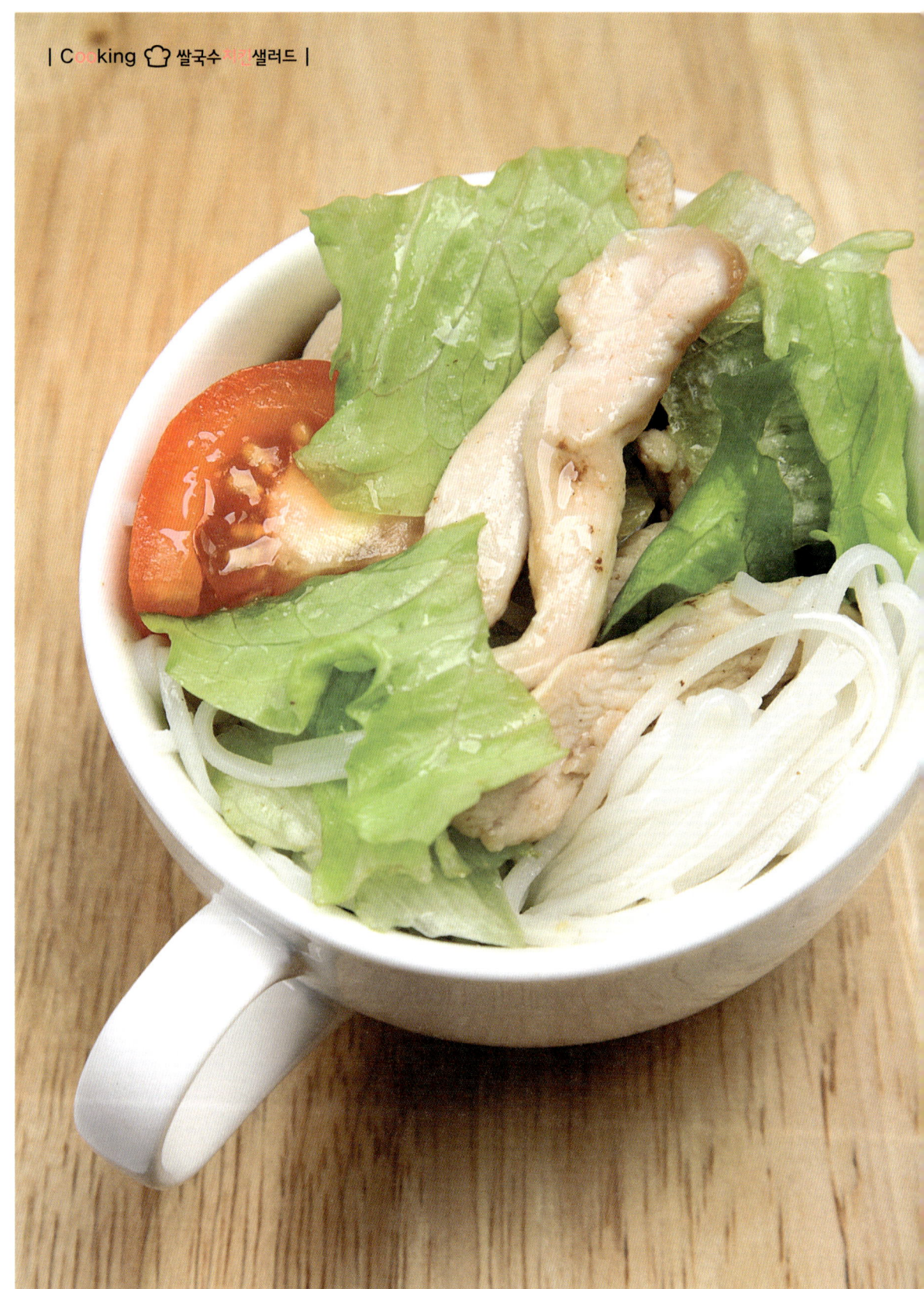

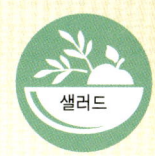

쌀국수치킨샐러드 <4인분 기준>

1인분 섭취 시 열량 445kcal, 단백질 23g

| 요리 재료 | 쌀국수 200g, 닭가슴살 260g, 토마토 중 1개(200g), 샐러리 130g, 양파 3/4개(130g), 양상추 70g, 치커리 40g, 홍고추 1개

| 닭고기 밑간 | 올리브유 1큰술, 정제 소금 1/4작은술, 청주 1큰술, 후추 약간

| 홍고추 드레싱 | 홍고추(다진 것) 1큰술, 레몬주스 4큰술, 정제 소금 1/2작은술, 설탕 2와1/2큰술, 땅콩(다진 것) 1작은술, 잣(다진 것) 2큰술, 칠리소스 1큰술, 물 3큰술, 참기름 1큰술

| 양파 밑간 | 올리브유 1큰술, 정제 소금 1/4작은술, 청주 1큰술, 후추 약간

| 조리법 |
1. 닭고기는 얇게 저민 후에 밑간 양념에 2시간 정도 재운다.
2. 고기에 간이 베면 그릴에 앞뒤로 뒤집어가며 구워서 살짝 식힌 다음 1.5㎝ 폭에 4~5㎝ 길이로 자른다.
3. 토마토는 깨끗이 씻어 얇게 자른다. 큰 것은 반으로 자른다.
4. 양파는 채썬 후 물, 식초, 설탕, 정제 소금을 넣고 절여둔다.
5. 샐러리는 4~5㎝ 길이로 길게 자르고 양상추, 치커리는 한 잎씩 찬물에 씻은 뒤 건져 손으로 찢어 놓는다.
6. 홍고추 드레싱의 재료를 모두 넣어 드레싱을 만들어둔다.
7. 쌀국수는 물에 불렸다가 끓는 물에 살짝 데쳐 찬물에 헹구어 건진다.
8. 쌀국수, 구운 닭고기, 샐러리, 양파, 양상추, 치커리를 홍고추 드레싱으로 버무려서 접시에 담은 뒤 토마토를 올린다.

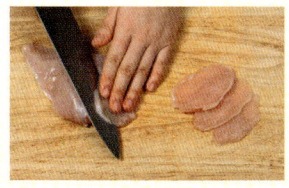 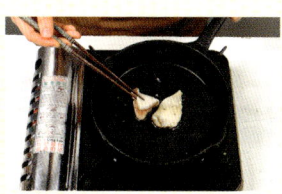 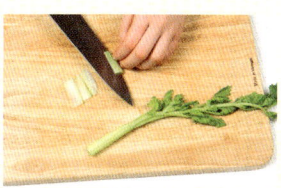

| Cooking 🍳 양상추샐러드 |

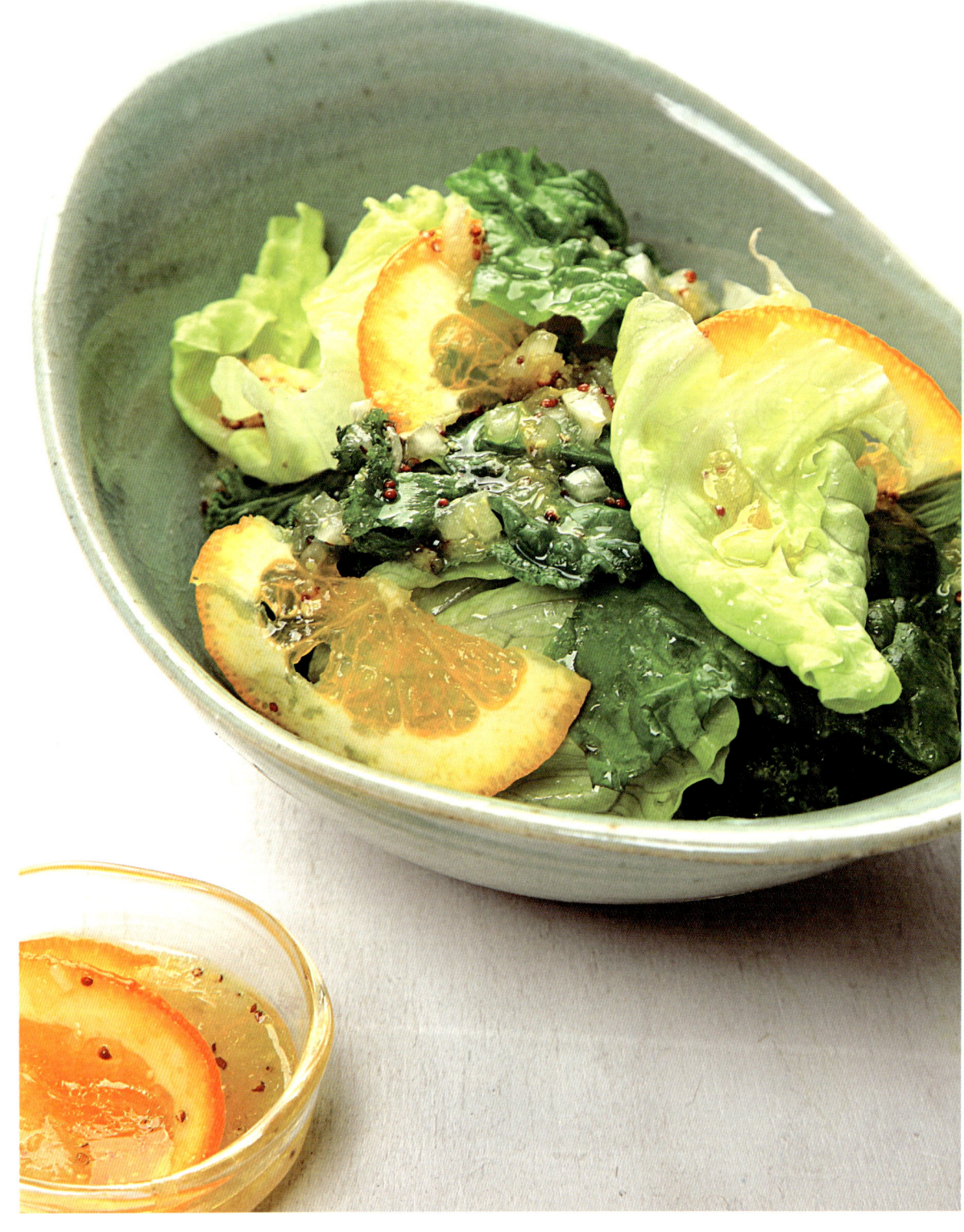

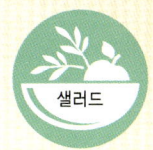

양상추샐러드 〈4인분 기준〉

1인분 섭취 시 열량 114kcal, 단백질 1g

| 요리 재료 | 양상추 80g, 로메인 40g, 겨자잎 25g, 다진 바질 10g, 적치커리 30g, 다진 양파 30g

| 드레싱 재료 | 조린 오렌지즙 2와1/2큰술, 올리브유 2와1/2큰술, 발사믹식초 1과1/3큰술, 레몬즙 1과1/3큰술, 다진 양파 1과1/3큰술, 씨겨자 1과1/3작은술, 꿀 1과1/3작은술, 정제 소금 1/4작은술

| 조리법 |

1. 오렌지는 겉껍질을 벗기고 즙을 내서 불에 반 정도 조린다.
2. 로메인, 겨자잎, 적치커리는 씻어서 얼음물에 담궈 싱싱하게 한 뒤 물기를 빼고 먹기 좋은 크기로 자른다.
3. 조린 오렌지즙과 나머지 드레싱 재료를 잘 섞어 드레싱을 만든다.
4. 샐러드를 그릇에 담고 새콤한 오렌지 드레싱을 뿌린다.

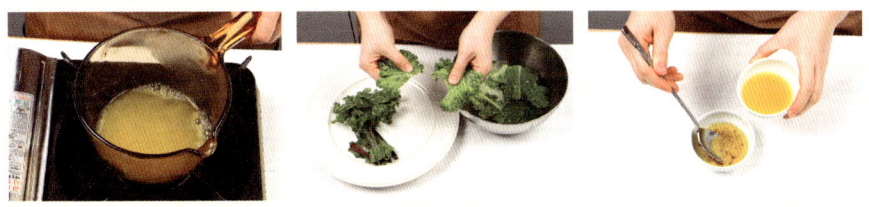

 Tip

생오렌지가 없을 때는 오렌지 주스를 대신 사용해도 좋다.

| Cooking 🧑‍🍳 오이부추김치 |

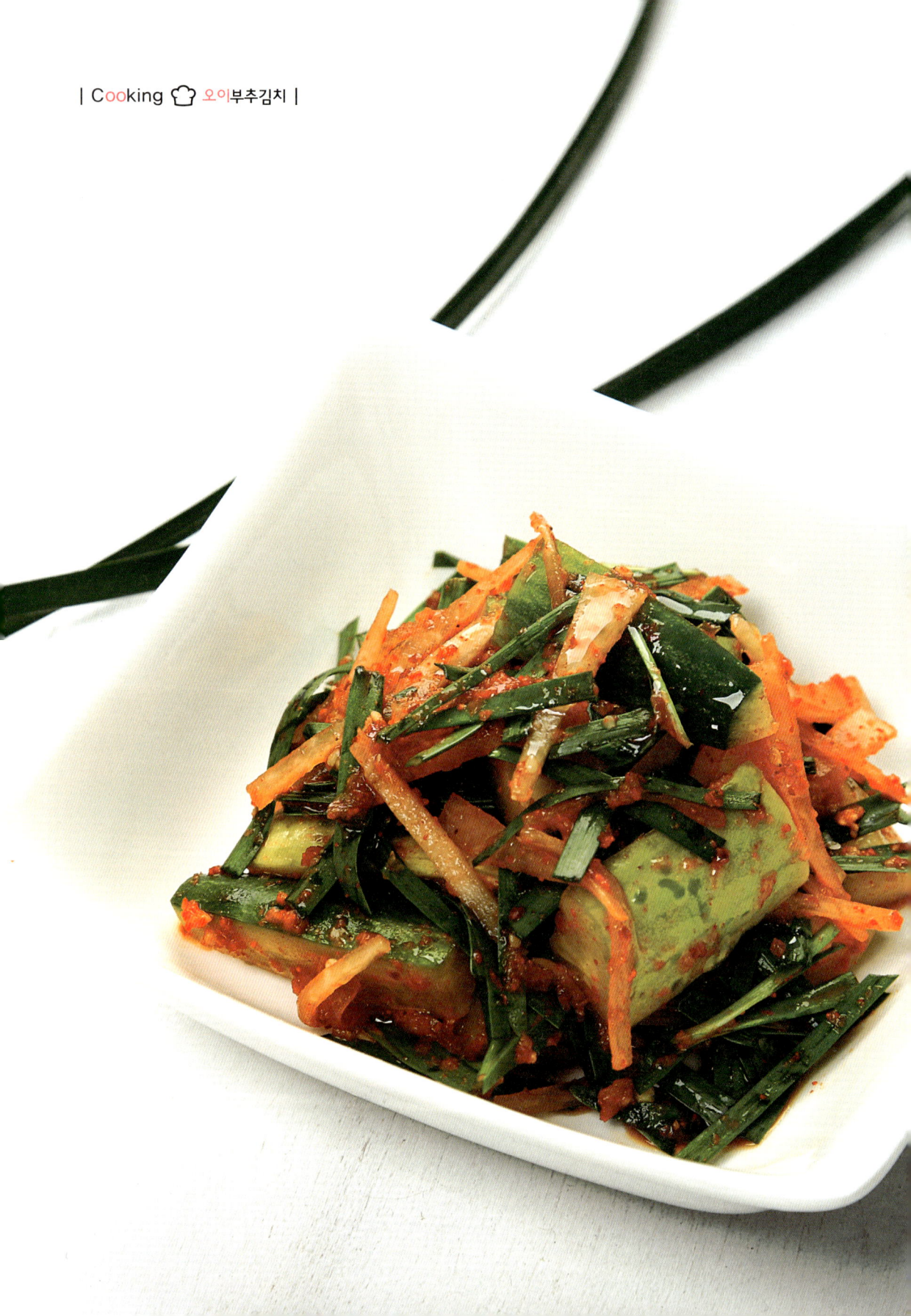

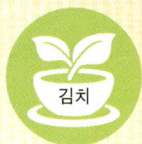

오이부추김치(오이소박이) <10인분 기준>

1인분 섭취 시 열량 28kcal, 단백질 2g

| 요리 재료 | 오이 5개(1.4kg), 부추 120g, 무 100g, 쇠고기(양지) 50g,
고춧가루 5큰술(40g), 다진 생강 1작은술(5g), 다진 마늘 1큰술(17g),
설탕 1/2큰술(7g), 통깨 1/2큰술(5g), 정제 소금(오이 절임용) 1작은술,
정제 소금(양념용) 1/2큰술, 물 1컵(200㎖)

| 조리법 |
1. 쇠고기는 물 1컵(200㎖)을 넣고 끓여 육수를 낸다.
2. 오이는 깨끗이 씻어서 4~5㎝ 길이로 토막을 내고 십자로 자른다.
3. 손질한 오이를 정제 소금 1작은술을 뿌리고 30분 정도 절인다.
4. 부추는 4㎝ 정도 길이로 썬다.
5. 무는 4㎝ 길이로 채를 썬다.
6. 끓인 육수, 고춧가루 5큰술, 다진 마늘 1큰술, 다진 생강 1작은술, 설탕 1/2큰술, 통깨 1/2큰술, 정제 소금 1/2큰술을 넣고 골고루 섞는다.
7. 절인 오이를 건져서 물기를 뺀 후 (4), (5), (6)을 넣어서 통에 담는다. 반나절 정도 실온에 익혀 냉장고에 넣는다.

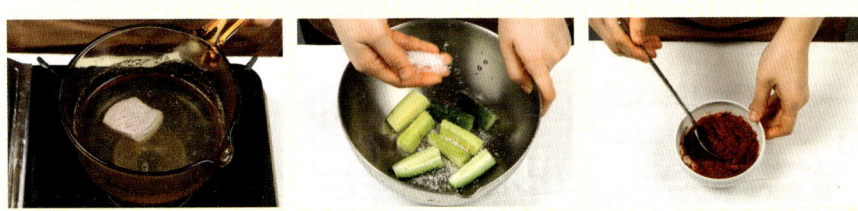

 Tip
오이는 십자로 자르지 않고 4등분해도 좋다.

| Cooking 무초김치 |

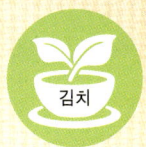

무초김치 ⟨10인분 기준⟩

1인분 섭취 시 열량 53kcal, 단백질 1g

| 요리 재료 | 무 1/3개(350g), 미나리 10줄기(50g), 배 1/4개(100g), 생강 1톨(10g), 파프리카(빨간색) 1/2개(100g), 정제 소금 1작은술, 식초 1/2컵, 설탕 1/2컵, 물 1컵

| 조리법 |
1. 무는 껍질을 벗기고 깨끗이 씻어서 둥글게 얇게 썬다(채칼 사용).
2. 생강은 편으로 썰어 놓는다.
3. 식초, 설탕, 소금을 녹인 물에 무, 썰어놓은 생강을 넣고 함께 절여놓는다.
4. 무가 절여지는 동안 미나리는 연한 줄기로 다듬어서 5cm 길이로 자른다.
5. 배와 파프리카는 손질해서 미나리와 같은 길이, 굵기로 채썬다.
6. 무가 절여지면 건져서 1개씩 펴 놓고 배, 미나리, 파프리카를 나란히 올려 놓아 돌돌 말아놓는다.
7. 남은 초집물을 끼얹어 12시간 이상 재 두었다가 차게 해서 먹는다.

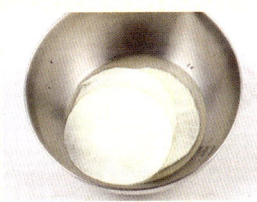 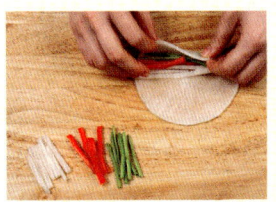

Tip
무를 얇게 썰어야 잘 말린다.

| Cooking 🍳 수삼나박지 |

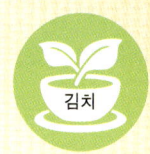

수삼나박지 〈10인분 기준〉

1인분 섭취 시 열량 23kcal, 단백질 1g

| 요리 재료 | 배추 1/10통(250g), 무 1/2개(500g), 정제 소금(절임용) 1작은술, 미나리 10줄기(50g), 쪽파 30g, 홍고추 1.5개(15g), 생강 1/2개(4g), 마늘 3쪽(15g), 수삼 20g, 정제 소금(국물용) 1/2큰술, 설탕 1큰술

| 조리법 |
1. 배추는 한 잎씩 떼어 길이 3cm×3cm 크기로 썰고, 무는 나박썰기(3cm×3cm×0.5cm) 한다.
2. 미나리는 잘 다듬어 씻어 줄기만 3cm 길이로 썬다.
3. 마늘, 생강, 수삼은 씻어서 얇게 저며 썰고, 실파는 씻어서 물기를 뺀 후 3cm 길이로 썬다.
4. 홍고추는 송송 썰어서 씨를 빼놓는다.
5. 배추, 무는 정제 소금 1작은술을 넣고 1시간 정도 절여둔다.
6. 물은 무, 배추 무게의 2배 정도(약 1.5ℓ)의 물을 붓고, 정제 소금 2/3큰술, 설탕 1큰술, 준비한 부재료를 넣고 2~3일간 익혀서 먹는다.

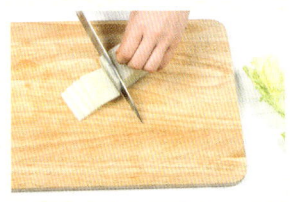 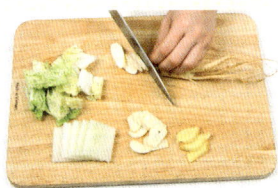 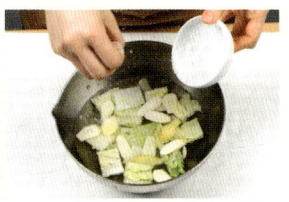

Tip
1. 김치는 젖산균이 많아서 장의 활동을 원활하게 해준다.
2. 당근은 아스코르브산-옥시다아제 성분을 함유하고 있어서 무의 비타민C를 파괴하므로 무김치에는 당근을 넣지 않는 것이 좋다.

| Cooking 과일나박지 |

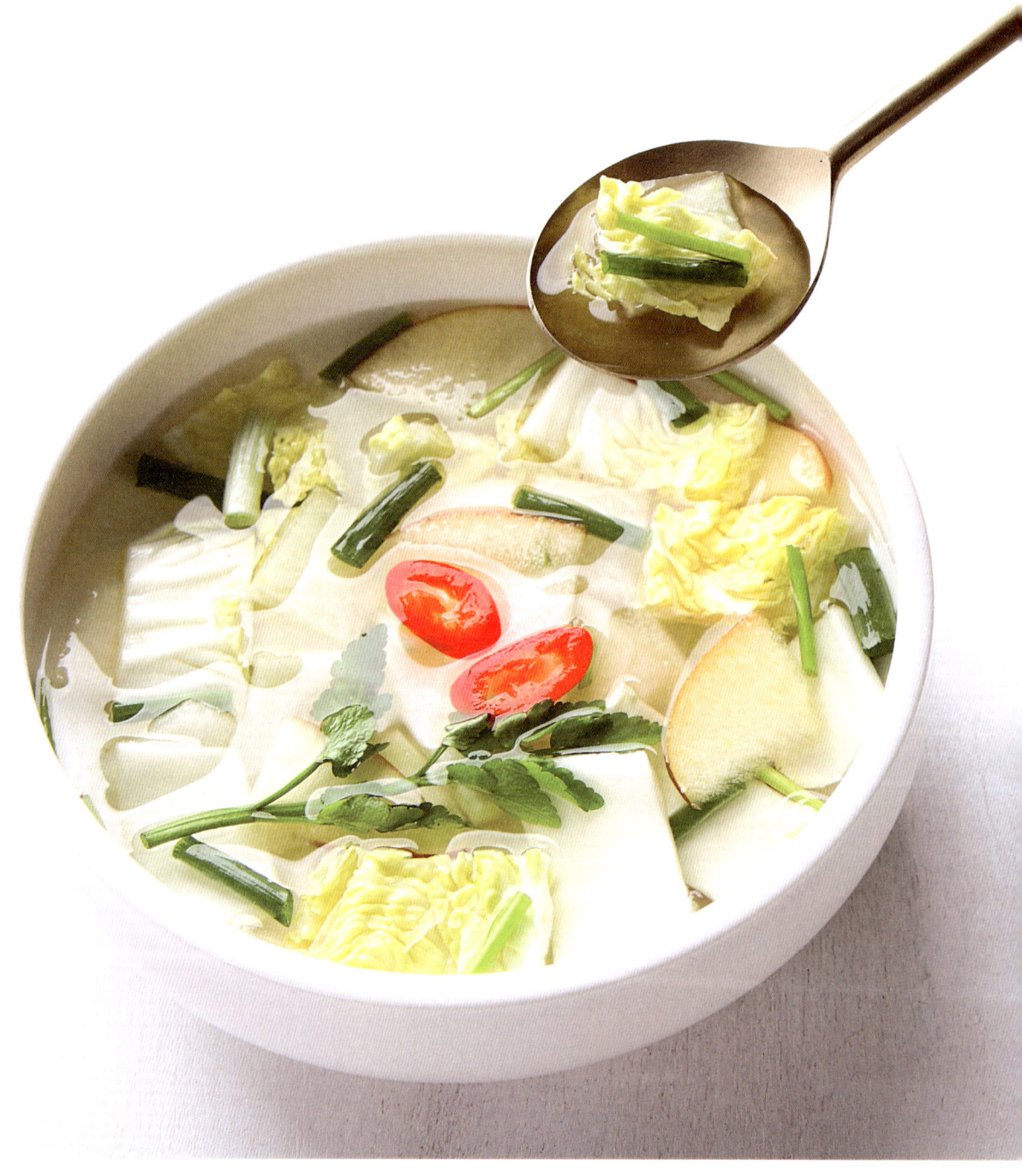

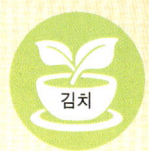

과일나박지 〈10인분 기준〉

1인분 섭취 시 열량 21kcal, 단백질 1g

요리 재료
무 3/10개(300g), 배추 80g, 정제 소금(절임용) 1/2작은술, 사과 1/5개(60g), 배 1/8개(70g), 미나리 4줄기(20g), 실파 25g, 홍고추 2개(20g), 설탕 1큰술, 마늘 2쪽(9g), 생강 3g, 정제 소금(국물용) 1/2큰술, 물 5컵

조리법
1. 배추는 한 잎씩 떼어 3cm×3cm 크기로 썰고 무, 사과, 배는 나박썰기(3cm×3cm)한다.
2. 미나리는 잘 다듬어 씻어 줄기만 3cm 길이로 썬다.
3. 실파는 씻어서 물기를 뺀 후 3cm 길이로 썬다.
4. 마늘, 생강은 채를 썬다.
5. 홍고추는 송송 썰어서 씨를 빼놓는다.
6. 정제 소금 1작은술을 넣고 무, 배추를 30분 정도 절여둔다.
7. 1ℓ의 물을 붓고 정제 소금 1/2큰술, 설탕 1큰술, 준비한 부재료를 넣고 실온에서 6시간 놓아두었다가 냉장고에서 2~3일간 익힌 후 먹는다.

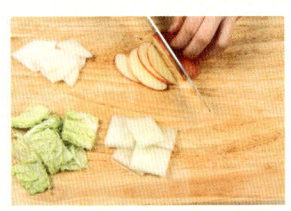 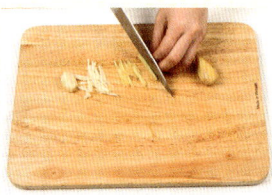 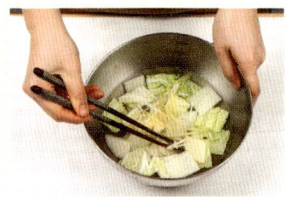

| Cooking 🍲 열무물김치 |

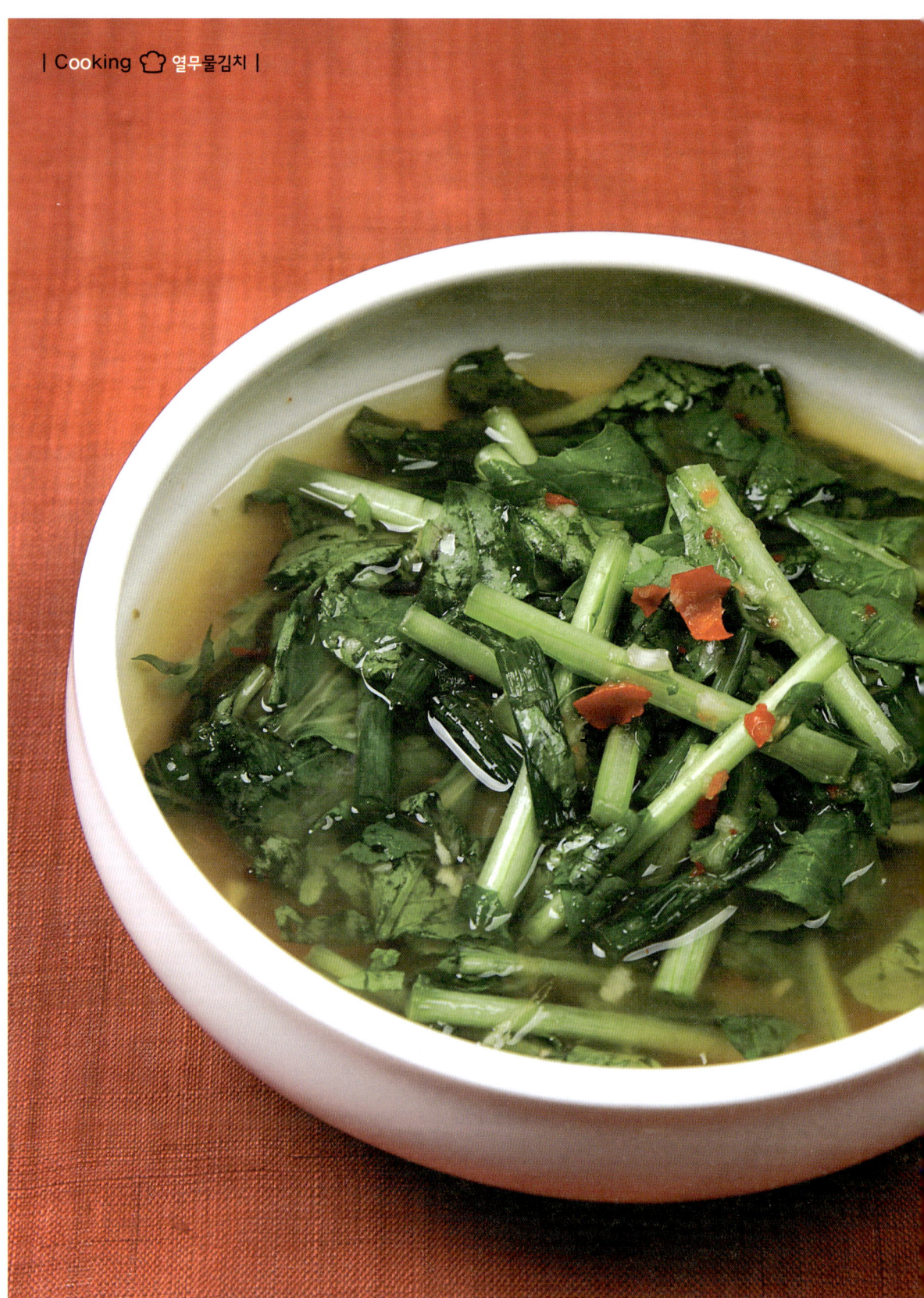

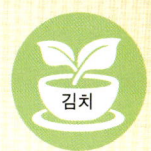

열무물김치 〈10인분 기준〉

1인분 섭취 시 열량 38kcal, 단백질 2g

| 요리 재료 | 열무 500g, 실파 50g, 풋고추 5개(60g), 홍고추 5개, 양파 1/2개, 마늘 6쪽(30g), 생강 1톨(10g), 밀가루 3큰술, 물 2L, 설탕 2큰술, 정제 소금(열무절임용) 1작은술, 정제 소금 1/2큰술

| 조리법 |
1. 열무를 다듬고 7㎝ 길이로 썬다. 정제 소금 1작은술을 뿌려서 30분 이상 절여둔다.
2. 실파는 3㎝ 길이로 썬다.
3. 풋고추는 어슷썰기를 한다.
4. 홍고추, 양파, 마늘, 생강을 물 1컵(200㎖)과 믹서에 넣고 약간의 건더기가 있도록 적당히 간다.
5. 밀가루 3큰술을 물 1컵(200㎖)에 넣어 잘 섞고 투명한 색이 될때까지 약한 불에서 저어가며 가열하여 풀을 쑨다.
6. 남은 물 1.6ℓ에 정제 소금 1/2큰술을 넣는다.
7. 위의 모든 재료를 김치통에 담고 설탕 2큰술을 넣고 섞어 준다.
8. 하루 정도 상온에서 익히고 난 후 냉장보관 한다.

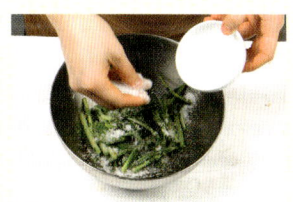 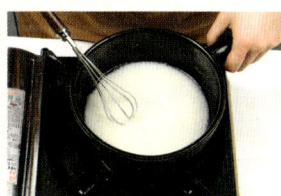 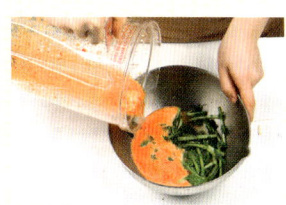

Tip
설탕은 단맛을 내기 위한 것이 아니고 김치의 유산균 발효를 돕기 위해 넣는 것으로 설탕이 들어가야 김치 국물의 톡 쏘는 맛이 생긴다.

| Cooking 갓물김치 |

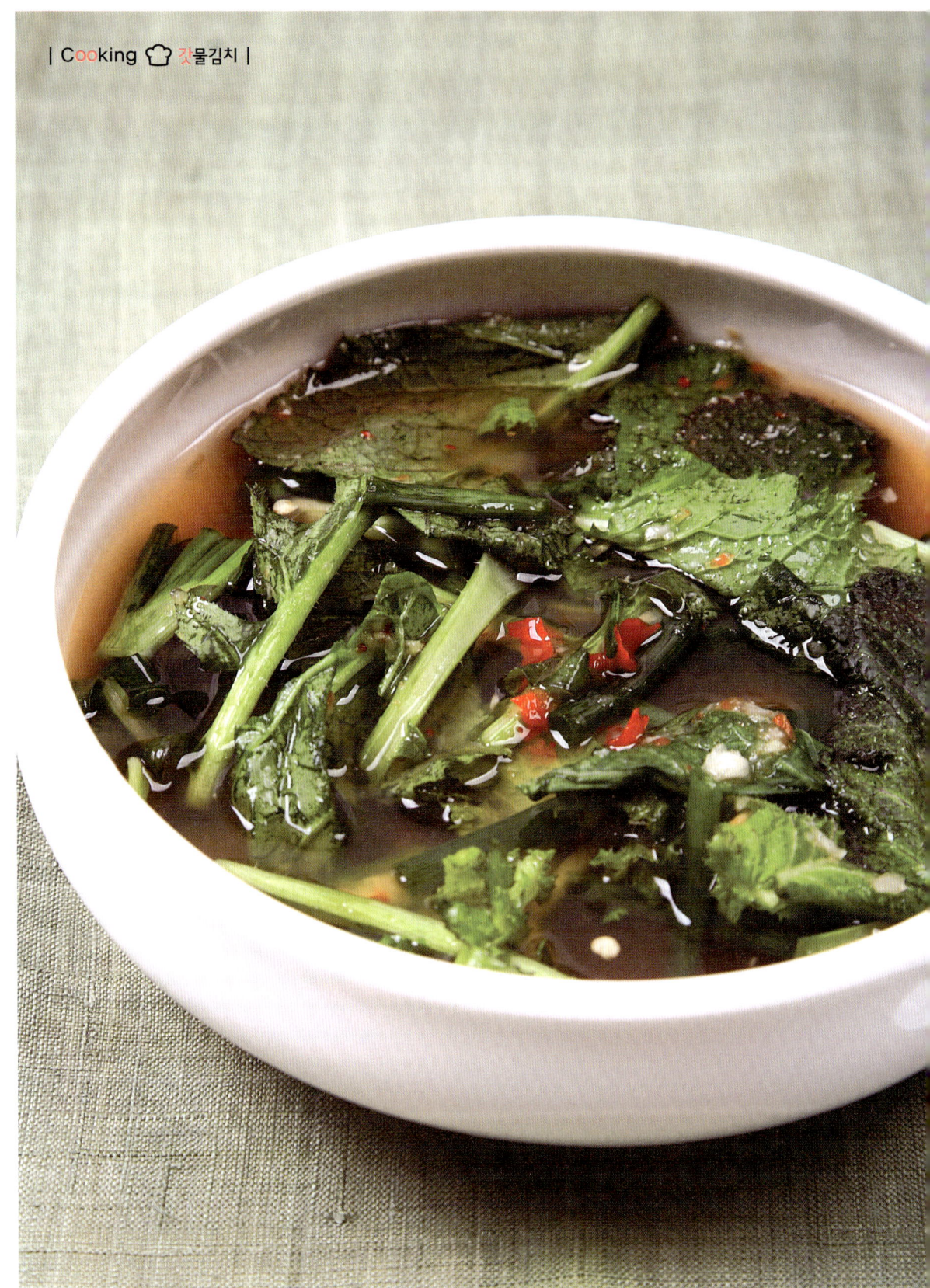

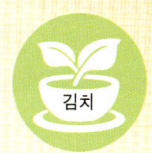

갓물김치 〈10인분 기준〉

1인분 섭취 시 열량 49kcal, 단백질 3g

| 요리 재료 | 갓(양념용) 500g, 정제 소금(절임용) 1작은술, 실파 50g, 붉은고추 6개(60g), 양파 1개(150g), 마늘 6쪽(30g), 생강 1톨(10g), 밀가루 3큰술, 물 12컵, 설탕 2큰술, 정제 소금(국물용) 1/2큰술

| 조리법 |
1. 갓을 다듬고 7㎝ 길이로 썬 후 1작은술의 소금을 뿌려서 30분 이상 절여둔다.
2. 실파는 3㎝ 길이로 썬다.
3. 붉은고추, 양파, 마늘, 생강을 물 1컵(200㎖)과 믹서에 넣고 약간의 건더기가 있도록 적당히 간다.
4. 밀가루 3큰술을 물 1컵(200㎖)에 넣어 잘 섞고 투명한 색이 될 때까지 약한 불에서 저어가며 가열하여 풀을 쑨다.
5. 남은 물 10컵에 정제 소금 1/2큰술을 넣는다.
6. 위의 모든 재료를 김치통에 담고 설탕 2큰술을 넣고 섞어준다.
7. 하루 정도 상온에서 익히고 난 후 냉장보관 한다.

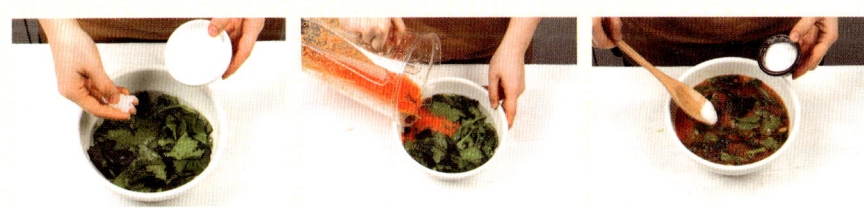

| Cooking 🍳 단호박경단 |

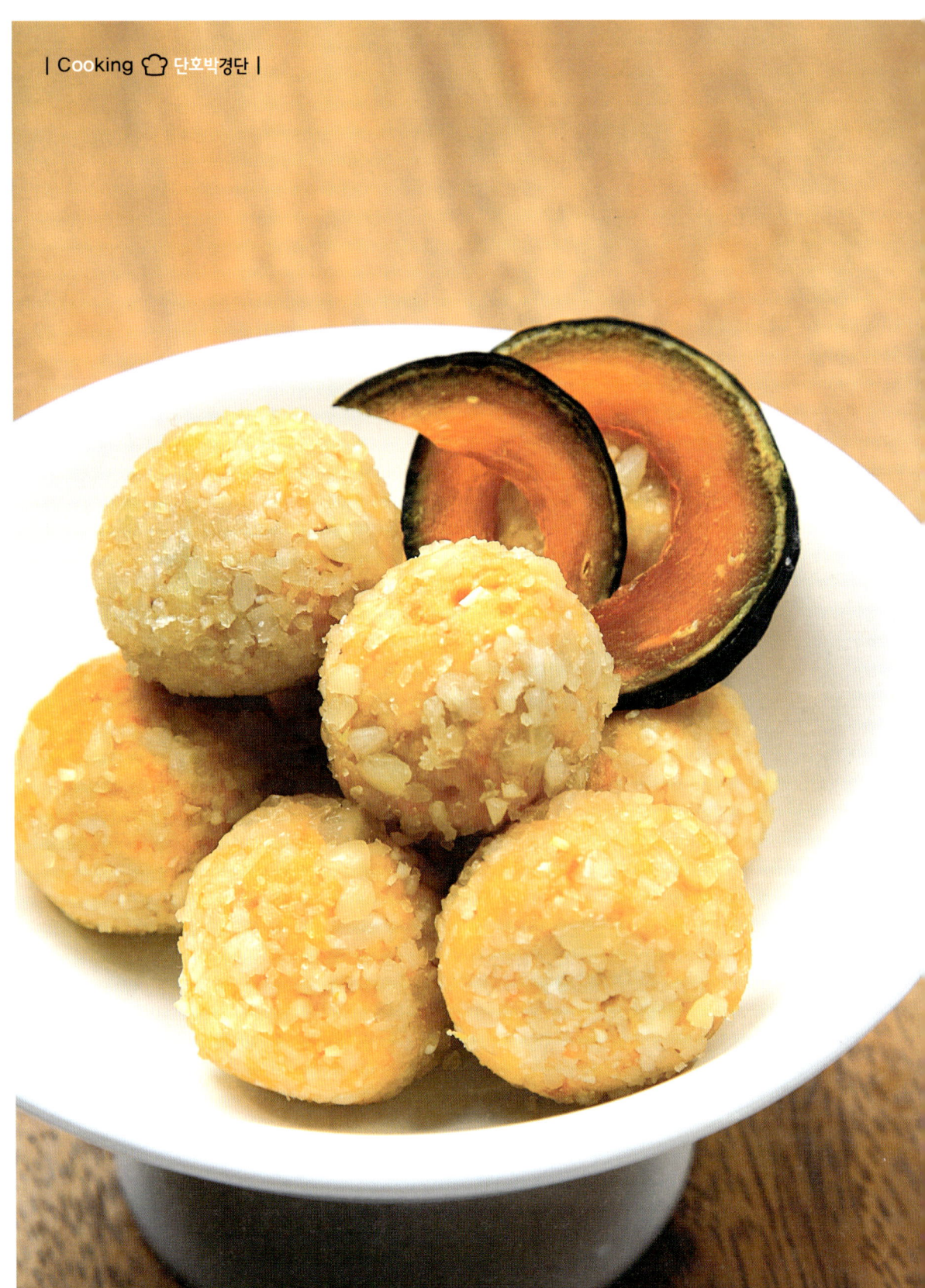

단호박경단 〈4인분 기준〉

1인분 섭취 시 열량 230kcal, 단백질 5g

요리 재료 단호박 100g, 잣(다지기용) 8큰술(70g), 찹쌀가루 1컵(100g), 정제 소금 약간

조리법
1. 잣은 곱게 다진다.
2. 단호박은 깨끗이 씻어 찜통에 넣고 쪄낸 뒤, 껍질을 벗기고 뜨거울 때 체에 내린다.
3. 찹쌀가루에 소금을 넣고 뜨거운 물을 조금씩 부으면서 익반죽을 하다가 (2)의 으깬 단호박을 넣고 되직해질 때까지 반죽한다.
4. (3)의 반죽을 떼어 내 손바닥으로 동그랗게 굴려서 빚는다.
5. 끓는 물에 (4)의 경단을 넣고 삶아 둥둥 떠오르면 잠시 두었다 건져 차가운 물에 헹궈 잣가루를 묻힌다.

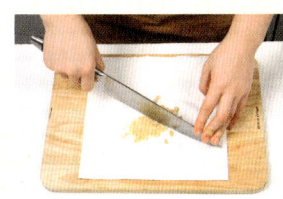 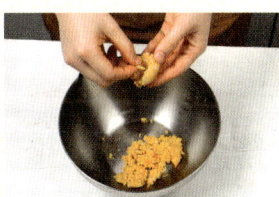 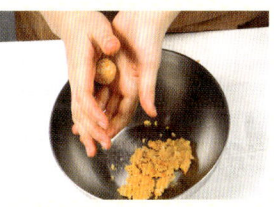

| Cooking 모듬콩범벅 |

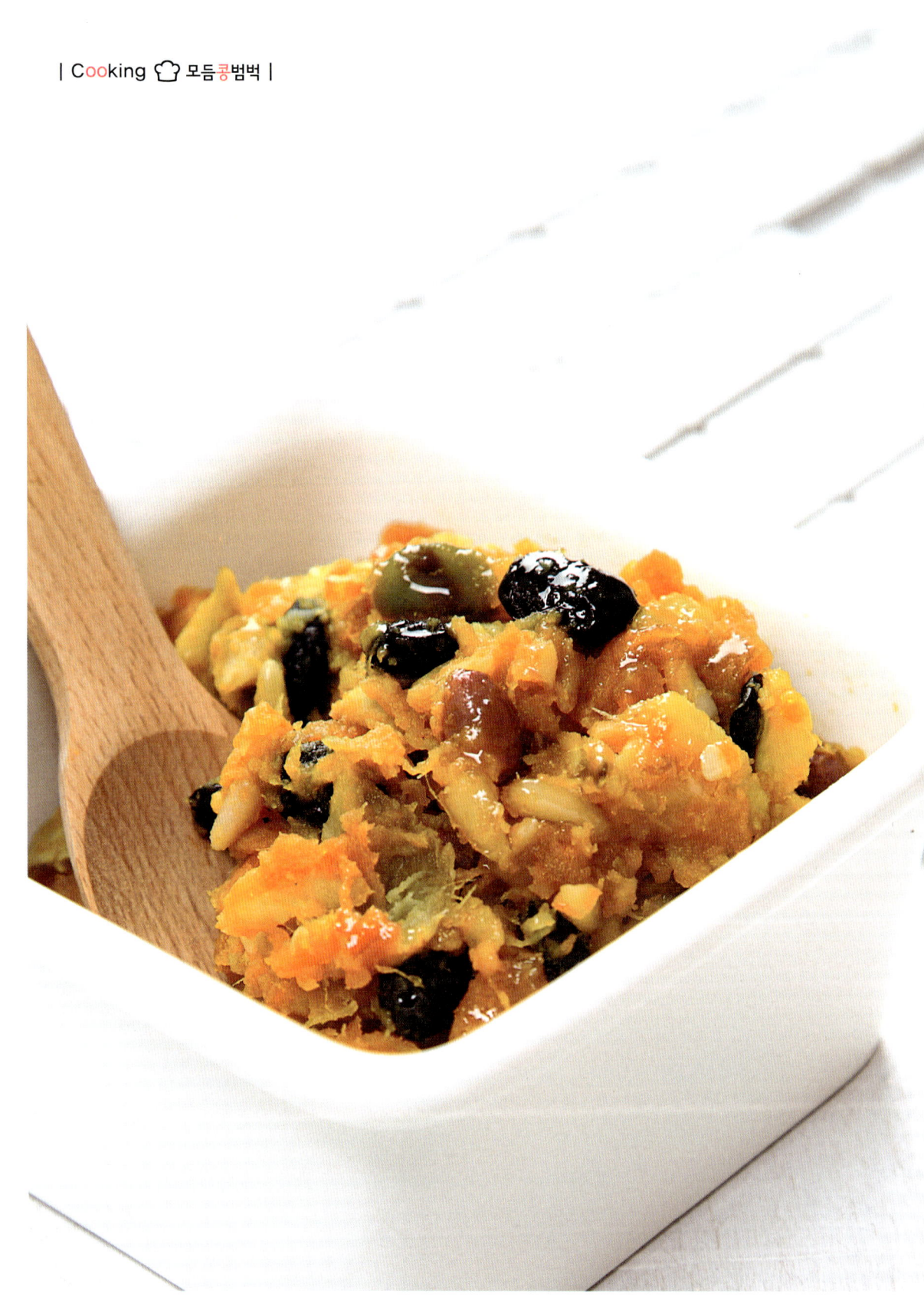

모듬콩범벅 〈4인분 기준〉

1인분 섭취 시 열량 289kcal, 단백질 7g

| 요리 재료 | 강낭콩(불린 것) 35g, 서리태(불린 것) 35g, 고구마 중 2개(260g), 단호박 260g, 호두 2큰술(15g), 곶감 2큰술(65g), 잣 2와1/2큰술(25g), 꿀 1과1/3큰술, 정제 소금 약간

| 조리법 |
1. 콩은 6시간 불린 후 끓는 물에 소금을 넣고 삶는다.
2. 고구마와 단호박은 쪄서 으깬다(오븐 사용시 185℃ 30분).
3. 호두, 곶감, 잣은 잘게 썬다.
4. 준비된 재료를 모두 섞고 약간의 소금과 꿀을 넣어 버무린다.
5. 버무린 재료들을 그릇에 담아낸다.

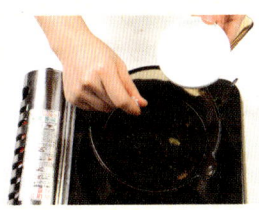
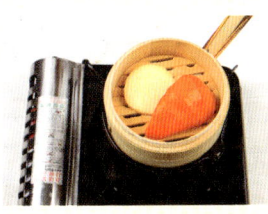
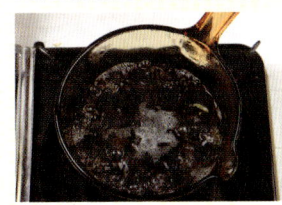
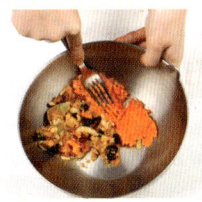

Tip

통곡물이나 잡곡을 콩 양의 절반 정도를 준비해 충분히 불린 후 삶아서 함께 버무리면 아침식사 대용으로 가능하다.

| Cooking 🍳 건강주스 |

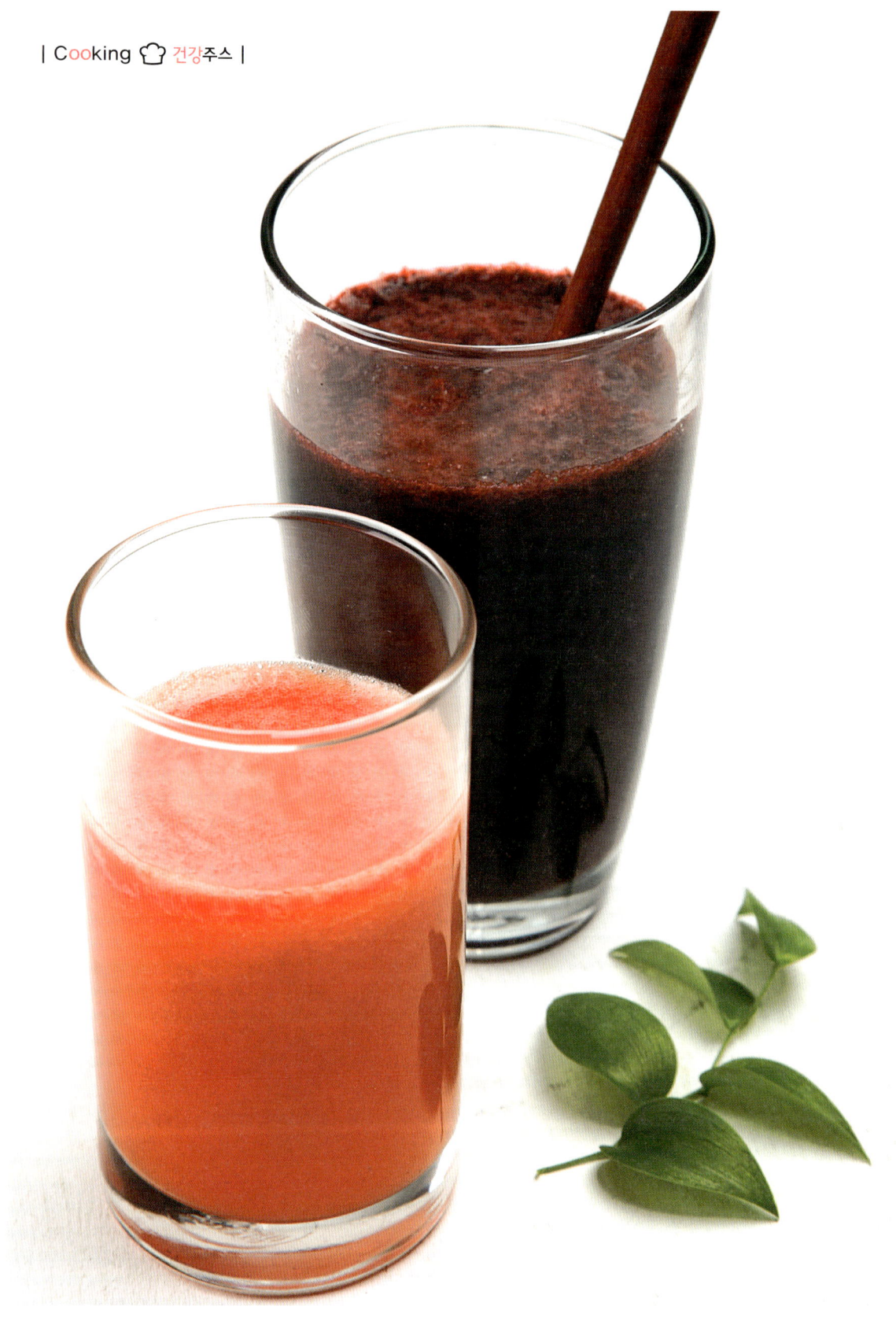

건강주스_레드 / 퍼플 <4인분 기준>

1인분 섭취 시 열량 59kcal(레드), 72kcal(퍼플), 단백질 1g

| 레드주스 재료 | 사과 2/3개(180g), 당근 1과1/3개(80g), 딸기 12알(265g), 방울토마토 20개(225g), 양배추 35g

| 조리법 |
1. 사과는 껍질을 벗기지 않고 주스용으로 적당한 크기로 썰어둔다.
2. 딸기는 꼭지를 떼어 놓는다.
3. 양배추는 주스용으로 적당한 크기로 썰어둔다.
4. 당근은 껍질을 벗기고 주스용으로 적당한 크기로 썰어둔다.
5. 방울토마토는 꼭지를 떼어놓는다.
6. 모든 재료를 넣고 주서기에 넣고 갈아낸다.

Tip
주서기로 너무 오래 돌리면 양배추의 풋내가 심하고 비타민C가 많이 파괴된다.

| 퍼플주스 재료 | 블루베리 65g, 사과 265g, 양배추(적채) 105g, 복분자 135g

| 조리법 |
1. 사과, 적채는 주스용으로 적당한 크기로 썰어둔다.
2. 복분자, 블루베리, 사과, 적채를 주서기에 넣고 갈아낸다.

Tip
복분자 대신 포도를 넣어도 된다.

| Cooking 🍳 과일꼬치 |

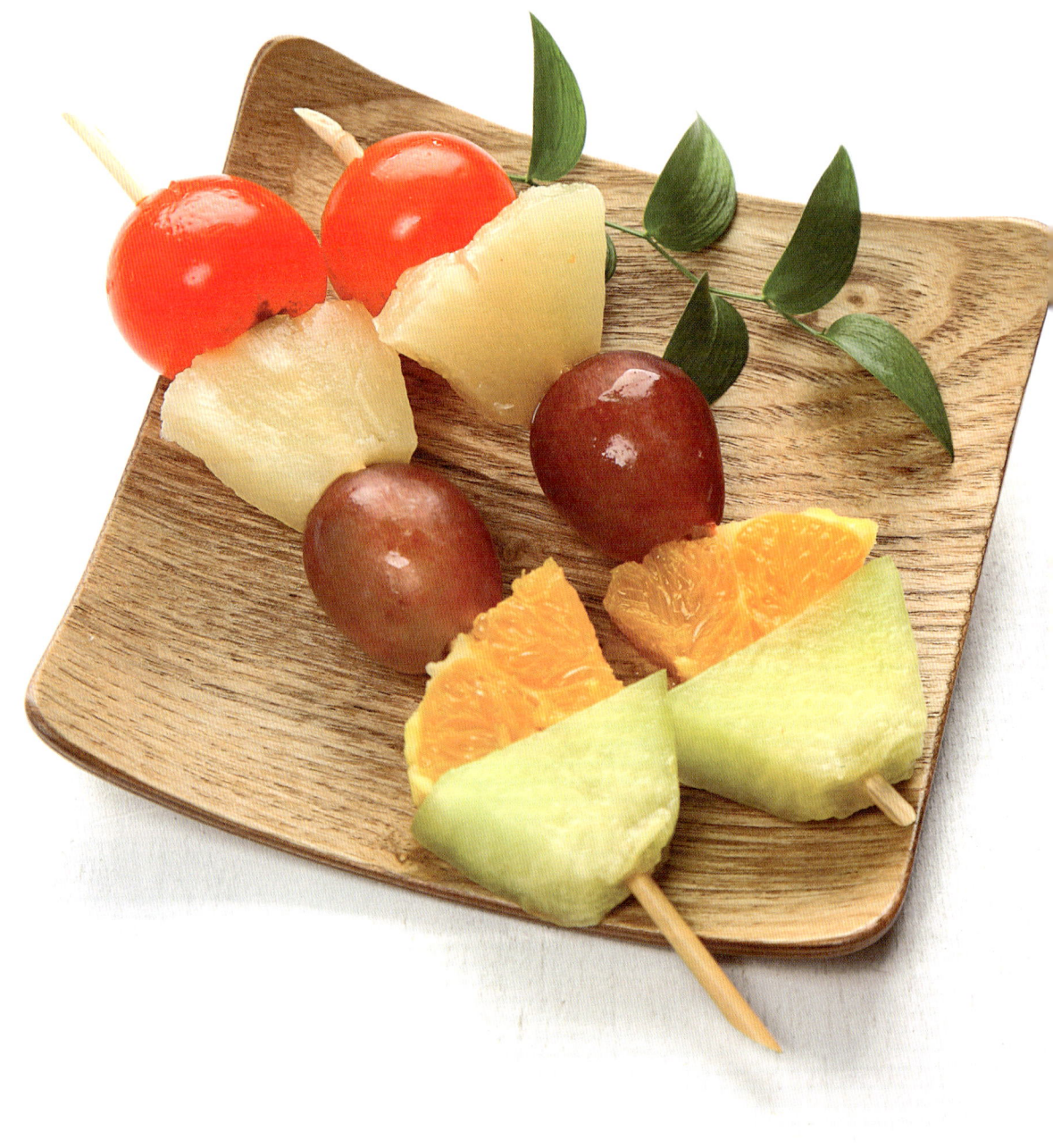

과일꼬치 <4인분 기준>

1인분 섭취 시 열량 19kcal, 단백질 0g

| 요리 재료 | 포도 65g, 방울토마토 2개(20g), 파인애플 40g, 오렌지 20g, 멜론 40g, 나무꼬치 8개

| 조리법 |
1. 모든 과일을 깨끗이 씻어 놓는다.
2. 파인애플은 슬라이스 된 것을 8등분하여 두 개를 사용한다.
3. 멜론은 4cm×4cm×4cm 크기로 썰고, 오렌지는 한입 크기로 썬다.
4. 나무꼬치에 포도, 오렌지, 멜론, 방울토마토, 파인애플을 차례로 꽂아서 두 개를 만들어 접시에 담는다.

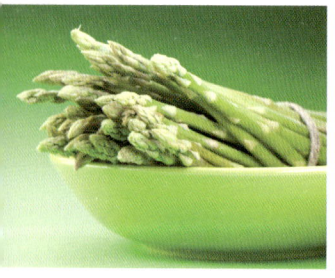
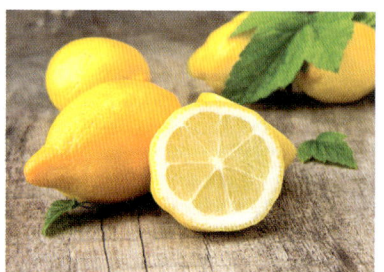

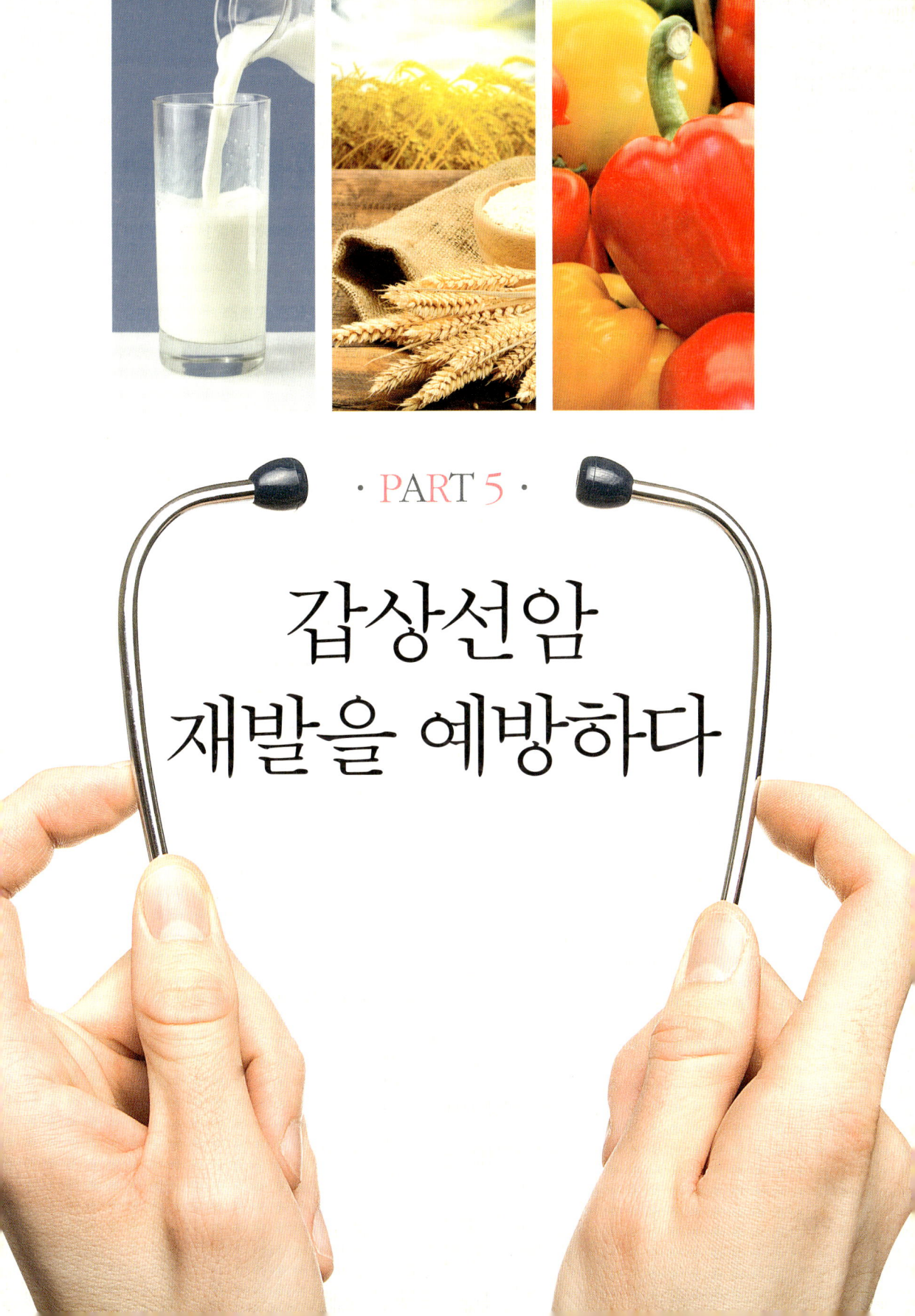

· PART 5 ·

갑상선암 재발을 예방하다

갑상선암 수술 후 식사요령_고칼슘 식사

갑상선암 수술의 종류에 따라 부갑상선 기능이 떨어져 부갑상선 기능저하증이 생기면 혈액 속 칼슘이 낮아져 문제가 될 수 있다. 칼슘이 부족하면 손발이 저리고 쥐가 나기도 하고 장기적으로는 골다공증이 생기는 등 여러 가지 증상이 나타나게 된다.

대개 저칼슘혈증은 수술 후 일시적으로 나타났다가 사라지는데 일부 환자에서는 평생 칼슘과 활성비타민을 복용해야 하는 경우도 생긴다고 한다.

칼슘은 인체에 가장 많은 무기질 영양소로 성인 체중의 1.5~2% 정도 차지하며 이 중 99%는 뼈와 치아에 존재한다. 나머지 1%는 혈액, 세포 외액, 근육과 기타 조직에 존재하여 혈액응고, 근육의 수축과 이완, 심장의 규칙적인 박동, 신경의 흥분과 자극전달 그리고 효소의 활성화 등 중요한 생리작용을 하는데 사용된다.

칼슘 섭취가 장기적으로 부족하면 영·유아 및 소아에서는 골격의 석회화가 불충분하여 뼈 성장이 지연되며 특히, 성장기에 칼슘 섭취가 불충분하면 성인이 된 이후 골다공증을 비롯한 고혈압, 동맥경화, 고지혈증, 대장암 등의 각종 성인병과도 관련될 수 있다.

칼슘이 풍부한 식품으로는 우유 및 치즈, 요구르트와 같은 유제품, 멸치, 뱅어포 등 뼈째 먹는 생선, 해조류, 조개류, 녹색채소, 콩

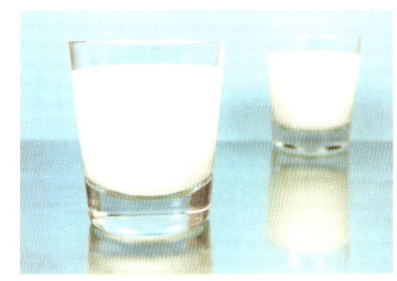
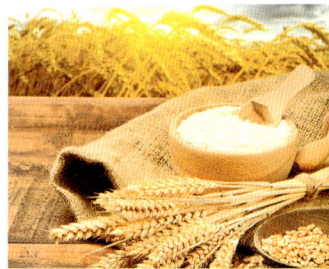

　류, 견과류 등을 들 수 있다. 이 중 우유 및 유제품은 칼슘 함량뿐 아니라 체내 이용률이 높아 가장 좋은 칼슘 공급원이라고 할 수 있다.

　칼슘은 같이 섭취하는 영양소에 따라 흡수율이 달라질 수 있는데, 곡류에 있는 인산과 피틴산, 시금치나 무청 같은 채소류에 함유되어 있는 수산이 칼슘의 흡수율을 떨어뜨린다. 또한 음식물로 섭취하거나 일광욕을 통해 피부에서의 비타민D 합성은 칼슘의 흡수를 도와주지만 과도한 동물성 단백질 식품(쇠고기 등), 소금, 카페인 섭취는 오히려 방해한다.

　한국인을 위한 칼슘 권장량은 성인 남자는 20세 이후 모두 700㎎을, 성인 여성은 20~49세는 700㎎, 50세 이상은 800㎎을 권장한다. 단, 골다공증 등 칼슘부족증을 동반한 환자는 일상 식품 외 칼슘보충약제를 이용하여 하루 1,000㎎ 이상의 충분한 칼슘이 권장될 수도 있다.

　일상생활 속에서 즐겨 먹는 상용 식품 내 칼슘 함량은 〈표1〉과 같다.

〈 표1 – 상용 식품 내 칼슘 함량 〉

식품군	식품명	100g 당 칼슘함량(mg)	1회 섭취량(g)	1회 섭취량에 대한 목측량	1회 섭취 시 칼슘함량(mg)
우유 및 유제품	고칼슘 우유	225	200	1컵	450
	저지방 우유	120	200	1컵	240
	고칼슘 두유	110	200	1컵	220
	일반 흰 우유	100	200	1컵	200
	호상 요구르트	100	90	1개	200
	액상 요구르트	130	130	1병	169
	치즈	600	20	1장	120
어육류	새우(말린 것)	4068	15	1/4컵	610
	홍어	305	100	2토막(소)	305
	참게	359	70	1마리(소)	251
	꽁치통조림	198	100	2/3컵	198
	멸치(중)	1290	15	1/4컵	194
	뱅어포	982	15	1장	147
	황태	415	30	1토막	125
채소류	무청	329	70		230
	케일	281	70	잎넓이 30cm 2장	197
	깻잎	211	80	잎넓이 10cm 40장	169
	돌나물	212	70		148
	고춧잎	211	70	생것 2컵	148
	갓	193	70		135
콩류	두부	126	100	1/4모	126
	비지	66	150	1/2봉	99
	순두부	48	200	1/2봉	96

🍳 추천 메뉴 1

토마토모차렐라치즈샐러드 <5인분 기준>

1인분 기준 영양소 함량: 270kcal, 단백질 10g, 칼슘 300mg

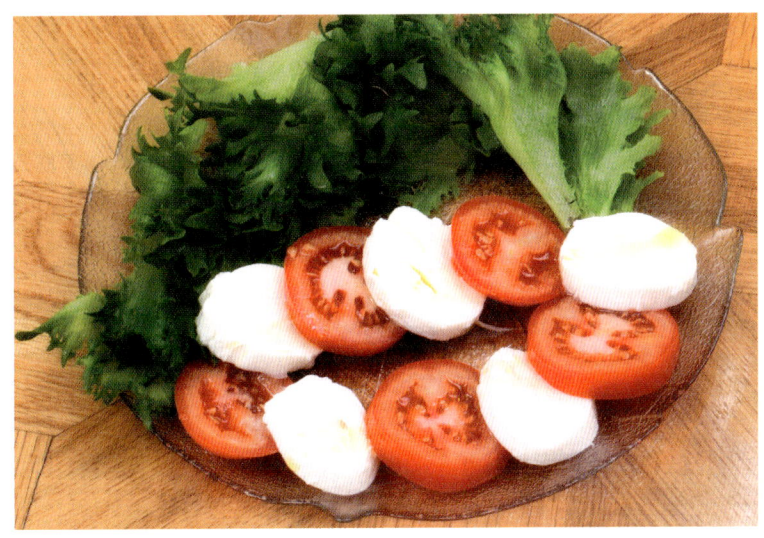

| 요리재료 | 생 모차렐라치즈 250g, 토마토 300g, 비타민 75g, 치커리 75g, 양상추 150g, 마늘 다진 것 3작은술, 올리브유 6큰술, 발사믹식초 3큰술, 소금 3작은술, 설탕 3큰술 |

| 조리법 |

1. 씻은 토마토는 0.5cm 두께로 둥글게 썰어 준비한다.
2. 모차렐라치즈는 0.5cm 두께로 썬다.
3. 씻어놓은 샐러드 채소를 한입 크기로 잘라 접시에 가지런히 담는다.
4. 샐러드를 담은 접시 옆에 토마토와 치즈를 잘 놓는다.
5. 마늘 다진 것, 올리브유, 발사믹식초, 소금, 설탕을 넣고 잘 섞어서 발사믹소스를 만든 후 곁들여 낸다.

추천 메뉴 2

해물순두부탕 〈5인분 기준〉

1인분 기준 영양소 함량: 137kcal, 단백질 15g, 칼슘 127mg

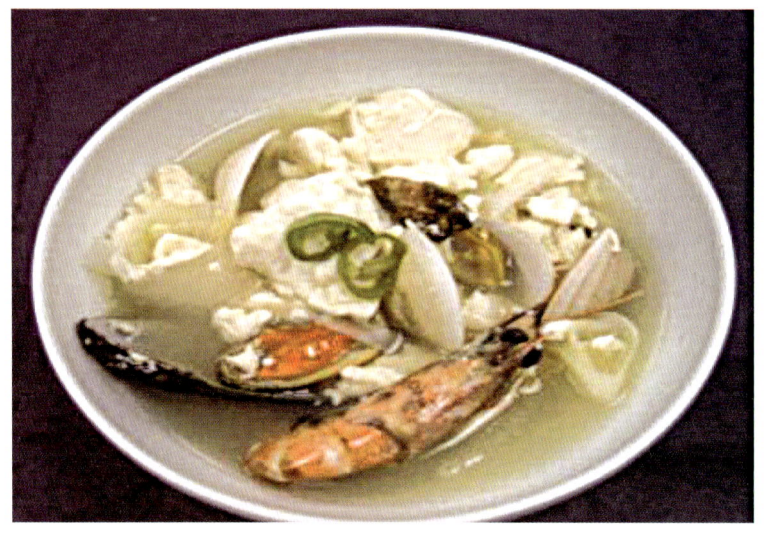

| 요리재료 | 순두부 800g, 물 200ml, 중하 4미(100g), 모시조개(껍질 포함) 250g, 미더덕 40g, 홍합(껍질 포함) 5개(100g), 양파 50g, 풋고추 2개(15g), 홍고추 1개(8g), 대파 50g, 마늘 3쪽(10g), 생강 3g, 소금 1작은술

| 조리법 |

1. 해물은 깨끗이 세척해둔다.
2. 냄비에 물 1컵(200㎖)를 넣고 중하, 모시조개, 미더덕, 홍합을 넣고 끓인다.
3. 양파는 두께 0.5㎝로 채를 썰고 풋고추, 홍고추, 대파는 어슷썰기 하고, 마늘은 다지고, 생강은 편 썰기한다.
4. 향신 채소들을 해물 육수에 넣는다(홍고추는 제일 마지막에 넣는다).
5. 해물이 익기 시작하면 순두부를 넣고 한소끔 끓여낸다.
6. 소금을 넣어 (기호에 맞게) 간을 한다.

☙ 추천 메뉴 3

견과류 멸치볶음 〈5인분 기준〉

1인분 기준 영양소 함량: 87kcal, 단백질 6g, 칼슘 143mg

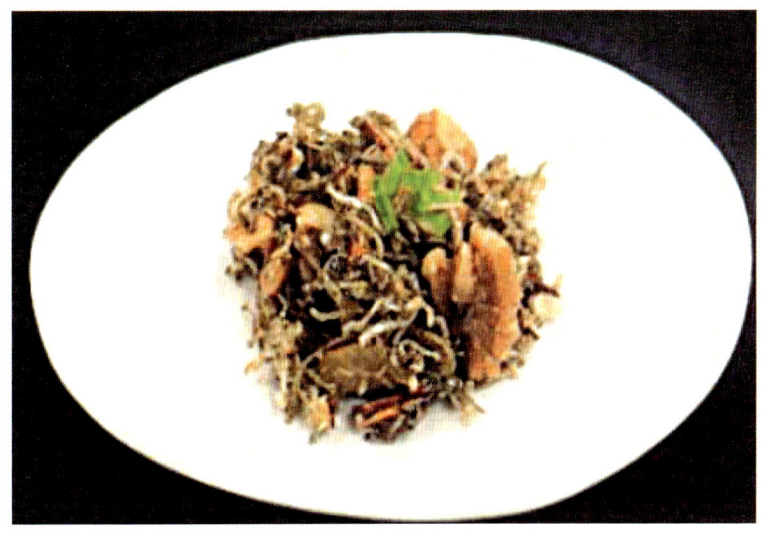

| 요리재료 | 잔멸치 50g, 아몬드 슬라이스 15g, 깐 호두 15g, 올리브유 1큰술, 올리고당 1큰술, 통깨 0.5큰술

| 조리법 |
1. 프라이팬을 달군 후 잔멸치를 넣고 비린내가 날아갈 정도로 볶는다.
2. (1)에 호두, 아몬드, 올리브유를 넣은 후 살짝 볶는다.
3. (2)에 올리고당을 넣고 어우러지면 불을 끈 후 깨를 넣고 마무리한다.

〈 하루 칼슘 1,000mg 이상 섭취를 위한 고칼슘식사 _하루 평균 1900kcal, 단백질 50g 〉

		1일		2일		3일	
		음식명	주재료 중량	음식명	주재료 중량	음식명	주재료 중량
아침		잡곡밥	1공기	잡곡밥	1공기	잡곡밥	1공기
		근대된장국	근대 60g	북어포 콩나물국	북어포 10g 콩나물 50g	미역 바지락국	미역 5g 바지락 10g
		계란당근찜	계란 1개	쇠고기버섯불고기	쇠고기 40g	연두부버섯조림	연두부 100g
		호박나물	애호박 70g	깻잎찜	깻잎 20g	꽈리고추 멸치볶음	꽈리고추 30g 멸치 10g
		마늘종무침	마늘종 30g	채소샐러드	양상추 30g 파프리카 20g	무생채	무 70g
		포기김치	김치 50g	오이소박이	오이 70g	열무김치	김치 50g
간식		고칼슘 우유	200ml	고칼슘 우유	200ml	고칼슘 우유	200ml
점심		잡곡밥	1공기	잡곡밥	1공기	곡물빵	1쪽
		미역오이냉국	미역 3g 오이 10g	무청된장국	무청 80g	해물스파게티	홍합 30g 새우 20g
		닭고기 감자조림	닭고기 40g	홍어찜	홍어 50g	토마토모차렐라치즈샐러드	치즈 50g
		무말랭이무침	무말랭이 8g	견과류 멸치볶음	견과류 5g 멸치 10g	오이피클	오이 70g
		시금치나물	시금치 70g	취나물	취 70g		
		포기김치	김치 50g	포기김치	김치 50g		
간식		두유	200ml	요구르트	1개(소)	비피더스요쿠르트	130ml
저녁		잡곡밥	1공기	잡곡밥	1공기	잡곡밥	1공기
		해물 순두부탕	순두부 160g 새우 20g	감자국	감자 70g	두부굴 맑은탕	두부 50g
		삼치구이	삼치 50g	동태조림	동태 50g	돼지불고기	돼지고기 50g
		건파래무침	건파래 5g	돌나물무침	돌나물 20g	브로콜리 다시마초회	브로콜리 30g 다시마 30g
		가지나물	가지 70g	느타리 버섯볶음	느타리 50g	무말랭이 고춧잎무침	무말랭이 8g 고춧잎 10g
		포기김치	김치 50g	갓김치	갓김치 50g	포기김치	김치 50g
간식		제철과일	사과 1/2개	제철과일	오렌지 1/2개	제철과일	키위 1개

방사성 요오드치료 부작용에 대처하는 방법

갑상선 조직에 남아 있는 암세포를 제거하기 위해서 시행하는 방사성 요오드치료의 부작용으로 몇 가지를 들 수 있는데, 가장 심한 부작용은 구역질로 치료 환자의 약 50~67%가 경험한다. 이는 동이원소 투여 2시간 후부터 2일 정도 계속된다.

또 다른 부작용으로 두통, 오심, 피로, 구토 등의 증상이 동이원소 투여 12시간 전, 후부터 나타났다가 24시간 이내에 사라진다. 이들 증상은 환자의 36~73%에서 나타난다. 여기서 구토 증상은 5%를 넘지 않는다. 이런 부작용은 고용량을 투여할 때 보다 많이 나타나고 저용량을 투여할 때는 드물게 발생한다. 그 외에도 방사성 치료의 초기 부작용으로 방사성 투여 24시간 후에 나타났다가 1주 전, 후에 사라지는 침샘염과 미각실조증을 들 수 있다.

이런 부작용을 예방하기 위해서는 우선 하루 3ℓ 이상의 충분한 수분을 섭취해야 하며 레몬, 껌 등을 이용해 침을 많이 분비시켜 이를 통해 투여된 방사선을 몸 밖으로 빨리 빠져 나가도록 하는 것이 좋다.

간혹 다량의 반복적 방사성 요오드치료로 침샘이 망가져 구강건조증이 생길 수도 있다. 구강건조증이 생기면 구취가 심해지며 충치가 생기고 치아가 소실되기도 한다. 평소에 레몬주스나 새콤한 사탕으로 침 분비를 자극하고 이하선을 마사지 해주면 이를 예방하는데 도움을 얻을 수 있다. 또한 구강건조증을 악화시킬 수 있는 항히스타민제, 정신신경안정제 등의 약물이나 커피, 술 등의 음료는 피하는 것이 좋다.

기타 발생 가능한 부작용은 방사선으로 인한 조직의 종창으로 통증, 부종, 출혈이 야기될 수 있고 드물게 비루관이 막혀 눈물이 콧속으로 내려가지 못해 눈으로만 나오기도 하며 생식선이 손상을 받을 수도 있어서 여성의 경우 난소기능 장애로 생리불순이 올 수도 있다. 또한 방사성 투여량이 지나치게 많으면 2차 암이 생기기도 하는데 가장 위험한 것이 백혈병이지만 그 발생 빈도는 매우 낮아 방사성 요오드치료를 포기할 정도는 아니다.

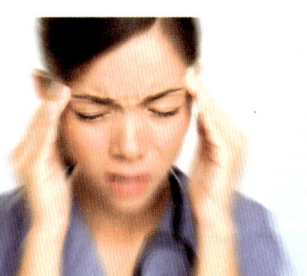 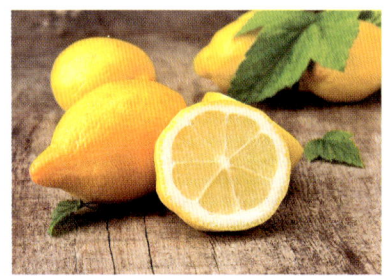

암을 예방하는 건강 밥상 가이드

 암을 예방하기 위해서는 무엇보다 스스로가 하루 세끼 식사에 관심을 기울여야 한다. 식생활은 암을 유발하는 가장 주요 원인으로 꼽을 만큼 먹는 것은 우리 몸을 건강하게 유지하는 데 기본적인 필수 요소이다. 내가 매일 먹는 음식(혹은 밥상)이 질병 그리고 건강과 어떤 관계를 가지고 있는지 이해한다면 건강한 식생활을 실천하는데 많은 도움이 될 것이다.
 우리 몸을 구성하고 있는 가장 작은 성분은 바로 세포이다. 세포는 우리 몸의 체조직과 생명 유지에 필수기관인 심장, 뇌, 위장과 같은 장기를 만드는 구성 요소일 뿐 아니라 세포 내에서 생성되는 호르몬이나 효소와 같은 화학물질을 만들어 우리 몸이 신체적으로 그리고 정신적으로 잘 조화를 이룰 수 있도록 해준다.
 세포는 종류에 따라서 기능이 매우 다른데 세포 내에 특정 영양소가 일정량 함유되어야 원래의 기능을 정상적으로 수행할 수 있다. 예를 들어 올리브유와 같은 식물성유에 많은 오메가3 지방산은 피부세포의 구조와 정상적인 기능 유지를 하며 등푸른생선에 많은 DHA는 두뇌와 각막세포에서 발견되는 매우 중요한 영양성분이다.
 성인의 몸은 약 30조 개의 세포로 구성되어 있는데 태어날 때 가지고 있던 세포와 지금 우리 몸을 구성하고 있는 세포는 전혀 다른 것이다. 이 글을 읽고 있는 순간에도 우리 몸의 오래된 세포는 계속해서 새로운 세포로 대체되고 있다. 즉, 세포의 1% 정도는 매일 새 것으로 교체가 된다. 적혈구의 경우에는 1초마다 약 250만 개의 세포가 새로 태어난다고 한다. 이것이 바로 우리가 매일 영양이 풍부한 식품을 섭취해야 하는 이유다.

우리 몸을 구성하는 건강한 세포는 우리가 섭취한 음식(혹은 영양소)을 통해 새롭게 태어나며 영양소가 부족하거나 해로운 성분이 공급되면 건강한 세포가 생성되지 못해 암과 같은 질병 발생의 원인이 되는 것이다.

세포 수준에서 필요로 하는 영양소는 우리가 잘 알고 있는 물, 당질, 섬유소를 비롯하여 세 가지 필수지방산(오메가3, 6, 9 지방산), 열 가지 필수아미노산(아르기닌, 히스티딘 등), 각종 비타민과 무기질 그리고 최근 식물성 생리활성물질로 알려진 카로티노이드, 플라보노이드 등 50여 가지를 들 수 있다. 이는 영양학의 기본 명제라 할 수 있는 '내가 먹은 것이 바로 나입니다(You Are What You Eat)'를 이해하는 첫 걸음인 동시에 건강 밥상을 차리는 기본적인 지식이라 할 수 있다.

예로부터 한의학에서는 의식동원(醫食同源, 의약과 식품은 그 유래가 같다)이라는 말이 있어 질병을 치료하는 음식에 대한 효능을 기록하고 있을 뿐 아니라 일상의 식사로 병을 예방할 수 있음을 강조하고 있다. 서양의학에서도 이 같은 개념은 다르지 않아 현대 의학의 아버지라 불리는 히포크라테스는 '음식이 약으로 작용하게 하라(Let food be your medicine)' 라는 말로 음식이 건강에 얼마만큼 중요한지를 잘 말해 주고 있다.

이러한 명언들은 단지 옛날 사람들이 지닌 식품의 치료효능에 대한 전통적인 믿음에 기초한 것이 아니라 분자생물학 등 과학적 발전에 근거하여 올바른 식품 섭취는 질병을 예방할 뿐 아니라 건강한 삶을 제공할 수 있음을 제시하고 있다.

우리 몸을 구성하는 세포를 건강하게 만들기 위해서는 어떻게 먹어야 할까? 세포는 세포막과 미토콘드리아 그리고 DNA라는 유전자정보가 있는 핵으로 구성되어 있다.

세포막은 단백질 식품을 통해 얻은 아미노산이 새로운 세포막을 형성하는데 도움이 될 뿐 아니라 일부 아미노산은 호르몬과 같은 세포 간 신호를 보내는 화학물질을 만드는데 사용되기도 한다. 대표적인 단백질 식품으로 고기류, 생선류, 난류, 콩류가 있다. 또한 오메가3 지방산은 세포막을 형성하는 주요 성분인 인지질의 구성 성분으로 생선류나 견과류에 많이 함유되어 있으며 콜린 역시 세포 간 신호보내기 등 주요 기능의 한 성분으로 달걀노른자, 땅콩류, 컬리플라워에 많다.

세포 내 미토콘드리아는 신체가 요구하는 에너지를 생성하는 곳으로 어느 장기에 있느냐에 따라 세포 내 구성 비율이 달라진다. 즉, 심장세포는 쉴 새 없이 움직여야 하므로 세포의 40%까지 미토콘드리아로 구성되어 있으며 건강한 미토콘드리아의 기능을 유지하기 위해서는 나이아신(비타민B_3)과 코엔자임 Q10과 같은 성분이 많이 함유된 식품이 도움이 된다. 나이아신은 체내 에너지인 ATP 성분의 하나인 NAD^+라는 물질의 전구체로 작용할 뿐 아니라 백혈구 내 손상된 DNA를 감소시키는데 도움을 주고 버섯류, 참치, 닭고기 그리고 연어에 많이 함유되어 있다. 코엔자임 Q10은 미토콘드리아 내 에너지 생성 효율을 좋게 해주고 손상된 DNA를 보호해주는 물질로 생선, 송아지간 그리고 전곡류에 함유되어 있다.

왜 이렇게 증가하나?

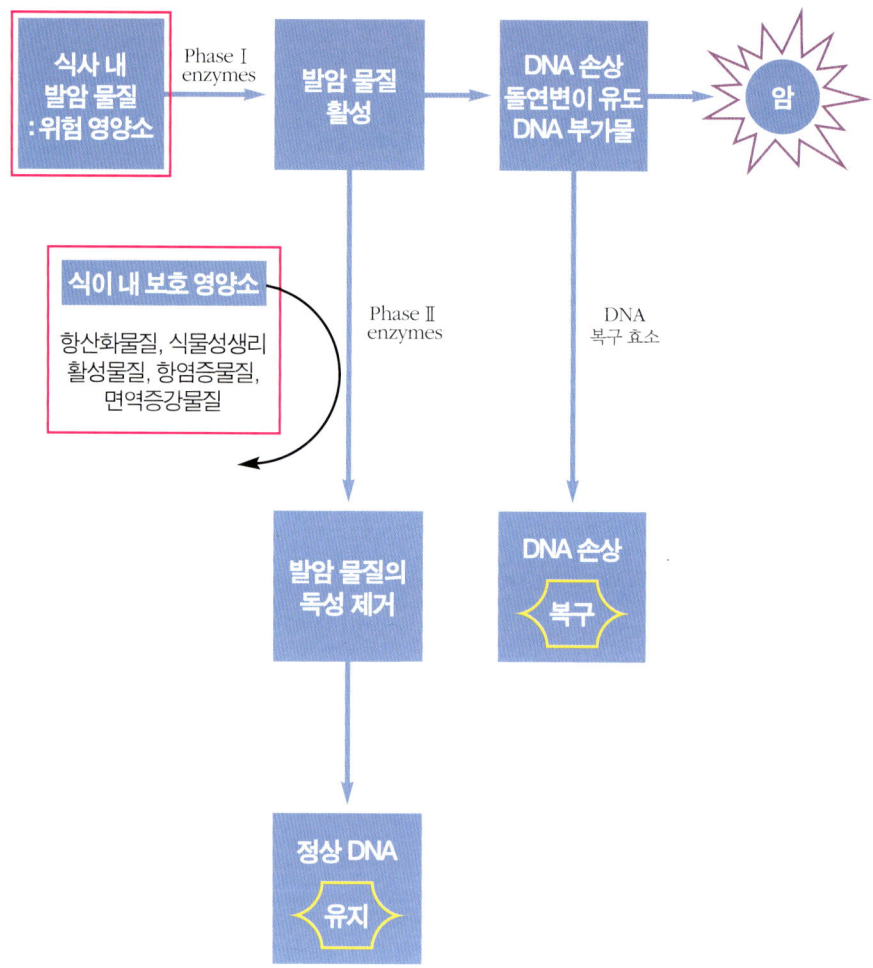

 건강한 DNA를 위해서는 유전자를 정상적으로 유지하는데 매우 중요한 성분인 엽산(시금치, 아스파라거스 등 푸른 잎 채소에 많이 함유)과 적절한 유전자 표현에 중요한 기능을 하는 메틸레이션 과정에 필수적인 비타민 B_6(파프리카, 참치, 바나나, 아스파라거스 등 함유)와 비타민 B_{12}(송아지간, 연어, 정어리 등 함유), 그리

고 유전자 재생과 복제 과정에 포함된 다양한 효소들의 주성분인 아연(쇠간, 버섯류, 호박씨 등 함유)이 충분량 섭취되어야 한다.

또한 우리가 먹은 음식물이 유전자에 영향을 미칠 수 있을지 믿기 어렵지만 이에 대한 과학적 근거는 충분하므로 매일 내가 먹는 모든 음식이 건강한 나를 만든다는 사실을 잊지 말아야 할 것이다.

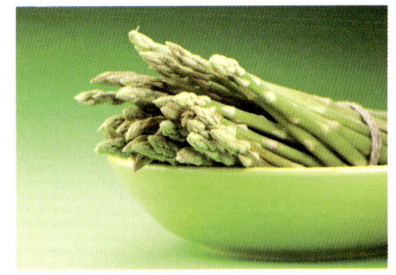 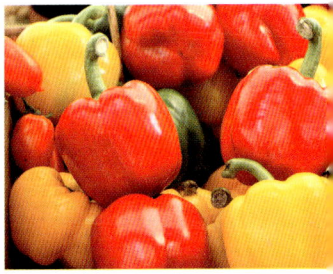

▶암 예방을 위한 국민 암 예방 수칙

① 담배를 피우지 말고 남이 피우는 담배 연기도 피하기
② 채소와 과일을 충분하게 먹고 다채로운 식단으로 균형 잡힌 식사하기
③ 음식을 짜지 않게 먹고 탄 음식을 먹지 않기
④ 술은 하루 두 잔 이내로만 마시기
⑤ 주 5회 이상, 하루 30분 이상, 땀이 날 정도로 걷거나 운동하기
⑥ 자신의 체격에 맞는 건강 체중 유지하기
⑦ 예방접종 지침에 따라 B형 간염 예방접종 받기
⑧ 성 매개 감염병에 걸리지 않도록 안전한 성생활 하기
⑨ 발암성 물질에 노출되지 않도록 작업장에서 안전 보건 수칙 지키기
⑩ 암 조기 검진 지침에 따라 검진을 빠짐없이 받기

▶미국의 암연구소에서 제시하는 암 발생 감소를 위한 식사 권장사항

제1 권장사항 - 표준체중을 유지한다

21세 이하 소아 및 청소년은 체중의 정상범위에서 낮은 쪽에 가깝게 체중을 유지하고 성인은 정상 범위 내로 유지하며 체중 증가 및 허리둘레 증가를 피하는 것이 중요하다.

★체질량지수: 체중을 키의 제곱으로 나눈 값(체중(kg)/키(m^2))을 의미하며 $18.5 \sim 22.9 kg/m^2$가 정상범위.

제2 권장사항 - 매일 활동적인 신체적 활동을 하도록 한다

중정도 이상의 활발한 신체활동(힘차게 걷는 정도와 비슷하게)을 하루 최소한 30분 이상 하도록 한다. 체력 향상 위한 운동은 하루 60분 이상, 중정도 이상의 운동은 30분 정도한다. TV 시청과 같이 앉아서 하는 생활활동은 가능한 삼가도록 한다.

제3 권장사항 - 에너지 밀도가 높은 식품과 당함유 음료수 섭취를 제한한다

에너지 밀도가 높은 음식은 거의 먹지 않는다. 당함유 음료수는 피한다. 패스트푸드는 거의 먹지 않는다.

★에너지 밀도가 높은 음식: 튀김, 전 등 양에 비해 에너지를 많이 내는 음식.
★당함유 음료수: 콜라 같은 단순당 함유 음료수 및 과일주스.

제4 권장사항 - 식물성 식품을 섭취하도록 한다

하루에 전분함량이 적은 채소와 과일을 최소한 400g, 즉 5접시 이상 섭취한다. 정제가 덜된 곡류 혹은 콩류를 매끼 섭취하도록 한다. 정제된 당질 식품의 섭취를 제한한다. 이는 충분량의 식이섬유소 섭취와 미량영양소 및 에너지 밀도가 낮은 음식을 섭취하는 효과를 가져온다.

제5 권장사항 - 붉은색 육류와 가공된 육류의 섭취를 줄인다

육류 섭취는 단백질, 철분, 아연, 비타민B_{12} 영양소 공급에 매우 중요한 공급원이다. 따라서 육류 섭취를 피하는 것이 아니라 일주일에 붉은색 고기 섭취는 500g 이하로 제한하고 가공된 육류는 되도록 삼가도록 한다.

★붉은색 육류: 쇠고기, 돼지고기, 양고기, 염소고기 등.
★가공된 육류: 훈제, 염장 혹은 가공 과정에서 화학처리를 한 모든 육류.

제6 권장사항 - 알코올 섭취를 줄인다

하루에 남자는 두 잔, 여자는 한 잔 이내로 섭취한다.
★알코올 권장량은 관상동맥심장 질환의 예방적 차원에서 권장되며 한 잔은 에탄올 10~15g이 함유된 음주를 의미한다.

제7 권장사항 - 소금 섭취를 줄이고 곰팡이가 핀 곡류나 콩류의 섭취는 피한다

식품 저장 및 조리과정에서 추가되는 소금은 제한한다. 하루 소금 섭취는 6g 이하로 줄인다. 또한 곰팡이가 핀 곡류나 콩류의 섭취는 꼭 피하도록 한다.

제8 권장사항 - 가능한 식사를 통해 필요한 영양소를 공급하도록 한다

암 예방을 위해 영양보충제는 권장되지 않는다.
★단, 질병이나 식사 섭취량이 부족할 때에는 영양보충제의 사용이 가능할 수도 있다.

참고문헌

1. IAEA-TECDOC-1608 Nuclear Medicine in thyroid cancer management: A practical approach. 2009 March
2. 이가희, 박영주, 궁성수 등. 대한 갑상선학회 갑상선결절 및 암진료 권고안 개정안. 대한갑상선학회지 2010 학술대회초록집
3. Silberstein EB, Alavi A, Balon HR et al. The SNMMI Practice Guideline for Therapy of Thyroid Disease with 131I 3.0. J Nucl Med 2012: 53: 1633-1651
4. Robbins RJ, Schlumberger MJ. The evolving role of 131I for the treatment of differentiated thyroid carcinoma. J Nucl Med 2005: 46:28S-37S
5. Sisson JC, Freitas J, McDougall IR et al. Radiation Safety in the Treatment of Patients with Thyroid Diseases by Radioiodine 131I: Practice Recommendations of the American Thyroid Association. Thyroid 2011: 21: 335-346
6. 대한 갑상선학회 환자 교육자료 제정위원회. 갑상선분화암의 방사성 요오드치료에 대한 안내 (환자를 위한 안내서) 대한갑상선학회지 2012 추계학술대회초록집
7. 환자를 위한 갑상선분화암의 요오드 치료 안내서, 2012, 대한갑상선학회
8. Food, Nutrition, Physical Activity, and the Prevention of Cancer: AICR, 2007

✚ 에필로그

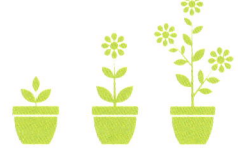

　갑상선암환자를 많이 접하기 전에는 저요오드 식사를 2주 동안 실천한다는 것이 그리 어려운 일은 아니라고 생각했다. 실제로 저요오드 식사 교육을 할 때 요오드 함량이 많은 음식만 제한하면 된다는 간단한 교육과 함께 누구나 쉽게 실천할 수 있다는 말을 전하기도 했다.

　하지만 갑상선암환자 대부분은 스스로 음식을 준비해야 하는 주부들이며 신지로이드 복용 중단으로 육체적, 심리적으로 어려운 상태인 경우가 많다. 또한 평소 사용하던 고추장, 간장, 된장 대신 소금만을 이용한 단조로운 맛의 음식을 여러 번 먹어야 한다는 사실과 최근 외식에 대한 선호가 늘어나면서 제한된 재료와 조미료만을 가지고 맛있는 저요오드 음식을 마련할 수 있는 조리기술은 아무나 갖추기 어렵다는 것을 알게 되었다.

　간혹 저요오드 식사에 대한 실천이 도저히 어려워 식사를 거의 하지 않고 치료를 받으려는 환자들이 방사선 요오드치료 시작 전에 응급실로 실려 오거나 치료 후 전해질 이상으로 퇴원이 지연이 되는 것을 경험하기도 했다.

　이 책은 갑상선암환자들의 어려움을 충분히 이해하고 환자들의 입장에서 준비하고자 노력했다. 2주 동안의 저요오드 식단과 양호한 영양상태 유지를 위한 영양소의 균형된 섭취 그리고 무엇보다 쉽고 빠르고 맛있는 저요오드 식단 실천 방법을 중심으로 소개하는 데 중점을 두었다.

　《갑상선암 완치를 위한 2주 밥상》이 나오기까지 지난 3년 동안 메디칼쿠킹클래스에 참석하여 도움말을 주신 갑상선암환자분들과 병원 관계자들에게 깊은 감사를 드린다.

2013년 3월
강남세브란스병원 영양팀장 이 송 미

저요오드식 요리 찾아보기

⟨ㄱ⟩

가지토마토스파게티 141
갓물김치 215
건강주스 221
고구마스프 119
과일꼬치 223
과일나박지 211

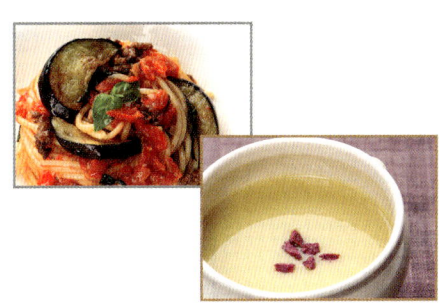

⟨ㄷ⟩

단호박경단 217
단호박닭가슴살구이 167
닭가슴살샌드위치 143
닭가슴살채소말이 171
닭꼬치구이 169
닭안심마늘샐러드 197
닭안심아스파라거스볶음 165
닭안심유자샐러드 199
돼지고기생강구이 159
돼지완자토마토조림 161
두부굴린만두 131
두부선 175
두부스테이크 173
두부콩나물밥 123

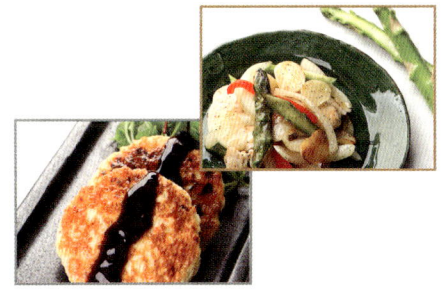

〈ㅁ〉
마늘은행버섯볶음 179
모듬콩범벅 219
무초김치 207

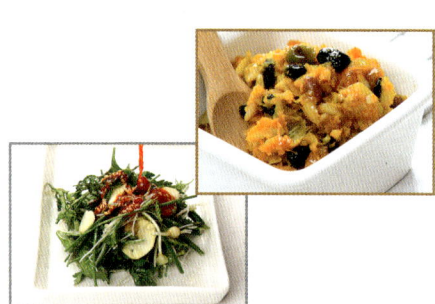

〈ㅂ〉
버섯육개장 145
봄나물무침 189

〈ㅅ〉
사태카르파초 151
살코기파인애플샐러드 191
샐러리오이무침 183
서리태살사샐러드 195
쇠고기샤브샤브 147
쇠고기방자구이 155
쇠고기쌀국수 137
쇠고기파산적 153
수삼나박지 209
스테이크샐러드 193
쌀국수치킨샐러드 201

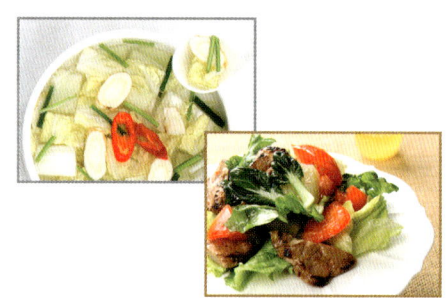

〈ㅇ〉
애호박호두선 185
양상추샐러드 203

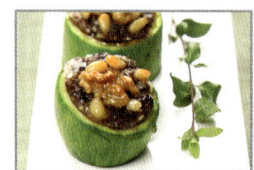

연근초 187
열무물김치 213
오방색묵잡채 177
오색비빔국수 135
오이부추김치 205
우엉밥 129
월남쌈 133

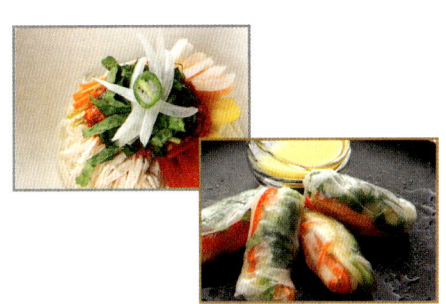

〈ㅈ〉
잣땅콩죽 117

〈ㅊ〉
찹쌀영양밥 125

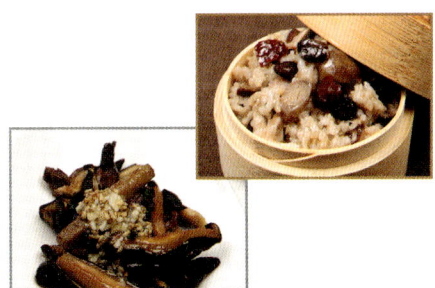

〈ㅌ〉
토마토파프리카스프 121

〈ㅍ〉
팥칼국수 139
표고버섯가지볶음 181

〈ㅎ〉
호박맑은국 149

책을 만든 사람들

머리말 집필

- 연세대학교 강남세브란스병원장 이병석
- 연세대학교 강남세브란스암병원장 이동기

원고 집필

- 박정수, 장항석, 이용상(강남세브란스병원 외과 교수)
- 김경래(강남세브란스병원 내분비내과 교수)
- 유영훈(강남세브란스병원 핵의학과 교수)
- 최은정(신흥대학교 호텔조리학과 겸임교수/강남세브란스병원 메디칼쿠킹클래스 조리강사)
- 이송미, 김우정, 김선정, 김미화, 박정순(강남세브란스병원 영양팀 임상영양사)

사진 촬영

- 박기덕(sjchrist@naver.com)

푸드스타일링

- 유경희(gamsung7926@naver.com)
- 백수현(dddlile@naver.com)